雅
理

我们心里有个梦想，希望能够在新世纪之初创
造一种先进的医学教育模式，像当年的协和一样，
为未来 100 年的中国医学打下新的人才基础。───────

CULTIVATING
PHYSICIAN SCIENTISTS

A Documentary of
Innovative Medical Education Programs in
Top Universities in China

造 就
医师科学家

中国顶尖大学 ————
医学教育实验班纪实

陆一 肖阳 等　著

上海交通大学出版社
SHANGHAI JIAO TONG UNIVERSITY PRESS

图书在版编目（CIP）数据

造就医师科学家：中国顶尖大学医学教育实验班纪
实／陆一等著. -- 上海：上海交通大学出版社，2024. 10
ISBN 978-7-313-31314-0

Ⅰ．R

中国国家版本馆 CIP 数据核字第 2024BC5228 号

造就医师科学家：中国顶尖大学医学教育实验班纪实
ZAOJIU YISHI KEXUEJIA：ZHONGGUO DINGJIAN DAXUE YIXUE JIAOYU SHIYANBAN JISHI

著　　者：陆　一　肖　阳　等			
出版发行：上海交通大学出版社	地　　址：上海市番禺路 951 号		
邮政编码：200030	电　　话：021‒64071208		
印　　制：上海盛通时代印刷有限公司	经　　销：全国新华书店		
开　　本：710mm×1000mm　1/16	印　　张：18.75		
字　　数：240 千字			
版　　次：2024 年 10 月第 1 版	印　　次：2024 年 10 月第 1 次印刷		
书　　号：ISBN 978‒7‒313‒31314‒0			
定　　价：88.00 元			

序

"医学黄埔"的一次尝试

施一公

中国拥有上下五千年的悠久历史、灿烂文化，在人类文明史上留下了浓墨重彩的印记：春秋时期的思想和哲学凸显了人类智慧，《道德经》的总销量在世界文化名著中曾一度超越《圣经》排名第一，并且时至今日依旧令很多物理学家着迷；四大发明更是直接或间接地促进了现代文明的诞生。但很遗憾的是，由于种种原因，现代科学没有起源于中国。中国最后一次在世界上有显示度的科技事件发生在 15 世纪初，明朝官员郑和率领庞大船队七下西洋，据考证曾经抵达东南亚，比哥伦布发现北美大陆早了好几十年。那以后，文艺复兴后的西方列国崛起，中国逐渐落伍。

中医药作为传统文化的一部分，其发展历程与科学史类似。中医药是中华民族的瑰宝，出现过中国人耳熟能详的扁鹊、华佗、张仲景、李时珍等医药大家，也留下了诸多药方和针灸等技术。然而传统中医和中药还没有得到现代科学的充分研究支撑。

1847 年，中国近代史真正意义上的首批三位留学生容闳、黄宽和黄胜跟着他们的老师布朗去美国留学，其中黄宽转道去苏格兰的爱丁堡大学学习了 7 年临床医学。1857 年，学有所成的黄宽博士回到香港行医，被誉为"好望角以东最负盛名之外科"。现代医学，民间称为西医，在中国开始起步。

现代循证医学，在很长一段时期内在中国社会处于劣势。在日趋没落的大清朝，更相信中医医师个人经验和偏方的普罗大众对现代医学总体是排斥的；直到20世纪之后，现代医学才逐渐被国内一些主要城市接受。1915年，北洋政府正式接受现代医学在中国的存在，现代医学在中国才算真正立足；1917年，美国洛克菲勒基金会在约翰斯·霍普金斯医学院的鼎力支持下，创办了北京协和医学院，四年后成立协和医院；它们很快分别成为华夏大地最优秀的医学院和临床医院，并一直延续至今，成功地引领了过去百余年的中华医学发展。

基于中国传统中药配方发现的青蒿素，对治疗疟疾有着神奇的疗效，毫无争议地成为20世纪人类最伟大的新药之一；张亭栋、王振义、陈竺等医学科学家创造性地把砒霜和全反式维甲酸联用于急性早幼粒细胞白血病的治疗，取得显著疗效并在机理研究方面取得突破，也是中国现代医学界对世界的巨大贡献。然而，这些昙花一现的精彩不能掩盖我们医药创新水平整体依旧落后的局面。尽管中国的临床医生经验丰富、诊疗精准，但遵循的往往是西方医师科学家的教导，使用的是写满外文的医疗仪器，给病人服用的则基本是跨国制药公司研发出来的现代新药。虽然中国拥有七百多万名医生，但其中接受过现代生命科学研究训练的医生却寥寥无几。同样，中国数十万名药物研发人员，在长时间里主要工作是仿制西方专利保护的药物或者生产西方专利过期的药物。

清华大学创建于封建清朝灭亡的1911年，发展于军阀混战和民族饱受灾难的20世纪上半叶，辉煌于新中国成立后的七十多个春秋。肩负为中华民族担纲重任的清华大学，在21世纪初庄重地向全国人民和世界宣布，我们将全力以赴地创建一个新型的、科研导向的医学院，用最先进的现代医学、药学和生命科学来帮助实现中华民族伟大复兴的梦想。

清华医学和药学发展的核心就是医学药学实验班的创立。中国不缺普通的医生和制药研究人员，缺的是深谙现代生命科学研究的医师科学家（Physician Scientists）和精于源头创新的现代分子制药科学家。在深入征求国内外同行，尤其是哈佛医学院和匹兹堡大学医学院相关教授的基础上，医学药学实验班制定了独特的"3+2+3"的八年制培养计划。学生先学习三年人文、理科、生命科学和基础医学或药学的知识，为将来的医学临床教育或药学研究奠定坚实的理论基础；然后在海外著名医学院进行两年严格的科研培训，掌握现代生命科学研究的思维、方法和精髓；其后专攻医学的同学将在国内最优秀的临床医院进行三年的临床实习，充分运用前期积累的研究思维优势，在临床中发现问题并研究解决方案，达到创新诊疗的目的；而专攻药学的同学将进入清华基础研究或应用研究的实验室，继续接受与创新制药相关的前沿科研训练。

这种以"小而精"为特色、以培养医师科学家为目标的医学药学实验班是中国乃至世界的首创，得到了海内外医学药学界的普遍好评和高度关注，也得到了国家教育部和留学基金委的大力支持。在清华，医学药学实验班又称"黄埔医药班"，彰显了其肩负的历史使命！截至2022年，医学实验班已经有123位医师科学家获得博士学位，另外还有36位药学实验班的博士毕业，他们正在成为改变中国医学和药学的一种特殊的催化剂！我相信，这批为数不多的医学药学黄埔同学中一定会产生中国乃至世界范围内的顶级名医和顶级药师，成为攻克人类医学难题的开拓者、新药研发的领导者！

新冠疫情让全社会意识到循证医学的重要性，近两年"培养医师科学家"更成为许多大学医科的宣传概念。目前，清华医学院对医学实验班进行了大幅制度改革，转变了办学定位。好在我们保留了2022年改制前的调查记录，我真切地希望这段历时14年的教育改革可以激发一些同道的思考。教育改革试验的价值不仅在于培养出一批开拓事业、堪当大任的先锋人才，更在于为后来者提供经验与参考。感谢为清华"黄埔医药班"一起奋斗过的同事们、师生们，也感谢陆一和肖阳等人倾注心力完成这份调研纪实，希望这本小书有助于医学教育内外部人士充分了解当年改革筚路蓝缕的经过，师生共同奋斗的事迹，以及从中得到的宝贵教育规律。在某种意义上，我们的医学人才培养试验本身就是循证式的，相信硕果仅存的一百多名"黄埔医药班"学生的未来成就和这份纪实报告将一起给我们答案。我谨以此反思献给所有关心清华医学发展的同道。

目　录

绪　论

2020 年初，新冠疫情暴发，COVID-19 病毒肆虐全球。同年 1 月 11日，中国疾控中心张永振研究团队在病毒学网站（virological. org）公布了新型冠状病毒全基因组序列，欧美的制药公司立即据此投入疫苗研发。1 月 13 日，基因组序列得到确定，Moderna 生物技术公司便开始制作 mRNA。11 月 9 日，辉瑞制药公司与 BioNTech 联合宣布，基于三期临床结果，其研发的新冠疫苗 mRNA BNT162b2 有效率超过 90%。一周后，Moderna 也宣布，其开发的 mRNA 疫苗 mRNA-1273 有效率接近95%。在全球多国参与的新冠疫苗研发竞赛中，mRNA 疫苗在第一个新冠确诊病例出现 67 天后就进行了第一例人体试验，创下了人类疫苗研发史上的最快纪录。mRNA 疫苗能够在得到新冠病毒刺突蛋白的 mRNA疫苗的信息基础上，快速推进设计、制备、动物实验、临床实验等步骤。2023 年诺贝尔生理学或医学奖颁给了来自匈牙利的生物化学家卡塔琳·卡里科（Katalin Karikó）和来自美国的免疫学家德鲁·韦斯曼（Drew Weissman），以表彰他们在核苷碱基修饰方面的发现，这些发现使得开发针对 COVID-19 的有效 mRNA 疫苗成为可能。在此番疫情大流行期间，具有临床背景的科学家为国际社会做出了关键贡献，使得各国都比以往更加重视兼具临床医学与基础科研素质的精英人才。

在疾病的预防、诊治已经深入到了分子水平的背景下，临床医学正在被现代生命科学和医学基础研究所推动。2019 年获得诺贝尔生理学或医学奖的威廉·凯林（William G. Kaelin）是个典型的例子，他以卓越的基础研究改变了人类对抗疾病的医疗手段。中学毕业时凯林就获得了美国全国性的数学和计算科技重要奖项。在杜克大学求学期间，凯林放弃了数学和计算机领域进入了医学院，之后又转行做了分子生物学家，在这个以艰苦著称的领域找到了自己的真爱。他从一种以血管网状细胞瘤为表现的常染色体显性遗传病入手，关注到肿瘤产生的促红细胞生成素，而这种激素本是人体对缺氧或血液中低氧水平做出反应的机制的一部分。凯林在一次采访中说：

> 在肿瘤领域，我们研发有效的新疗法的途径是，选一个重要科学问题，把研究工作做好，不断地积累知识，在知识积累的过程中，就会发现机会。对临床医生而言，发现这种机会相对容易。我们今天展示的氧气响应研究成果，可以用于刺激血细胞的生成，可以用于治疗贫血；我们也在将它应用在癌症药物方面，比如肾癌。看到研究成果能应用在新疗法上，能真正地救治病人，使人类能得到这个成果的最大益处，这种精神上的成就感比获诺奖这类物质上的奖励更有意义。

在欧美国家，目标明确地培养这类医学精英人才主要依托 M. D./ Ph. D. 双学位制度。这种被称为"Physician-Scientist"（医师科学家）的人才不仅要接受完整的医学培训，还要经过科研培训，从而能够在实验室、诊所或其他环境中进行独立科学研究。他们不仅对人类健康和疾病具有临床经验与知识，更被期待能够运用基础科学研究的思维方式和实验室研究技能，发现和解除影响人类健康的新威胁；开发潜在的创新性诊断、治疗或预防手段；甚至最终改写临床诊治流程和指南。2022

年 9 月，来自美国、英国和中国香港的 7 位临床科研机构的科学家共同在 *eLife* 撰文，鼓励全球雄心壮志的医生应立志成为"医师科学家"。[1]

据文章介绍，美国自 1964 年开始有了正式的培养医师科学家项目（MSTP）。目前其中大约一半的项目由美国国立卫生研究院（NIH）通过国家普通医学科学研究所（NIGMS）的 T32 机制提供支持，该 M. D./Ph. D. 双学位项目每年招生约 700 人，并提供七至八年的学费。这一机制不仅为全国的医师科学家培养项目提供了稳定的财政和一致的标准，而且培养出来的医师科学家承担了全美 80% 的临床科研工作。除此之外，美国也有基于专业委员会的医生科学家培训方案，包括美国内科医学委员会（ABIM）研究途径、霍尔曼放射肿瘤学研究途径（ABR）等。进入医师科学家培训路径的其他正式计划也正在陆续出现，如住院医师研究（RiR）计划，以及为后期工作人员和研究员提供时间和资源以作为博士后研究员进行科学学科培训的培训计划。这些方式的资助策略和指导方针比较多元。

德国和法国通常在初级医生培训的第二年和第四年之间提供综合的 M. D./Ph. D. 培训。为了巩固和扩大医师科学家队伍，德国认识到在住院医师培训期间需要结构化、持续资助、以机构为基础的计划。2015 年，德国研究基金会（DFG）宣布了临床医生-科学家计划，为新任医生提供 3 年时间，以便在其住院第二年之后能够不受干扰地从事科学研究。在法国，还可以选择在医学院攻读硕士学位，在住院医师期间攻读博士学位的组合模式。

21 世纪以来，中国在现代生命科学领域的研究水平已经取得了长足的进步，许多具体领域的科研成果已经达到国际前沿水准，然而，这些基础研究与临床医学之间的鸿沟并没有得到填充，能以最前沿的科技进展来治疗疑难杂症的医院和能解决难题的医生还非常匮乏。目前，中国医生在从事临床科研方面有一些制度特色。其一，三甲医院的医生大都有博士学位，可以说受过一定的科研培训；其二，中国医生晋升职称大都要 SCI 论文，也由此倒逼医生主动学习并熟悉掌握了临床科研的技巧。但这两点只是外部条件，尚未形成目标明确的实质性培养。

目前，我国临床医学教育学制形成了"以五年制为主体，三年制为补充，八年制为发展"的格局。[2] 其中，五年制与三年制以培养大量能够满足基本医疗需要的医护人员为目标，八年制承担着培养高素质、高水平、高层次医学人才的教育任务。临床医学八年制作为医学人才的精英教育模式，以培养基础厚、口径宽、素质高、能力强、潜质优的医学精英人才为主要目标。[3] 推行八年制医学教育，是 21 世纪培养高层次医学人才的发展方向，也是我国高等教育改革的重要举措。[4] 然而，许多研究也指出了目前临床八年制存在的一些问题，如科研训练尚未达到医学精英培养的要求[5] 等。在此背景下，许多医学院纷纷推动自身的医学教育改革。

然而，在各行各业中，医疗行业具有特别鲜明的行会属性。"行会心态"意味着对现有的规范、做法、惯例和内部等级秩序有强烈的保守倾向，而绝不会轻易支持新兴的改革力量。除非改革已经大势所趋，成为势在必行的共识。这一点在作为医学行业基础价值的捍卫者的医学院尤为突出。正如美国著名社会学家、科学社会学的奠基人默顿所言："医学和医学教育中的功能上的适应性变化能力，要通过特别强调医学的传统才能得到加强。"[6] 一方面，重要的传统权威与杰出医生有关，他们有能力使大部分同行愿意接受他们的处事方式与价值态度，包括探索改进处理疾病问题的方法。在这一意义上，尊重医学传统就是延续医学教育文化的历史。另一方面，这样的医学传统可以被看作是文化因素，它往往拒斥变迁。这意味着，即使当传统的医学教育文化与新出现的社会要求不一致时，这种医学教育文化也仍将存在一段时间，甚至发挥出一定拒斥变迁的力量。对于大部分医学院而言，保守与革新的力量同时发挥着作用，且前者的影响往往更稳固、持久。少数的医学院校在崭新的医学教育理念中孕育而出，试图重塑新时代的医学教育——清华大学医学实验班便是一个代表性案例。

2009年，清华大学医学实验班在国内率先提出"医师科学家"培养目标。在时任清华大学校长陈吉宁和医学院院长施一公的领导下，借鉴美国医学教育优秀经验，将基础学习、海外科研与临床合理浓缩在八年学制之中，生成了独特的"3+2+3"八年制医学教育创新模式。此前，"医师科学家"的教育理念从未在中国临床医学教育的学生培养方案中出现过。一直以来，中国只有"研究型医生"的概念，过去的"研究型医生"在受教育阶段并未得到过系统专业的科研训练，往往是等到成为独当一面的医生以后出于解决临床难题的需要才开展研究的。而国际通行的"医师科学家"（Physician Scientist）则被定义为能够开展发现和解除影响人类健康新威胁的基础研究；开发潜在的创新性诊断、治疗或预防手段；最终改写临床诊治流程和指南。

起初，许多质疑也随之产生：两年的科研训练时间是否削弱了医学生临床胜任力的培养？赴海外的两年系统科研训练真的有效吗？将科研训练放在中间两年与安排至八年制最末两年有何区别？该八年制医学教育模式效果究竟如何？中国医疗行业能接纳这类人才吗？十多年过去，清华医学实验班的最初几届学生都已顺利毕业，教育改革实践已经稳定成型，恰是能够进行系统总结与评述的时机。

本书将从医学实验班教育实践的教学基础（第一章、第二章、第三章）、培养过程（第四章、第五章、第六章）、培养效果（第七章、第八章、第九章）三个部分来系统描述清华医学实验班独特的八年制医学教育模式和第一个发展阶段的成效（约为开办至2020年），既回应上述问题，也为中国八年制医学教育改革提供实践经验。

本书所呈现的是基于"清华大学'医师科学家'教育实验项目成

效与规律研究"课题的田野调查成果。课题自 2020 年立项，从研究设计、调查展开、多方求证、数据整理到文稿撰写，其间经历了新冠疫情波折，最终达成了课题组的共同成果。本课题由陆一主持并设计研究方案和写作框架，各章主要执笔者如下：第一章：张翰林、肖阳；第二章：田姗灵；第三章：田姗灵、肖阳；第四章：田姗灵；第五章：詹磊；第六章：肖阳；第七章：肖阳；第八章：肖阳；第九章：詹磊、沈哲妍；附录：沈哲妍、詹磊。全书由陆一和肖阳统稿。在此，我们谨向参与、支持和帮助本课题的学生、教师和大学院校管理者致以诚挚谢意。书中出现的学生均为化名，统计数据如非特别标注均截至 2022 年 9 月。由于编写者水平有限，调查内容的跨学科特性以及其他主客观原因限制，研究难免存在不足和不妥之处，请学界同行和读者惠正。

注释

1. WILLIAMS C S, RATHMELL W K, CARETHERS J M, HARPER D M, LO YMD, RATCLIFFE P J, ZAIDI M. A global view of the aspiring physician-scientist [J]. Elife. 2022 Sep. 13.

2. 教育部. 教育部对十二届全国人大四次会议第 5799 号建议的答复 [EB/OL]. (2016-10-08) [2022-06-13]. http：//www. moe. gov. cn/jyb_xxgk/xxgk_jyta/jyta_gaojiaosi/201611/t20161104_287656. html.

3. 毕晓艳，李亚平，肖水源，等. 八年制医学教育课程重要性的调查与分析 [J]. 中国高等医学教育，2019（5）：63—64.

4. 赵丽娜，等. 浙江大学临床医学八年制办学的探索与实践 [J]. 中国高等医学教育，2020（1）：1—2+26.

5. 朱靓，李军，董晓建. 八年制医学教育与住院医师规范化培训的衔接及矛盾 [J]. 中国实用医药，2012，7（8）：271—272.

6. ［美］罗伯特·K. 默顿. 社会研究与社会政策 [M]. 林聚任，等译. 北京：生活·读书·新知三联书店，2001：160.

第一章

医学精英教育现行模式

本章将梳理我国临床医学八年制教育实践与改革方向，比较中美医学博士培养的异同，并阐明清华医学实验班提出"医师科学家"临床医学八年制培养计划的改革背景、历史过程及其具体实践。

第一节　临床八年制培养方案改革新局面

我国医学学制较为复杂，类别繁多。根据培养年限与培养学历的不同，我国的医学生培养学制至少包括以下七类：三年制专科、五年制本科、六年制留学生本科（MBBS）、七年一贯制硕士（本硕连读）、"5（本科）+3（硕士）"硕士、八年制一贯制博士（本硕博连读）、"5（本科）+3（硕士）+3（博士）"博士。其中，医学博士培养制度有临床医学八年制和"5（本科）+3（硕士）+3（博士）"博士两种；本书着眼八年制的医学博士培养制度与教育实践。

中国的临床八年制起源于协和医学院。21世纪初以来，临床医学八年制的教育实践在政策的推动下，逐步扩展到多个医学院校，不断发展革新。北京协和医学院由美国洛克菲勒基金会创办于1917年，是结合中国国情与美国一流医学院约翰斯·霍普金斯大学医学院的办学标准建立的。北京协和医学院开启了中国八年制临床医学教育的先河，是中国现代医学教育的发源地，其八年制小规模的精英医学教育模式也成为之后我国八年制发展的范本。但我国的医学院校在 1952 年院系改革后模仿苏联模式，因此在很长一段时间里，协和是国内唯一开展八年制医学教育的医学院。

进入 21 世纪，在国家启动"985 工程""211 工程"的背景下，随着医学院校与综合性大学的合并，多所院校开始申办临床医学八年制并陆续获得教育部的批准。[1] 2001 年，卫生部、教育部印发的《中国医学教育改革和发展纲要》指出，"高等医学教育在坚持现行学制的基础上，逐步扩大长学制教育，并在实践中进一步规范医学教育学制"。2004 年 5 月，教育部又批准 5 所高校试办临床医学八年制教育，包括复旦大学、四川大学、中山大学、华中科技大学、中南大学。2014 年，《教育部等六部门关于医教协同深化临床医学人才培养改革的意见》指出，我们要改革创新八年制临床医学人才培养模式，鼓励开设八年制医学教育的高等医学院校积极探索有效途径，培养多学科背景的高层次医学拔尖创新人才。截至 2021 年，国内获得教育部正式批准的开设八年制临床医学专业的学校已达 14 所。[2]

二十年间，各医学院校逐步探索出针对八年制医学生的不同培养道路。尽管各院校总体上以培养我国临床医学精英人才为目标，但在实践过程中存在着明显差异[3]，尤其体现在通识教育、临床教育、科研训练的时间配比与阶段安排等方面。

新时期，医学教育改革面临新需求、新挑战。2020 年 9 月 17 日，国务院办公厅发布《国务院办公厅关于加快医学教育创新发展的指导意见》（以下简称《意见》）。《意见》指出，我国要推进基础与临床融通的整合式八年制临床医学教育改革，加大政策保障力度，支持八年制医学专业毕业生进入博士后流动站；深化临床药学高层次人才培养改革；扩大学术型医学博士研究生培养规模，开展医师科学家培养改革试点。

我国临床医学八年制以培养具备综合能力的医学领军人才为目标，多数院校要求临床医学八年制毕业生兼备临床与科研能力。在美国，"M. D. -Ph. D. "项目同样注重培养医学生临床与科研双重能力，参加该项目的学生在本科四年毕业后至少还需要花费八年的时间才能获得博士学位。我国临床医学的普通博士生也至少需要投入十一年的时间[4]。相比之下，我国临床八年制的培养时间短，任务重，如何培养各项能力成为八年制方案设计的难点。

当前，我国各个八年制医学院校的培养理念、培养方案各不相同，其差异主要集中在医学预科、临床胜任力、科研训练及科研成果的时间分配上。

第一，医学预科阶段的年限长短不一、课程差异巨大。医学教育作为职业教育，需要学生在学习医学类课程前完成自然科学、人文社会科学的储备，达成个性心理的完善与成熟。北京协和医学院和清华医学实验班的医学预科课程依托清华大学的平台，为学生提供了自然科学、人文社会科学的必修与选修课程，有利于学生自然科学基础知识的积累与人文素质的培养。从浙江大学巴德年班和上海交通大学的"4+4"项目来看，进入医学教育之前，学生已经完成了其他专业的本科教育，积累了一定的医学预科知识。相比之下，八年制的项目只为学生提供了为期一年的通识课程的学习，或仅有为期两年的自然科学班[5] 的培养，其对八年制临床医学博士培养效果的长期影响仍需要进一步评估[6]。

第二，临床胜任力的培养是否足够仍备受质疑。临床胜任力，是医学毕业生将来独立行医所应具备的核心能力。八年制作为精英教育，重视综合素质与能力的培养，其对于医学生临床胜任力的培养是否充分是一个重要问题。以协和八年制为例，其在读期间临床培训期进行通科见习和实习的时间分别为 12 个月[7]，学生在两年内完成了两轮的全科轮转，但是轮转时间却不计入住院医师规范化培训的时间[8][9]。相比临床医学八年制的学生，"5+3+3"培养模式的医学生在硕士阶段便需要独立看管病人，完成住院医师规范化培训，并取得规培证书。朱靓等研究者总结了国内部分大学八年制医学专业的培养计划时间安排，详细阐释了八年制医学教育与住院医师规范化培训的衔接及矛盾，发现按照目前实行的培养计划和时间安排，即使经过两轮实习，临床八年制医学生的培养效果也很难达到住院医师第一阶段培训的要求。[10] 当然，部分院校的临床医学八年制将临床训练设置为核心内容，其学生的临床能力训练或较为充分。如北京大学医学院和上海交通大学医学院，为临床八年制的学生设有为期三年的二级学科训练。[11] 如何衡量临床胜任力？如何充分训练临床医学八年制学生的临床能力？这些问题仍需教学实践、教育研究进一步探索和探讨。

第三，科研训练是否可以达到精英培养的要求仍有争议。"5+3+3"培养模式的学生在硕士阶段即需要掌握必要的科研技能，并在博士阶段有较为完整和充足的时间进行科研训练。八年制学生在科研上存在科研基础薄弱、训练时间不足、导师的指导和培养的深度不足等问题[12]。刘爽等研究者通过问卷调查发现，80%以上的协和八年制学生认为科研训练有难度，开展科研训练时的最大阻碍是学业或临床学习任务繁重；80%以上的协和八年制学生有科研经历，但科研成果不多。尽管一些院校在近年来的医学教育改革中逐渐重视八年制学生的科研能力培养，但不同学校在科研安排、科研成果要求等方面各有不同。如四川大学华西医学院将文章发表纳入了临床八年制医学生的毕业标准，要求学生须以第一作者身份，在中国科技核心期刊及以上级别杂志发表至少一篇论文。湘雅八年制为学生安排了贯穿全程的科研训练计划，在八年中对学生持续地进行科研能力的培养。[13]

此外需要强调的是，以实验室为基础的生物医学领域科研作为现代医学的重要理论基础和发展的动力，随着中国医学的崛起也越来越受到重视。如北京协和医学院与牛津大学合作，旨在培养中英医学创新领域的未来领军人才，选派医学博士（M. D.）毕业生到牛津继续理学博士（Ph. D.）的学习。目前，发表论文情况、SCI 文章数量、参与课题详情、授权专利情况等已成为部分医院招聘时的评价指标或重要参考项目。让学生更早接触科研、提高科研课题质量、加强论文写作能力培养等，是医学教育改革中加强科研训练的重要内容。[14]

总而言之，八年制临床医学培养的总时间是有限的，在八年的时间内，如何最优地统筹预科、临床、科研三者的时间安排，成为八年制临床医学专业培养的关键问题。其中，兼顾科研训练与临床培养的挑战较大。八年制临床医学教育的探索方兴未艾，其培养方案相关的改革建设任重道远。八年制医学精英人才的培养是中国医学事业进步发展的助推力量。完善和探索八年制的建设，可以更好地培养医学精英人才，为中国医药卫生事业的发展奠定坚实基础。

目前，医学的发展经历了从经验医学到循证医学、精准医学的演变，尤其在人类基因组计划和蛋白质工程以后，整个医学发展模式发生了根本性变化，其科学基础已经从细胞水平深入到分子水平。在此背景下，国内外顶尖医学院纷纷推动医学教育改革，制定新的培养方案，越来越重视临床医生的科研能力。然而，我国目前临床医学八年制培养方案中的科研训练计划并不系统，且大多放在八年制的最末，其培养效果聚讼不已。

在医学发展与各院校积极推动教育实践革新的背景下，清华大学立足中国国情，结合美国一流医学院的办学经验，建立了医学实验班。清华大学医学实验班以培养中国的医师科学家为目标，提出将科研训练放在"3+2+3"八年制医学培养新模式中间的两年里，即学生在学制的中间两年可赴海外一流医学院接受系统的科研训练。我们将在下一节简要介绍清华大学医学实验班的临床医学八年制培养新方案及其改革背景。

第二节　中国临床八年制与美国医学博士（M. D.）学制

中国临床八年制的代表性院校

本节首先从我国开办临床医学八年制的一流院校中选取八所作为案例，介绍其培养特色，并总结临床医学八年制的现状特点。这八所开办八年制的一流院校分别为：北京协和医学院、复旦大学医学院、北京大学医学部、上海交通大学医学院、中山大学医学院、四川大学华西医学院、中南大学湘雅医学院、浙江大学医学院。

北京协和医学院

前两年半，学生在清华大学接受医学预科教育，学习自然科学、社会科学和人文科学课程。后五年半，在协和本部完成基础医学课程、临床医学课程、临床见习实习、科研训练等任务。

复旦大学医学院

复旦八年制第一年在校本部学习通识教育课程，而后进入医学院学习基础医学和临床医学知识。在后续的专业研究阶段，八年制学生要完成研究生学位课程学习（2个月）、内外科系列科室轮转（6个月）、二级学科临床实践（5个月）和三级学科临床实践及论文撰写与答辩（8个月）。

北京大学医学部

北医八年制包括本科阶段和二级学科阶段，本专业修满五年，完成本科阶段的学习和培养，通过考核，授予医学学士学位。学生于第五学年开始进入二级学科培养阶段，完成全部学业，通过考核及论文答辩，学校可授予医学博士学位。

上海交通大学医学院

上海交通大学临床医学八年制的培养计划包括为期一年的医学预科、两年的医学基础与基础科研训练、五年的临床医学与医学科研训练。[15]

中山大学医学院

中山大学临床八年制的学生前两年在托管学院进行学习，即生物班、物理班、化学班，学习不同自然学科的基础知识。此后，这些在不同学院完成课程修读计划的学生，一起进入为期四年的医学学习阶段和两年的博士培养阶段。[16]

四川大学华西医学院

华西八年制的安排是：2 年通识教育+3 年基础临床整合式教育+1 年轮转实习+2 年二级学科学习和毕业论文答辩。[17] 其中，"整合课程"是华西八年制的特色课程设计，如人体形态学模块、科研能力培养模块、健康与社会模块、职业素质拓展模块。

另外，八年制的同学如赴国外大学攻读学位或接受专业、科研等训练，其培养年限可延长至十二年。

中南大学湘雅医学院

湘雅八年制采用"2+4+2"的培养模式，即入学前两年，学生进行预科学期，此后四年接受医学教育，最后两年为个性拓展。其中，为期四年的医学教育运用系统器官整合教学，重视基础与临床的融通。

设置全程的科研训练计划和鼓励个性拓展是湘雅八年制的特色。在医学预科阶段、基础医学阶段、个人拓展阶段，均有科研训练的部分；同时结合导师制，由导师指导学生完成科研任务。

在第 7、8 学年的个性拓展阶段，学生可根据自己的意愿和规划选择适合自己的方案，如短期国际交流计划、长期国际交流计划、"M. D. +Ph. D."项目、校内完成一年的临床轮转和一年的科研训练等。[18]

在这八所八年制代表性院校中，北京协和医学院、上海交通大学医学院、浙江大学医学院学习国外医学生培养模式，开展了"4+4"的教育创新实践。"4+4"模式指的是学生前四年接受除医学外的其他专业的本科教育，后四年接受医学教育。在这三所院校中，北京协和医学院和上海交通大学医学院在保留传统八年制项目的基础上，对"4+4"项目进行创新设计；而浙江大学只有"4+4"项目。

北京协和医学院

2018年，临床医学专业培养模式改革试点班（"4+4"）于协和启动，面向国内外高水平大学招收本科毕业生攻读医学博士学位，即在多学科背景的本科教育之上的4年医学院研究生教育。其生源一方面来自国内高水平大学的非医学专业硕士推免生，另一方面来自世界排名前50大学的非医学专业的应届或往届本科毕业生。

上海交通大学医学院

上海交通大学医学院面向双一流高校和综合性大学招生，招收具有研究生推荐免试资格的优秀应届本科毕业生。"4+4"的前一个"4"指这些优秀毕业生在其原院校接受的四年本科培养；后一个"4"指在上海交通大学医学院的四年培养。包括为期两年的医学基础、临床理论学习和见习，为期一年的临床内、外、妇、儿等各科实习。在最后一个学年中，完成临床二级学科学习与科研训练，并完成学位论文。

浙江大学医学院

浙江大学巴德年医学班，实行"八年一贯、两段完成"的培养模式。巴德年医学班和传统的"八年制"不相同，更类似"4+4"模式。学生前四年在浙江大学竺可桢学院学习，获得非医学类本科文凭，同时完成必要的医学预科课程；后四年进入医学院学习，最终获得博士学位。在后四年的医学院培养阶段中，培养内容涵盖了读书报告、专科临床轮转、临床科研训练及学位论文等方面，旨在为学生接受进一步的职业训练打好基础。

临床医学八年制的基本特征

我国现行的临床医学八年制主要是在北京协和医学院传统培养模式的基础上加以改变而形成的，目前各院校并未形成统一的培养目标与培养方案，整体上仍处于各个学校逐渐尝试和探索的阶段。在我国，各医学院校对医学生的培养路径各有特色，大众对于不同医学院毕业、就职于不同医院的医生有着不同的认可度，这与美国的医学教育很不相同。美国的医学教育有着较高的同质化水平，即美国的医生在经历了医学院学习和住院医生规范化培训后，基本上能做到同质。在这种情况下，患者在选择医生时较少考虑医生的毕业院校和工作医院，他们更多地考虑医生与患者的交往能力（Bedside Manner）等非专业方面的因素。[19]

总体上，就临床医学八年制的培养模式而言，我国各医学院校以"八年一贯、整体优化、强化基础、注重临床、培养能力、提高素质"为办学原则[20]。李亚平对我国临床医学八年制的开设院校及培养模式特点进行了汇总，总结出八年制的主要特点：包含本科教育；定位于"复合型"医学精英教育，但培养模式、师资及教学水平仍需提高；重视综合素质与能力的培养。[21]

从八年制的办学目的和设计来看，我国临床八年制有着较强精英教育的意味，致力于培养具备综合能力的医学精英人才。基于我国临床八年制的总体定位及具体历史实践，我们可以总结出八年制学制的一些基本特征和存在的问题。

其一，八年制作为一种医学人才的精英教育模式，对生源有着较为严格的要求。一方面，我国临床医学八年制招生少、选拔性高。当前，教育部发函批准开设临床医学八年制专业的高校不到 20 所，这些医学院校每年招生数总计 1000 余人。从高考招生来看，同一院校在向各个省份进行医学类招生时，临床医学八年制的录取分数线总体最高。以表1-1 为例，临床医学八年制在各省招生分数线均高于临床医学五年制。

表 1-1　北京大学医学部（医学类）部分省录取分数（2020 年）

单位：分

省份	2020 提档线	临床医学（八年制）	临床医学（五年制）
北京	665	672	667
福建	675	686	676
广东	680	688	684
河北	696	700	699
江苏	417	424	418

其二，作为一种精英培养模式的临床八年制，其办学规模与办学质量始终是两股相互拉锯的力量。目前，教育部批准开设临床八年制的高校逐年增加，各院校在高等教育大众化的背景下不断扩招，但实际上有条件匹配设施、师资的院校仍不尽如人意，教育供给薄弱。尽管八年制有着精英式的理想：高分优质的生源，兼顾临床、科研、文理基础的综合能力培养，但由于不同院校的毕业要求各有不同，对于最终获得博士学位的培养效果难以统一定论。

其三，临床医学八年制作为本科、硕士、博士一贯制培养模式，尽管八年制医学生所花费的时间成本相比"5+3+3"的十一年博士生更低，但八年一贯制也同时意味着学生退出成本更高。一方面，临床医学八年制的医学生可以更快地获得医学博士学位、更早进入医生晋升体系。在临床医学八年制的培养下，一位 18 岁入学的临床八年制学生，无须经历考研、考博的曲折，在 26 周岁时可获得医学博士学位。但另一方面，八年一贯制也意味着学生难以中途退出，难有专业试错的机会。尽管部分学校在八年制中途会向学生颁发学士或硕士学位证书，如复旦大学医学院会在第六年向临床八年制学生颁发学士学位证书，但大部分院校直到八年结束后才最终给学生颁发学位证书。八年制中的高退出成本意味着学生需要更早（在本科进入八年制之前）确立从医的志向，或者入学后更快评估自己与该培养计划的适配性，否则进入漫长的八年对于并不适应该培养制度的学生来说，求学之路或将是一场极具压力的噩梦。

其四，目前各院校的临床八年制培养内容各有侧重，培养方案的结构性问题悬而未决。徐薇薇等人对国内医学院校 16 个学期的课程框架进行了详细的调研与比较，发现八年制的培养方案中课程框架存在明显差异，但基本都包括医学预科教育、医学基础教育、医学临床教育、科研训练等核心组成部分，各个部分分配的时间差异较大。[22] 培养安排的差异反映出的是培养理念的差异，基础知识、临床能力、科研能力的培养，需要借助医预教育、临床培养、科研训练等手段来实现。[23] 八年制中，文理基础的预科占比应当如何？临床与科研孰轻孰重？这些悬而未决的结构性问题反映出八年制的培养模式尚不完善，有待统一与整合。

其五，八年制是否达成了其培养医学精英人才的目标备受争议，八年制的培养效果聚讼不已。以传统五年制为基础的"5+3+3"培养模式[24] 人才在职业能力与素养方面未必不如八年制医学人才。"5+3+3"培养模式下，学生在前五年的时间内完成医学预科、基础医学与临床医学课程、临床见习与全科实习等，并通过考研或推免进入硕士项目，在硕士期间完成住院医师规范化培训，硕士毕业时取得毕业证书、学位证书、规培证书、执业医师资格证书等。学生通过考博或转博进入博士项目，在博士期间着重培养参与并开展基础研究与临床研究的能力，进一步提高专科的临床能力。与八年制的"八年一贯"培养模式相比较，"5+3+3"学生在本科、硕士、博士三个阶段所在的学校可以相同或不同，但本科到硕士、硕士到博士阶段均需要选拔，脱颖而出的医学人才一方面有着较高水平的专业志趣，另一方面，其累计的在读时间比八年制多三年，培养年限涵盖规培阶段，更长的临床、科研训练时间为学生专业能力的积累提供了保障。

美国医学博士学制

八年制临床医学教育作为中国医学教育国际化进程的一部分，可以借鉴发达国家医学高等教育的发展经验，取其所长，补其所短，完善八年制的培养模式。[25] 当前，美国的医学教育及相关培训在世界上处于领先地位。[26] 美国的医学教育为研究生教育，学生先在其他学院读四年，获得学士学位，接着在美国医学院校入学考试中取得较好成绩之后，进入医学院学习四年，最后获得医学博士（M. D.）学位。

美国的医学教育起源较早，已经处于成熟的阶段。1765 年，费城医学院成立，学院开设两学期课程，作为带徒培训的补充。费城医学院的成立，标志着美国医学教育的兴起。[27] 19 世纪，美国医学教育主要有如下几种培养模式：①学徒系统，学生接受当地医生的实际操作指导；②私立医学院系统，学生参加了医学院培养医生的系列课程；③大学系统，学生在大学附属的课堂和医院接受培训。[28] 由于教育经历的异质性和许可考试的缺乏，20 世纪初的美国医生在医学知识、治疗理念和行医能力等方面依然有着很大的差异。1908 年，弗莱克斯纳完成了对德国大学教育研究以及对美国与加拿大 155 所医学院的考察后，于 1909 年完成了考察报告——《弗莱克斯纳报告》。此报告促使美国的医学教育开始向标准化和正规化迈进，主要表现在入学标准、医学教育认证、医学考试认证、医学院教师学术身份确立等方面。此报告也导致了美国大批医学院校关闭，医学人才培养数量减少，使得医学教育向精英化迈进。此后，美国医学教育进入新兴发展期，美国的医学博士教育规模逐渐扩增，教育质量不断提高，医学精英人才教育模式逐步建成。[29]

从历史来看，中国临床医学八年制与美国医学博士（M.D.）教育有一定渊源。中国临床八年制源于北京协和医学院，而协和的教育实践在建校之初仿效的是美国霍普金斯大学。随着中国医学教育改革的推进，目前中国和美国的医学博士培养既有相似之处，也有很大不同。本节将通过学制特点、生源、培养方案、毕业后教育等四个方面的中美医学博士教育比较，介绍美国医学博士的基本特征。

学制特点与培养目标

美国的医学教育采用"4+4"的方案，学生在进入医学院前需要完成综合性大学的本科教育，在此阶段完成学位课程和医学预科课程的学习。前四年获得学士学位后，美国学生申请进入医学院学习，经过四年学习合格毕业后获得医学博士学位（M.D.）。取得医学博士学位后，如果学生有志于医学研究，则可以继续攻读理学博士学位（Ph.D.），毕业后获得"M.D.-Ph.D."双学位。如美国的"医师科学家"便是医学和科学学位的持有者，他们也往往同时受聘于医院和医学院（或研究所），从事临床兼医学研究的工作。一般来说，获得"M.D.-Ph.D."双学位需要在本科四年的基础上再投入八年的学习训练。就未来发展而言，学生可凭医学博士学位（M.D.）进入临床医生的职业轨道，持理学博士（Ph.D.）学位进入大学或研究所从事医学研究工作，从而获得"M.D.-Ph.D."双学位。获得双学位的学生毕业后可同时受雇于医院和医学院（或研究所），成为一名医师科学家。其中，临床医生的考核与科研成就无关。

由此可见，一方面在美国大学教育体系中，本科为通识教育，学生进入职业教育相对较晚；在此基础上，美国医学教育本质上是研究生教育。相比之下，中国的临床医学八年制高考后招生，是本科、硕士、博士一贯制教育。另一方面，美国的医学体系发展更为专业化，职业分轨明确，与之相对应学制承担的功能也分轨清晰。

从培养目标来看，美国医学博士（M. D.）以培养临床医疗人才为目标，围绕学习对疾病的正确诊疗来进行。医学博士属于专业学位的教育，培养的是美国未来的医生；而与之对应的理学博士（Ph. D.）属于学术学位的教育，培养免疫学、神经科学、病毒学等医学研究人员。从医学博士的教育来看，临床技能以及相关的医学人文素养是临床医生培养的核心内容。美国医师教育协会指出，21 世纪的医生要具备四种特质：利他主义、知识渊博、临床技术熟练、负责任。[30] 以耶鲁医学院为例，学院强调培养医学生的好奇心、创造力、同情心和服务精神。[31] 概括来说，美国医学博士的教育主要着重于知识、技能、同理心、责任感等优秀医生所应具有的素质的培养，培养有利于后续发展的干细胞型医学人才。目前，随着医学发展的不断推进，世界顶尖医学院越来越重视培养兼备临床和科研能力的医学精英人才，纷纷推动医学教育改革。如哈佛医学院致力于培育"医师-科学家-人道主义者-领导者"，培养能够引领 21 世纪的医学变革的复合型人才。[32]

在中国，八年制医学教育作为精英教育，以培养临床医学的精英人才为目标。2004 年，教育部《试办八年制医学教育报告》指出，应"培养适应我国经济社会发展需要的、较强的临床能力、良好的沟通能力、较大的发展潜力、较高综合素质的医学人才"[33]。毕晓艳等学者以14 所临床医学八年制院校为研究对象，从这些院校八年制的培养目标文本中提取关键词，分析出了一些高频词汇："良好的职业道德和精神""创新""国际合作与交流""信息获取与管理能力""团队协作"；

"人文社会科学知识""自然科学知识""临床医学知识与技能""科学研究""基础医学知识"等。[34] 这些关键词着重于通用知识、技能、素养、临床技能、科研能力等方面,临床医学八年制期望培养出高素质、厚基础、宽口径、创新能力强和有独立研究能力的高层次人才[35]。

以上,对比之下,美国医学博士的培养在传统上更加强调临床胜任力和医学专业知识,为后续成为一名合格的医生打好基础;其在目前的医学教育改革中,越来越强调培养医学生的综合能力。中国医学博士的培养目标有相似之处,在强调了临床知识与技能的基础上,更突出了精英教育与综合能力,但对于通识、临床、科研等方面孰轻孰重未见具体描述。总之,中国临床八年制医学生培养目标高远,但比较笼统,缺乏部分细节阐释。

招生制度与生源特征

如前所述,美国的医学教育采用"4+4"的学制,是招收本科毕业生的研究生教育。在美国,学生在本科教育阶段完成学位课程和医学预科课程的学习后,须参加美国医学院校入学考试(Medical College Admission Test),从而申请攻读医学博士学位。在美国医学院的申请要求中,申请者的入学考试成绩和平均绩点仅作为参考,学生的学习能力、分析能力、共事能力、职业特质、社会责任等方面等均纳入审核范围,强调综合素质与能力的考察。在形式上,医学院通过学生的自我陈述、推荐信、参与社会实践等情况进行审核,结合专家面试反馈,综合决定学生的录取。[36] 从录取结果来看,美国部分大学医学院录取比例在1.9%至5.1%之间,竞争较为激烈。[37]

美国医学博士录取率低,选拔性强;除了将考试分数、综合能力等作为选拔标准,经济条件也是筛选生源的重要因素。美国医学博士的学费昂贵,如约翰斯·霍普金斯大学医学博士(M. D.)的学费每年为

56 500 美元，斯坦福大学的医学博士（M. D.）学费为每年 62 193 美元；攻读 Ph. D. 均无须支付学费。医学博士的培养周期较长，经济问题是影响学生择校、择业的重要条件。在美国，80% 以上的医学生的学习和生活费用需要通过贷款解决[38]，且非美国居民的学费高于美国居民。由美国医学院协会（Association of American Medical Colleges）统计的相关数据表明，在医学院学习的四年间，学费每年每人为 1.2 万—2.5 万美元，但仅占每名医学生培养所需经费的 12%，其余来源于政府、教学医院收入、部门与团体捐赠等[39]。美国的医学博士在读期间贷款现象普遍，学生往往在住院医师、主治医师阶段偿还学业贷款。

在中国，绝大多数八年制临床医学专业采用高考招生的模式。学生的高考成绩达到院校专业所在省的最低投档线即可投档申请。部分学生通过竞赛加分、自主招生等方式提出申请，高校根据其高考成绩及面试综合表现择优录取，其中高考成绩在高校招生考核中所占比重为 80% 到 100%，仍为录取的关键因素。该方式有着政策优势：将学习能力较强的学生提前锁定，让他们在后续的八年中投身临床医学的学习；高考成绩起到决定作用，也保证了选拔的公平性，尤其是出身于经济实力较弱家庭的孩子也有着进入精英医学人才培养项目的机会。

从经济因素来看，中国八年制医学生学费相对较低。以北京协和医学院为例，每人每年的学费仅需 5000 元，且实行奖学金、助学金、励志奖学金等政策，解决家庭困难学生上学难的问题，并对家庭困难学生进行教学引导[40]，让优秀的学生可以顺利完成学业。

然而，中国八年制的招生模式也存在一些不足之处。一方面，高中生心智不够成熟，对专业了解不够充分，容易受到长辈的影响，甚至由长辈代为选择。另一方面，高考选拔缺乏对学生的文化素质、个性心理、综合素质等的考察，部分学生不适应乃至不能完成长学制的教育。[41] 各个学校虽然在招生上进行了改革，如转专业、二次招生、预科阶段多专业培养等，但是受限于综合性大学学校的规定，只能局限在学校内部进行尝试[42]。

总之，中美医学博士项目的竞争都较为激烈，有着较高的选拔性，但其生源要求各有不同。其一，美国医学博士（M. D.）项目招收本科毕业生，而中国医学八年制招收高中毕业生。其二，美国的选拔较为全面，包括学习能力、职业素质、社会工作等多方面，且对学生的家庭经济水平有着较高的要求；而中国临床医学八年制选拔重视高考成绩，侧重于学习能力的筛选，学费低廉。其三，美国学生更晚进行职业选择、进入职业教育；而在中国，无论是高考选拔还是退出成本更高的长学制项目，都要求学生在进入临床医学八年制轨道前，要尽早确立志向。

培养方案

美国医学博士的医学院培养阶段通常采用"2+2"的模式，即前两年学习基础医学课程，后两年学习临床专业课程。然而，虽然大的框架基本一致，具体的课程安排及时间配比则由各个学校灵活掌握，尚未形成统一的培养方案。以哈佛大学为例，医学生除了要参与专业课程的学习和临床实践外，还要参与实验课、讨论课、讲座的学习。[43] 以美国加州大学洛杉矶分校戴卫格芬医学院为例，学生前两年完成九个课程模块，涵盖了基础医学和临床医学的课程和基本的临床技能训练；后两年以临床轮转和实习为主，除了传统的内科、外科、妇产科、儿科、神经科的轮转外，也涵盖了学术医学、家庭医学、医疗保健、城市服务等较有特色的培训项目。[44]

我国八年制的培养方案各异，这一点在上文已做详细阐述。尽管不同院校的培养方案在课程的分配时间上也各有较大差异，但基本包括医学预科教育、医学基础教育、医学临床教育、科研训练等核心组成部分。与美国的医学博士培养的课程设置相比，我国的课程设置有两个主要特点。第一，对科研训练有所强调。针对我国 14 所临床医学八年制科研训练的调研结果显示，各个学校都要求学生应具有较好的科学素养、思维方法和研究能力，其中有 5 所学校明确提出在期刊上公开发表论文的要求[45]。例如，湘雅八年制采用贯穿全程的科研训练，让学生在八年不同的阶段分别学习信息数据挖掘、阅读文献的方法、如何撰写开题报告以及基本研究方法、接受全面系统的科研训练等[46]。第二，对预科、基础及临床中的人文教育关注不够。我国医学生的人文素质教育面临着课程设置不系统、缺乏师资等问题，且师生总体上并不重视医学人文教育。总之，仍需根据高校的实际情况，加强八年制医学生的人文素质教育[47]。

毕业后教育

毕业后医学教育是医学教育体系中的重要组成部分，是医学生向医生转变的必经阶段。美国医学生毕业后医学教育由美国毕业后医学教育认证委员会（Accreditation Council for Graduate Medical Education）负责制定标准及考核质量。[48] 医学生在获得博士学位后，还需要选择一个专科在教学医院进行至少三年的住院医师培训[49]。美国医院的住院医师培训项目配备有完善的师资队伍，对住院医师进行进阶式的里程碑培训，对医学知识、患者关怀、沟通能力、职业素养、基于实践的学习与改进、系统化的行医模式六个方面进行全方位的训练。最后，住院医师需通过年度考试和结业认证考试，完成住院医师培训，方能申请认证，获得成为医生的资质[50]。如果想成为专科医师，需要继续完成后续的专科医师培训；如果对科研感兴趣，也可以申请后续 Ph. D. 培养项目，进行科学研究的训练。

在我国，对于八年临床医学专业毕业生来说，最紧迫、最重要的任务是参加住院医师规范化培训，成长为一名合格的医生。然而，由于各个院校二级学科轮转时间不一致，毕业后对接的住院医师规范化培训要求也不尽相同，具体安排取决于学校与当地卫生行政部门自行沟通后达成的共识。

在此背景下，八年制临床轮转是否纳入住院医师规范化培训成为衔接的主要矛盾[51]。临床医学八年制与入住院医师规范化培训的结构关系全国尚无统一标准，各学校在具体实践上各不相同。比如，北京协和医学院和清华大学医学实验班在八年制在读期间需要经过两年的全科见习、实习，但均不计入住院医师规范化培训的时间内；但北京大学和上海交通大学均有为期三年的二级学科培养阶段，其八年制医学生在读期间的轮转计入住院医师规范化培训期间内[52]。

目前，临床博士后项目是解决这一问题的新方法。以北京协和医院为例，其临床博士后项目面向临床医学八年制和临床医学专科博士招生，学员在北京协和医院接受 3 年高强度的全面培训，合格者被授予"临床医学博士后证书"和"住院医师规范化培训证书"[53]。总而言之，八年制的毕业后教育的路径仍待统一标准，培养体系仍有待进一步完善，从而促进我国医学精英人才的成长。

小结

从上述的中美比较中我们可以发现，二者医学博士（M. D.）教育的本质区别在于美国的医学博士是招收本科毕业生的研究生教育；而中国的医学博士教育包括了以传统五年制为基础的"5+3+3"培养模式和临床医学八年制培养模式，后者为高考招生，为涵盖本科教育、研究生教育的长学制培养制度。

比较中国临床医学八年制与美国医学博士（M. D.），二者同而有异。从培养目标来看，二者都以培养优秀临床医生为目标，但美国医学博士以培养临床胜任力为核心，而中国的八年制医学教育作为精英教育，以培养中国临床医学的精英人才为目标。这意味着，在美国医学博士的培养方案中，临床技能以及优秀医生所应当具备的素养是主要培养内容；而在中国临床医学八年制的教育实践中，临床胜任力、科研能力、医生素养等各方面都有所涵盖。就后者而言，尽管临床能力仍为医学教育的核心要素，仅是不同医学院校的培养方案各有侧重，但各院校总体上仍旧更强调培养领军医学人才的综合素质。至于临床培养、医生素养、考核方式等具体内容，中美医学博士的培养实践在总体内容上基本相同。

为何中国临床医学八年制与美国医学博士在具体实践内容上总体相同，但前者更强调培养兼顾临床与科研的优秀临床医生的综合素质呢？难道美国医学博士不重视临床医生的科研能力吗？中国临床八年制源于北京协和医学院，而协和的教育实践在建校之初仿效美制，从历史渊源来看，中国临床医学八年制与美国医学博士在具体实践内容上总体差异不大是为情理之中。然而，中美国情不同，二者医疗体制与医生职称制度大有差异。在美国，临床职称与科研职称是相互平行的评价体系，医学生毕业后可以选择纯临床、纯科研、兼顾临床与科研的工作轨道。对于临床医生来说，科研文章并不纳入他们的考核指标之中。因此，在科研、临床职称分离的医学体制下，美国的医学博士（M. D.）仅仅是以临床为主要内容的医学生培养方案。如果医学生有志于医学研究，那么可以攻读理学博士（Ph. D.），获得"M. D. + Ph. D."双学位。然而，在科学基础从细胞水平发展到分子水平的现代医学发展背景下，科研能力已经成为优秀临床医生不可或缺的素质，美国医学临床博士与研究型博士分轨的培养体制有其弊端，但积重难返，改革阻力较大。

中国的医学职称体制并未像美国一般各轨道泾渭分明，临床职称、科研职称、行政职称各行于其道；因而，中国医生的职称晋升体系对于优秀医生有着综合而全面的要求。目前，临床能力与科研成果都是中国医生临床职称晋升的考核内容。在此体制背景下，中国临床八年制的培养致力于培养兼顾临床与科研、具备综合素质的精英医生便可见一斑。

然而，八年时间有限，临床医学八年制兼顾科研训练和临床培养是一个极大的挑战。如何在有限的八年时间内合理分配预科、科研、临床安排？强调科研训练是否有损于医学毕业生的临床胜任力？如何进行系统科研训练？科研训练放在八年中的哪一个阶段更好？这些都是临床医学八年制的教育工作者极为关切的具体问题。

第三节　清华医学实验班：旨在培养医师科学家的"3+2+3"模式

随着清华大学建设世界一流大学战略的稳步推进，创办高水平医学教育的重要性日益凸显。清华大学在 21 世纪初决定发展医学学科，于 2001 年成立医学院。2008 年，时任清华大学常务副校长陈吉宁代表学校找到医学院副院长施一公，提出了清华大学正式推动自主兴办世界一流医学教育的目标，请施一公负责推动。施一公曾说："我们心里有个梦想，希望能够在新世纪之初创造一种先进的医学教育模式，像当年的协和一样，为未来 100 年的中国医学打下新的人才基础。"2009 年初，医学实验班筹建工作正式开始推进。

2009 年，医学院常务副院长施一公和医学院党委书记洪波等人赴美考察哈佛大学医学院和约翰斯·霍普金斯大学医学院的医学教育实践。据哈佛医学院负责临床医学教育副院长和多位医学教育专家介绍，美国现行的八年制（"4+4"）医学培养模式是在 1906 年由耶鲁大学的医学教育研究者提出的，已经延续了一百多年，没有大的革新，"4+4"学制存在教育衔接不完善和培养效率不高的问题，已不能说是当前最佳的学制。美国医学教育专家建议，中国医学教育如要实现质的突破，可以考虑在现有条件下把八年时间最充分利用起来，结合科研和临床，将时间进行最合理的安排。在洪波看来，八年制医学博士教育是要培养能够解决临床遇到的疑难杂症的医学精英人才，其关键点有二。第一，医学精英人才的培养应当依托综合性大学，综合性大学的文化底蕴方能孕育出高素质的医师科学家。第二，八年制医学教育应当根植于现代生命科学的土壤，医学生须经过系统的基础医学科研训练，且学生应当在进入临床之前就建立起科学方法论、认识论。

由此，独特的"3+2+3"八年制医学教育模式酝酿生成。学生在本科入学时即确定专业志向，前三年在清华大学修读数理化生课程、通识课程及医学的基础课程，中间两年在国外进行系统的沉浸式科研训练，在习得真正的科研思维和具备一定的科研技能的基础上进入医院进行最后的临床学习与实习。"3+2+3"培养方案确立了培养"能够驾驭医学科研创新、以科学家的方式解决医疗问题的领军型医生"的目标，也就是培养"医师科学家"。

"在过去的一个世纪里，特别是近年人类基因组计划和蛋白质工程以后，整个医学的发展模式发生了根本性的变化，它的科学基础已经从细胞水平深入到分子水平。无论是约翰斯·霍普金斯大学还是哈佛大学都在制定新的培养方案，以求瞄准现代生命科学和现代生物学的新基础。我们觉得，这是清华的机遇，更是我们应该做的事情。"洪波解释说，"清华大学有非常好的生命科学和基础医学研究，近年来在国内外学术声誉不断提升，这方面的学术实力不能仅仅停留在发表重要论文，最终还是要把现代生命科学的新发现变成能够治病救人，能够改变医学现状的知识力量。用现代生命科学来改造我们的医学教育，并且通过培养下一代医生来实现这个转变，显然是清华医学院的使命所在。"

培养医师科学家的目标站位不仅是清华大学的办学要求，更是着眼于我国医学发展长期以来的瓶颈问题。人类医学发展经历了从经验医学到循证医学、精准医学的演变，其过程中涌现了许多新的临床问题和研究问题。我国现有的医学教育学制能够培养较好的临床胜任力，却没有真正的科研训练，导致大部分情况下应对病患只能局限于现有医疗手段，罕有原创的科研能力，即用新方法来解决新问题。

在清华大学的支持下，医学院和生命学院积极配合以快速推进办学。2009 年，清华大学医学药学实验班正式招收首届学生。

改革的思路是创设性的，但实现起来却会遭遇现实困境。无论是医学药学实验班的创立，还是与海外一流大学的合作项目的落地，实验班在资金、教务工作、学生管理等方面面临诸多挑战。面对重重困难，实验班师生携手并进。自医学实验班建立以来，洪波教授、张晓东教授等人完成了医学基础课程的设计，排除万难建立了实验班的教学实验室；吴励教授、王大亮副教授等人负责医学实验班整体培养计划的制定和实施，事无巨细推动实验班事务步入正轨。一批又一批教师为实验班教学及学生培养工作全力以赴，保证了学生培养质量。此外，实验班的首届学生均为已经入学清华的本科生或已进入协和八年制的学生，他们自主选择加入实验班。学生们对"医师科学家"的志向具有高度认同感，也对尚不完善的教学条件有着期待与憧憬。总之，师生决心共同努力解决八年中将遇到的大大小小各种实际问题，为清华医学实验班开拓出一条路。他们自称为"医学黄埔一期"。

为了加强前沿科研训练，拓展学生的国际视野，实验班积极推动与国外一流医学院建立合作培养项目。2011 年 4 月，在施一公的带领下，清华大学医学院与美国匹兹堡大学签署了"清华-匹兹堡大学教学科研合作协议"，建立教学和科研合作项目。

匹兹堡大学医学院院长、健康科学常务副校长亚瑟·S. 莱文（Arthur S. Levine）在协议签订后表示："我们的目标是训练所有学生成为有技能而且有同情心的医生和科研人员，让他们拥有改善他们所在社会的地区、国家和全球的卫生和福利的知识和动力。"

在推进与海外高校教学科研联合项目的过程中，实验班同样面临着重重挑战。为了推进"清华-匹兹堡大学教学科研合作协议"的落实，医学院于 2011 年 5 月任命王大亮为清华-匹兹堡医学药学生联合培养项目主任，并成立了清华-匹兹堡项目指导委员会，吴励教授任指导委员会主任。从 2011 年 5 月起，委员会针对两校教学科研联合项目开展了一系列有挑战的、创新的工作。

2011 年的清华大学各院系以四年制学制为主，全校没有八年制学生，所有医学实验班学生的教务及事务管理等都存在制度上的问题。学生的学籍，出国期间的宿舍、学费、教务，回国后的奖学金评定、医疗等诸多方面都需要有明确的解决方式，为此，时任校长陈吉宁曾专门安排全校各部门领导与医学实验班项目指导委员会成员的交流会，对医学实验班工作开展中可能遇到的教务、事务问题提出了解决方案，也为日后医学实验班的稳定管理奠定了基础。

为了落实学生海外科研训练期间的科研、教学与生活的安排，2011 年 10 月，由党委书记洪波带队，张林琦、何伟、王大亮、刘晓玲等项目指导委员会成员和教师一行人赴美与匹兹堡大学合作项目的团队成员进行了为期一周的交流，确定了实验班学生在匹大科研训练期间关于实验室轮转、导师选择、教学内容、宿舍安排、医保、交通、体育活动等多方面的细节规划。

项目实施另一项重要任务是关于出国期间学生各项费用的解决问题。在各方努力下，医学实验班获得了国家留学基金委对于留学生生活费用的支持，邓峰、柯伟等清华校友的友好资助，以及中美上海施贵宝（Bristol-Myers Squibb）制药有限公司的资金支持。至此，无论是学校的教学事务管理，还是国际合作院校的学生科研生活管理，以及出国费用等，海外科研训练中的几个关键问题均得以解决，医学实验班创新的国际化教学项目步入正轨。

"我对我们做的改革决定很有信心。除了学生们表现优异外，改革启动的时间点也非常好。最近无论是精准医学的新理念，还是肿瘤免疫治疗的新突破，都为医师科学家的培养理念提供了最好的注解，这些实验班学生都赶上了。将来他们到医院工作的时候，会发现自己比别人更能适应新医学的挑战。临床训练过硬、科研基础扎实，他们应该能驾轻就熟地去应对来自患者的要求，以及国际同行的竞争。"洪波说。

2012 年 8 月，"黄埔一期"的学生顺利地开启了医学实验班海外科研训练的元年。同年，教育部推出"六卓越一拔尖"计划，集中资源培养各个关键领域的科技英才。清华医学实验班入选为"教育部−卫生部第一批卓越医生教育培养计划"，为 26 个拔尖创新医学人才培养模式改革试点项目之一。

2012 年至今，清华医学实验班每年将通过考核的实验班学生派遣至匹大接受为期两年的科研训练。2013 年，在吴励教授的推动下，清华大学医学院与澳大利亚墨尔本大学医学院签订合作协议，实施医学药学实验班学生联合培养计划。在延续清华与匹大合作模式的基础上，墨尔本大学实验班学生设立了专门的硕士培养项目（Master for medical research），为完成两年课程及科研训练且硕士论文评审通过的学生颁发硕士学位。2014 年，清华大学医学院与美国加利福尼亚大学旧金山分校药学院签订合作协议，实施药学实验班学生联合培养计划。

2015 年，在美国访问的国务院副总理刘延东、国务院副秘书长江小涓、教育部部长袁贵仁、卫生和计划生育委员会主任李斌、科技部党组书记、副部长王志刚、清华大学校长邱勇等人莅临匹兹堡大学看望医药实验班学生，并深情寄语。

2016 年，清华大学先后与美国匹兹堡大学、澳大利亚墨尔本大学续签第二个五年合作协议，在双方已建立的良好合作关系基础上更进一步深化医学人才联合培养模式。

除了积极推动国际化交流，医学院的发展与医学教育的推动也离不开与顶尖医院的合作。2016 年 12 月，清华大学与北京协和医院签订战略合作协议，在科研、教学、师资共聘等方面做出了更长远的规划，合作开展医学药学实验班学生教学。2017 年，清华大学医学院先后与中日友好医院、北京医院签订教学科研合作协议，为医学药学实验班学生的教学、实习、就业等方面提供了更加广阔的空间。2018 年，清华大学医学院与厦门长庚医院签订教学科研合作协议，进一步拓展了医学药学实验班的教学资源与平台。

医学药学实验班第一批学生于 2017 年 7 月毕业，其中医学实验班有 13 名同学顺利毕业，取得了临床医学博士学位，其中的 12 位毕业生进入国内知名三甲级医院从事临床工作，另 1 位同学留在清华大学医学院以博士后身份继续从事科研工作。迄今为止，实验班已经有 7 批学生赴美、澳完成两年系统的科研训练，学生们都取得了丰硕的科研成果。得益于 2 年的海外科研经历和系统的科研训练，实验班 2017 年至 2022 年累计发表了 220 人次的 SCI 科研论文或综述文章，学生参与比例高达 87%，其中以第一作者身份发表论文 87 篇，最高一篇影响因子达到 22.682。参加国际级学术交流会议 212 次并进行 poster 展示，口头报告 76 次。

注释

1. 殷晓丽，陈洪捷. 我国八年制医学教育培养模式的分类比较［J］. 复旦教育论坛，2014，12（1）：99—104.
2. 全国医学教育发展中心［EB/OL］.［2022-06-13］. https：//medudata. bjmu. edu. cn/page/detail/615417e2b4d5221acea4a355.
3. 吴红斌，谢阿娜，王维民. 我国八年制医学教育的回顾与展望［J］. 中华医学教育杂志，2020，40（7）：513—518.
4. "5+3+3"培养模式，即本科 5 年、硕士 3 年、博士 3 年，培养年限共计 11 年。

5. 这里的"自然科学班",一般为物理、化学、生物专业三者其中之一。

6. 张勤,李立明,巴德年. 8 年制医学专业医学预科课程设置的探讨 [J]. 基础医学与临床,2012, 32 (8): 983—986.

7. 在协和医学院的临床医学八年制培养方案中,见习和实习在各科室的轮转安排大致是相似的,在时间安排上,见习时长和实习时长均为 12 个月。此 12 个月的安排一般为:内科 4 个月、外科 4 个月、妇产科 2 个月、儿科 1 个月、神经科 1 个月。

8. 殷晓丽,陈洪捷. 我国八年制医学教育培养模式的分类比较 [J]. 复旦教育论坛,2014, 12 (1): 99—104.

9. 北京协和医院临床医学博士后培养项目 2018 招生正式启动 [J]. 协和医学杂志,2017, 8 (6): 402.

10. 朱舰,李军,董晓建. 八年制医学教育与住院医师规范化培训的衔接及矛盾 [J]. 中国实用医药,2012, 7 (8): 271—272.

11. 吴红斌,谢阿娜,王维民. 我国八年制医学教育的回顾与展望 [J]. 中华医学教育杂志,2020, 40 (7): 513—518.

12. 胡东亮,等. 提高八年制医学生科研能力的培养策略思考 [J]. 中国社会医学杂志,2020, 37 (1): 25—27.

13. 在这种采用贯穿式科研训练的八年制中,医学生延迟毕业的情况较为常见,即许多医学生无法在八年内完成培养方案的要求。

14. 胡东亮,等. 提高八年制医学生科研能力的培养策略思考 [J]. 中国社会医学杂志,2020, 37 (1): 25—27.

15. 徐薇薇,等. 国内八年制临床医学教育体系的现状和展望 [J]. 医学教育管理,2017, 3 (3): 187—190+213.

16. 牛海涛,吴映莉. 中山大学临床医学专业八年制前期课程设置的调研分析 [J]. 中国中医药咨讯,2009 (4): 126—127.

17. 范学工,等. 我国八年制与美国 4+4 医学博士招生与培养的比较 [J]. 复旦教育论坛,2011.9 (3): 93—96.

18. 吴蓓,等. 八年制临床医学专业人才培养方案比较分析:以中南大学湘雅医学院为例 [J]. 中华医学教育探索杂志,2017, 16 (2): 114—118.

19. 林艳丰,陈雄鹰,谢党赐. 美国医生是如何看病的 [M]. 北京:人民卫生出版社,2019: 31.

20. 我国扩大试办八年制高等医学教育 [J]. 中国高教研究,2004 (8): 88.

21. 李亚平. 中美八年制医学博士教育比较与调查研究 [D]. 长沙:中南大学,2011.

22. 北京大学医学部 [EB/OL]. (2020-12-03) [2021-11-12]. https://bkzs.bjmu.edu.cn/zsxx/lnfs/4a3acc9b2e62462692aae9eef9918e6b.htm.

23. 徐薇薇,等. 国内八年制临床医学教育体系的现状和展望 [J]. 医学教育管理,2017, 3 (3): 187—190+213.

24. 殷晓丽,陈洪捷. 我国八年制医学教育培养模式的分类比较 [J]. 复旦教育论坛,2014,

12 （1）：99—104.

25. "5+3+3" 培养模式，第一个"5"即为期五年的医学本科培养。医学本科学制一般期限为五年，故此处言"5+3+3"培养模式以传统五年制为基础。"5+3+3"培养模式中间的"3"为医学硕士研究生阶段，医学硕士培养学制为三年。最后一个"3"为医学博士研究生阶段，医学博士培养学制为三年。

26. 李亚平，等. 中美八年制医学博士教育发展的比较研究 ［J］. 中南大学学报（社会科学版），2010，16（1）：118—121.

27. 刘滨，王家耀. 浅析美国医学教育概况 ［J］. 中国社会医学杂志，2007（1）：22—24.

28. FLEXNER A. The flexner report on medical education in the United States and Canada 1910 ［M］. MA：Updyke. Science and Health Publication，Inc. Reprinted in 1960：4—6.

29. BECK A H. The flexner report and the standardization of american medical education ［J］. Jama the Journal of the American Medical Association，2004，291（17）：2139—40.

30. 李亚平. 中美八年制医学博士教育比较与调查研究 ［D］. 长沙：中南大学，2011.

31. AAMC. Learning objectives for medical student education ［EB/OL］. （1998-01）［2022-06-13］. https：//www. aamc. org/media/24196/download.

32. YALE. Yale school of medicine ［EB/OL］. ［2022-06-13］. https：//medicine. yale. edu/md-phd/.

33. Harvard medical school ［EB/OL］. ［2022-06-13］. https：//meded. hms. harvard. edu/.

34. 毕晓艳，等. 八年制医学教育的培养目标分析及对教学改革的启示 ［J］. 中国高等医学教育，2017（12）：30—31.

35. 毕晓艳，等. 八年制医学教育的培养目标分析及对教学改革的启示 ［J］. 中国高等医学教育，2017（12）：30—31.

36. 郑珏，等. 中美八年制医学教育培养目标与生源定位的比较 ［J］. 南京医科大学学报（社会科学版），2008（1）：73—76.

37. 李亚平. 中美八年制医学博士教育比较与调查研究 ［D］. 长沙：中南大学，2011.

38. 李亚平. 中美八年制医学博士教育比较与调查研究 ［D］. 长沙：中南大学，2011.

39. JUSTIN GRISCHKAN，BENJAMIN P GEORGE，KRISDA CHAIYACHATI，ARI B FRIEDMAN，E RAY DORSEY，DAVID A ASCH. Distribution of medical education debt by specialty，2010-2016 ［J］. JAMA Internal Medicine，2017，177（10）.

40. AAMC. Medical school admission requirements ［EB/OL］. ［2022-06-13］. https：//mec. aamc. org/msar-ui/#/landing.

41. 黄碧峰，刘水林，张健儿. 高校国家奖助学金育人功能及其实现路径 ［J］. 高校辅导员学刊，2011，3（1）：39—41.

42. 张勤，管远志. 八年制临床医学专业招生改革的尝试 ［J］. 中国高等医学教育，2004（2）：27—28.

43. 徐薇薇，等. 国内八年制临床医学教育体系的现状和展望 ［J］. 医学教育管理，2017，3（3）：187—190+213.

44. HARVARD. Crriuculum of medical docto program. ［EB/OL］.［2022-06-13］. https：//meded. hms. harvard. edu/md-program-curriculum.

45. 王大亮，等. 以美国 UCLA 为例分析美国医学课程整合教学中组织学教学的课程设置 ［J］. 解剖学杂志，2020，43（3）：252—256.

46. 毕晓艳，李亚平，范学工. 八年制医学生科研训练与临床实践技能培训调查——以 14 所医学院校调查情况为例［J］. 医学教育研究与实践，2016，24（6）：836—838.

47. 窦莹域，等."双一流"国际双导师培养八年制医学生科研能力的探索与实践［J］. 继续医学教育，2019，33（9）：8—11.

48. 程治平，等. 八年制医学生人文素质教育的几点思考［J］. 中国医药导报，2010，7（20）：117—118.

49. 美国的医学生从院校毕业后，进入住院医师培训阶段。美国的住院医师培训机构由美国毕业后医学教育资质认证委员会（ACGME）统管。以内科为例，全美每个内科培训机构的培训计划都是相似的。

50. MEDICAL SCHOOL COURSES. Association of american medical colleges［EB/OL］.［2023-06-23］. https：//www. aamc. org/initiatives/medaps/curriculumreports/263806/topiccoursetypes. html.

51. 白琼，李宗师. 美国芝加哥大学及香港大学毕业后医学教育现状与思考［J］. 基础医学与临床，2020，40（6）：863—866.

52. 吴红斌，谢阿娜，王维民. 我国八年制医学教育的回顾与展望［J］. 中华医学教育杂志，2020，40（7）：513—518.

53. 全面恢复"老协和"小规模"医学精英"教育模式：北京协和医院举行 2017 级临床医学博士后入站典礼［J］. 协和医学杂志，2017，8（Z2）：282.

第二章

为什么在清华学医

　　如果一名优秀的高中生立志要当医生，他必须考入专门的医学院校。学医不同于学习其他专业，它具有鲜明的职业定向色彩，并且各大知名医学院的就业与各地区最好医院有很高的关联度，这是长期积淀形成的行业传统。关于我国医学类顶尖院校，有一句俗语流传甚广："北协和、南湘雅、东齐鲁、西华西"。除了这四所医学院校以外，上海交通大学医学院、复旦大学医学院、北京大学医学部、浙江大学医学院也同样占据着地区性举足轻重的地位。再者，各大医学名校临床医学八年制专业代表着就业起点最高的学历。于是，要进入这些著名医学院的临床八年制都要面临最激烈的学业竞争。以 2021 年江苏省为例，上述著名医学院校临床医学八年制高考招生最低分数线依次为：北京协和医学院 675；清华大学医学实验班 667；复旦大学医学院 662；北京大学医学部 656；上海交通大学医学院 656；浙江大学医学院 638；四川大学华西医学院 630；中南大学湘雅医学院 626；山东大学齐鲁医学院 609。

　　清华医学实验班作为后起之秀，其录取分数线堪与协和医学院比肩。另外，有资格入学清华医学实验班的考生分数也足以进入顶尖名校的其他专业，那么在高考中脱颖而出的英才们因何选择清华大学医学实验班？他们怀揣着怎样的憧憬和期待？有的人因"清华梦"而来，有的人心向白衣，有的人想兼顾临床和医学研究，希望自己在未来有更多选择……他们为何选择在清华学医？清华大学医学实验班有着怎样的招生要求？这是本章将要探索的问题。

第一节　考生的选择

清华大学医学实验班具有国内全新的培养目标——"医师科学家"，实行前所未有的"3+2+3"培养方案，并在高考制度中与北京协和医学院在同个分数段招生，甚至两校的招生咨询"摊位"也并排而设。当2009年招收首届学生时，面对清华大学医学实验班，手握高分、有学医志向的学生是怎样考虑的？清华医学实验班与协和医学院有什么不同？既要学临床又要学科研，医学实验班的学习压力会不会很大？未来职业是不是既可以做研究也可以当临床医生？那些选择在没有长期医学传统的清华大学学医的学生被实验班的哪些特点所吸引？清华医学实验班又吸引了什么样的学生？

医学实验班，我的最佳选择

医学实验班的七年级学生赵嘉恒毕业于北京市中国人民大学附属中学。她从小就对生物颇有兴趣，在中学时便有机会参加了许多科研活动。高三前，她的理想是成为一名从事生物学研究的生物科学家，但真正参与了科研项目之后，她的未来计划发生了变化——希望能够找到一个职业方向：既能与人打交道，又能兼顾生物研究工作。

中学时，赵嘉恒参加了奥林匹克生物竞赛以及北京市举办的翱翔计划科研训练营，希望通过生物竞赛的方式，争取到清华生物系的保送名额。在翱翔计划训练营中，她被分配到八一中学，在科研老师的指导下，做了一个微生物方向的实验。翱翔计划训练营要求学生的科研项目必须有开题报告和结题报告，是一项正式的科研训练。除此之外，她还参加了人大附中和美国伊利诺伊理科高中的中美合作项目，这个项目的目标是生产丁醇，属于微生物生产方向。赵嘉恒表示，两个项目都是她感兴趣的生物实验。她说："尽管并没有作出什么真正的贡献，但整个经历对我而言意味着收获与成长。"事后回想起来她才意识到自己在中学阶段就得到过较好的科研训练，是非常幸运的经历。在这些项目的训练中，她了解了怎样去设计一个研究，怎样与人合作交流，怎样展示自己的想法和成果，也体验了面对科研困难时的真实感受。她说："因为两个课题绝大部分是我自己构思的，我经历了理想和现实的差距，从提出问题，具体做实验，遇到问题，一次次进行条件优化，但还是以失败告终，我内心其实很难受。"这些科研经历也让她品尝到了生物科研的孤独与艰苦。

正是这些科研经历，使她在高中时期逐渐清楚了自己的志向。她认识到单纯地想成为一名生物科学家其实是非常艰难的，且相比做纯生物研究，她还希望能多与人打交道，如果能有一个专业将两个兴趣相结合就太好了。

当她在高三时偶然了解到清华医学实验班这个项目时非常兴奋，感觉找到了一个契合自身发展需求的特殊专业培养计划。清华医学实验班的"医师科学家"培养计划意味着其学生既可以成为医生，同时可以兼顾科研。不仅在志向上，赵嘉恒非常中意医学实验班的培养理念，而且实验班提供的双倍学习资源也十分吸引人。

在访谈中，赵嘉恒回忆起择校、选专业的心路历程，她说："未来成为一名医生，一定会接触到很多的病人，它能满足我和人打交道的愿望；同时我又不是一名普通的医生，这个项目强调对医生科研能力的培养，有两年纯粹的科研训练，又能符合我的兴趣做生物科学研究，毕竟医学和生物在学科上是有相似性的，包括基础课、做实验等等，它与我喜欢生物也不背离。而且它的培养计划采用'3+2+3'的方式，前三年我能在清华进行基础课程的学习，中间两年我能出国交流，有机会完成部分的科研工作，最后三年我还能进协和医学院进行临床上课、见习实习，这三项安排不说是全国的第一名，但对每个阶段来说也算是顶尖的医学学习的配置了。"

"3+2+3"模式是赵嘉恒理想中的培养方案，它并不仅仅局限在某一所学校或者某一个地点，首先在顶尖的综合性大学进行基础与通识培养，随后去往国外开展沉浸式的科研训练，再回到国内最顶尖的医学院进行临床学习，这样的大学生活将面对多种环境，既考验自己的适应能力也令人满怀期待。

一段小插曲是，后来赵嘉恒发现以当时的生物竞赛成绩虽然能够保送进入清华大学的生物学系，却不能进医学实验班，于是，她毅然决定放弃保送参加高考。最终，她以出色的高考成绩，如愿以偿地进入了清华医学实验班。

如果清华医学实验班不录取我，我就不会学医了

徐谦是医学实验班 2013 级的学生，本应在北京协和医院实习的他，由于受到新冠疫情影响而推迟了医院实习的计划。徐谦在抗击新冠疫情中参与了部分工作，与其导师曹彬共同发表了多篇与新冠相关的文章。

徐谦毕业于上海浦东外国语中学，他一开始并没有学医的打算，对医学事业的关注源于高考前偶然了解到清华医学实验班。由于其父母均为纺织方向的高级工程师，擅长化学专业，徐谦从小就对化学有着浓厚的兴趣。在专业意向之外，清华大学是徐谦的理想院校。他在高三前参加了清华的暑期学校，希望能够通过自主招生获得清华大学降分录取的资格，当时他的自主招生意向专业是化工、新闻和热能。整个高三，徐谦都朝着清华的方向努力。

怀揣着清华梦，徐谦时常关注清华大学的相关信息。有一次，他在

"清小华"微博上看到了医学实验班的专业推荐，这点燃了他对医学的兴趣。原本坚定的化工志向被这个偶然触及的信息动摇了。

他说："我最开始是朝着清华化工系的方向去的，但看到医学实验班项目之后，我心动了。原本我并没有学医的想法，也不了解医学，所以填报志愿之前，我和父母做了充分的调研，了解了当时比较出名的一些院校的培养方案，比如协和医学院、北医、上交、复旦医学院等等。"

综合考虑之后，徐谦认为清华医学实验班与其需求更为契合。

第一，清华大学一直是他的理想大学。在徐谦看来，尽管许多一流大学的医学院都有附属医院，但是这个项目可以使他在清华校园里与其他专业同学一起学习，这是最打动他的地方。清华本身就是中国最顶尖的学府之一，对很多学生来说进入清华学习是令人向往的。

第二，他很欣赏清华医学实验班对医生科研能力的关注，实验班的培养目标——"要培养中国未来的医师科学家"，深深吸引了他。他当时特别比较了协和八年制和清华医学实验班，他说，协和所提供的其实是一个非常经典的医学培养方案，协和希望培养顶尖的医师，所以两所学校在培养目标上是有差异的。在医学培养中，传统与新兴的较量，对不同的学生而言，有着不同的吸引力。另外，徐谦在高中时看过一些美剧，他从中了解到了美国"M. D. -Ph. D."的培养体系。在他看来，医学实验班汲取了美国医学教育的经验，有较好的发展前景。他认为，对医生科研能力的关注在中国是一个没有被提及的缺口，医学实验班具有很好的国际眼光，未来的发展也一定潜力巨大。超前的培养理念，打破当前在中国传统医疗界的培养模式，既是创新也是一项艰巨的尝试，也是因为如此吸引了一批认同且希望成为医师科学家的学生进入这个项目进行学习，而这批学生也有与常人不同的创新意识，他们乐于探索新事物。

第三，医学实验班八年的长学制也是打动徐谦的一个原因。徐谦的高中是七年一贯制的学校，他认为长学制给学生提供了更加充分的自我探索、尝试与发展的空间。他回忆说，在进入初中预备年级之后，他就很清楚这七年时间他需要干什么，即使在初三中考的时候他也不用像其他同龄学生那样花很多时间备考，他可以有更加充分的时间发展自己的兴趣爱好，这使他受益良多。他的高中班主任也曾经强调过这一点，建议他最好能在一进入大学时就能清楚自己将来想要做什么，为了这个目标厚积薄发而不要急于求成。在徐谦看来，医学实验班的八年长学制与他的中学体验有相似之处。他认为，本硕博连读，尤其是在本科毕业阶段，不用准备考研，这会减少许多程序上的麻烦，每个阶段也有非常明确的学业目标而不是考试目标，这可以让他非常专注地去实现自己的梦想。除了徐谦之外，八年的长学制对很多学生来说都有着较大的吸引力。

另外，在他做决定的过程中，实验班创办人施一公老师的讲座也起到了非常重要的作用。为了更多角度了解这个资料不多的新教育项目，徐谦曾在网上搜到施一公老师的一场讲座。他回忆起过去听讲座的场景，激情澎湃地说："你有听过施一公老师的讲话吗？他的讲话就非常能够鼓舞人心，既能结合自身的一些海外经历，也会谈到当下对于医学培养的想法，当时真的彻底地征服了我。"

和大多数学生不同，徐谦在决定去医学实验班之前并没有学医的志向。他强调说，他并不是因为想学医而选择了这条路，而是觉得清华医学实验班是个很好的项目才选择了学医。他认可清华医学实验班的培养目标、培养方案。受访时，他坚定地说："当时我就一个想法，如果清华医学实验班不录取我，我就不会学医了，我的其他高考志愿都没有填医学这一方向。"

我是从软件学院转专业来的

张博涵是医学实验班 2017 级的学生，高中毕业于成都西川中学，他的入学经历有点特殊。由于身处四川，他经历了几次大地震灾害，在高中时便确立了大学想要念医学，以后成为一名治病救人的医生的志愿。尽管自己的想法非常坚定，却遭到了家长的强烈反对，几番争执下，最终还是应了父母的要求。2015 年他通过高中学校的推荐，参加清华暑期学校，通过自主招生进入清华大学软件学院。

在软件学院的学习过程中，张博涵越来越认清自己并不喜欢那些课程，也找不到学习的乐趣，每天被各种专业作业拖着走，十分疲惫。为了实现转专业，他努力取得了本专业第二名的成绩，为第一年软件学院的学习生活画上了一个完满的句号。张博涵在大一下学期便萌发了转系的想法，并提前修读了医学实验班的课程，听了许多关于医学和生物学的讲座。功夫不负有心人，准备充分的他成功通过了笔试环节。在面试环节，他用自己的专业素养和对医学的热情"征服"了医学院的老师们，一番波折后终于实现了他学医的理想。他说："有一些没有通过考核的反而是生物或者医学背景出身的，我觉得老师更加看重的是你学医的动力和热情。"从大二上学期开始，他终于回到了自己的轨道上。

他说："软件专业课大作业需要写大量的代码，在那个时候我发现我的同学们都很喜欢并且写得很投入，甚至可以废寝忘食，但是我完全不同，我基本是拖到最后来写，并且写到后面特别不耐烦。慢慢发现我是真的不喜欢这个专业，我还是想学医。选择医学实验班，一方面，我确实是因为个人经历，希望能够成为一名白衣天使去救治他人；而另一方面，医学实验班两年的海外科研经历也很吸引我。"

张博涵认为，两年的海外科研训练对学生科研意识的培养大有裨益，而全国仅有医学实验班在八年制中设计了如此长时间、扎实深入的科研训练计划。他认为想要成为最优秀的临床医生，科研是非常重要的，从医学实验班毕业后，就业应该也会具有较大优势。除此以外，全免费的出国计划也让张博涵心动不已。他说，出国增长见识是许多学校没有的机会，于他而言，在经济上也会减轻很大一部分家庭负担。除了学生对医学实验班科研培养理念的认同以外，现实因素也是学生考虑是否进入医学实验班的重要原因，能够获得全额资助前往海外学习两年对许多普通家庭而言确实有着不小的吸引力。

医学实验班的转专业考核会注重学生的哪些能力与特质呢？张博涵认为，转专业的层层考试、面试意味着对学生志向的筛选，同时评估学生转入医学实验班的动力与能力。他说，医学实验班更关注转系的学生为什么选择来到这里、究竟是否真正想学医、未来是否想成为一名医生，以及学生怎么去理解这个项目。转专业其实更是学生重新思索，做出新选择的过程，少了高考填志愿家长的参与，褪去高中时期对个人兴趣的懵懂，从个人角度出发做出慎重的决定。除此之外，转专业考核也看重学生的个人成绩和英语水平。一方面，医学实验班为学生的科研训练设计了两年的时间，这意味着基础课的密度增加，学习强度较大，对学生的学习能力有较高的要求。另一方面，医学实验班通常会将学生送出国培养两年，英语是出国学习必备的基础语言技能。

成功地转入心仪的专业，是否能够适应医学实验班的学习节奏成为转专业学生的又一大考验。由于医学实验班课程内容及学制的要求，如果从其他专业转入医学实验班必须要降一级，所以当年原本应该在软件学院成为大二学生的张博涵，进入医学实验班重新成为一名大一新生。由于医学实验班安排的课程十分充实紧凑，他必须降一级来补上之前没有学习的课程。在这一年里，张博涵需要补修必要的基础课程，并尽快适应医学专业的学习。在真正进入医学专业学习的开始，他经历了一段调整、适应的过程。待他打破了最初对医学学习的常态认识，张博涵才开始切实体会并适应了如何学习医学，开启作为一名医学生的真正旅程。

他说："我一开始并没有找到学习医学的方法，尤其是刚刚转进来的时候，学习专业课的方法基本上就是考前突击，当时看来学医最主要还是依靠记忆背诵，但后面发现仅仅依靠记忆是不够的。比如解剖之类的课程并不能完全依靠考前记忆，还是需要理解。现在学完之后回过头看，各个学科的知识点汇集在一起时，真正理解之后会发现，对人体有了一个更为清晰的认识，而不是零零碎碎的知识块。"

张博涵坦言从学习的难度和强度上来讲，学医比学计算机更难，但他对医学充满求知欲和热情，在繁重的课业压力下成绩依然名列前茅。与此同时，他非常喜欢医学实验班的学习氛围。他觉得在实验班虽然大家都有压力，班级内部也有竞争，但是这种竞争是良性的，大家都会细学知识，深入思索，互相探讨，共同进步。虽然降了一级才得以来到实验班学医，但是回望来路，他对自己的选择没有丝毫后悔。他说："我是真的觉得你所经历的所有的事情，回过头来看其实都是一种财富。"这看似坦然的话也体现了张博涵对于学医的义无反顾和无怨无悔。

现在，张博涵成为一名招生志愿者，他希望能够用自己的转专业经历帮助学弟学妹们选择一条合适的路，让他们少走一些"弯路"。

医学实验班给了我不唯一的选择

李佳宜高中毕业于江苏省海安中学，高中时期主要学习物理竞赛，也接触过生物竞赛。她对清华医学实验班项目的了解源于清华大学暑期夏令营，这段经历点燃了她学医的兴趣。至于高考填志愿，她说，当时填报医学实验班，就是一拍脑门没有想那么多，虽然有一点学医想法的萌芽，但其实那时候也并没有想定未来要不要做医生。在高中阶段，尽管李佳宜有一定学医的意向，但也没有"非医学不可"的决心。李佳宜回忆道，在学校的选择上，她高中时只选择了清华的暑期学校，所以后来高考志愿就没有考虑其他的学校了。在专业的选择上，她填报了清华的会计、电气自动化、环境系，直到第四个志愿才是医学实验班。带有一点偶然，被"命运之手"点中进入医学实验班的李佳宜是这个班级中的小部分代表者。

刚进实验班的时候，李佳宜对这个项目还是不太了解，甚至不知道中间两年的科研阶段将赴海外。直到入学后偶然听到施一公老师的讲座，才知晓了这个项目的设计理念和具体培养安排。最初对于她来说，医学实验班仅仅是一个能够在八年后拿到博士学位的项目，一方面毕业后可以直接做医生，另一方面兼顾临床与科研的培养方案也意味着学生将来有更多的职业选择。她说，万一中途遇到其他情况不能做医生，也不会像其他临床医学八年制的同学那样没有其他的选择。

现在，入学已经六年的李佳宜对于"医师科学家"有了更具体、深入的理解，但她还没有找到坚定的职业志向。于她而言，医学实验班给了她多样的选择，她将来可以做医生也可以做研究，或从事沟通临床与科研的医学项目联络者、管理者。

她说："现在似乎我没有找到自己感兴趣的科室方向，或者说某个疾病领域，可能正如我最初想的那样，我不会框定自己一定会做医生的路径。我有更多的选择，未来谁又能知道呢？"

第二节　医学院的遴选

英国医学院理事会（MSC）在《关于医学学习所需的核心价值与特质的报告（2018 年版）》（*Statement on the core value and attributes needed to study medicine*）中，声明了选拔时应考虑的医学生所需的能力和特质[1]：

（1）学习医学的动机与对医学专业真诚的兴趣；

（2）能够洞察自己的长处和短处；

（3）自我反思的能力；

（4）个人规划能力；

（5）学术能力；

（6）问题解决能力；

（7）应对不确定性的能力；

（8）管控风险并有效处理问题；

（9）对自己行为负责的能力；

（10）主动性与责任心；

（11）了解自身健康状况；

（12）有效的沟通能力，包括读、写、听、说；

（13）团队合作；

（14）尊重他人；

（15）面对困难情景的适应能力和抗压能力；

（16）有同理心并关爱他人；

（17）诚实。

尽管中英医学教育体制有所不同，但世界范围内对医学生应当具备条件的要求有一定的共性。从具体案例来看，上一节的不同故事也展现了这些学生的一些共同特征。

第一，大多数学生表现出了对医生职业的向往。尽管前文所引英国医学院院长理事会声明中"是否适合医疗工作"一项难以在选拔期间就对学生进行精准鉴定，但治病救人的责任感、与人打交道的社会关怀、对生物医学知识的好奇、对医生职业的向往等特质在医学生入学前便初露头角。尽管一些学生在进入医学实验班之前尚未坚定从医的志向，但他们仍被医学本身吸引着。反之，如果内心缺乏对医学的兴趣，则很有可能难以顺利完成临床医学八年制的学业。在大二时转出医学实验班的岳成鹿便是一个例子，他最初在父母影响下填报了志愿，通过清华大学领军计划进入了医学实验班，但实际上他更喜欢化工而非医学。当他意识到自己并不喜欢医学时，他在课业表现上也与其他同学逐渐拉开了距离。最终，他离开了医学实验班。

医学实验班是八年一贯制的医学培养项目，一旦选择医学实验班，则需要一鼓作气完成八年的医学学习，退出机制并不明朗。学生必须一开始就确定自己的志向，并在今后的八年中进行全身心投入以迎接高强度的多重学业挑战。如果学生对学医、成为一名临床医生或是从事一些与医学相关领域的工作没有足够强烈的意愿，那么在面对长学制学习中的困难时，很容易因受挫而沮丧，甚至中断学医道路。因此在选拔过程中需充分考查学生是否具有从医的强烈愿望，在招生中验证学生对医学工作的理解。然而，我们在上一章中已然指出，高中毕业生往往缺乏对自身兴趣、社会职业的充分认识，因此高考招生很难识别出学生的从医志向究竟如何。作为补充，大学后的二次招生可以相对更充分考核学生对学医的理解与志向。然而，目前教育主管部门的学位与学制相关政策要求大学期间转专业只能同等学制互转，或长学制转入短学制；因此，目前其他专业转入临床医学八年制的机会较少。

第二，出色的学习能力是进入临床医学八年制学习的必要条件。尤其医学实验班，一方面，学生学习强度大，每个学期实验班的学分修读要求都比其他专业多出一倍，并且前三年没有寒暑假，假期有课程学习、实验参与或临床早接触的安排，学生的个人可支配时间相对较少。另一方面，医学实验班课业难度较高。前三年基础课阶段，实验班学生会接触与清华其他理工科院系同等难度的数理化学科内容，这对学生的个人基础及学习能力都是挑战。在之后的医学基础课教学中，实验班采用原版的英文教材授课，在课程内容上最大程度贴近国际前沿，实时更新。总之，无论是医学实验班前三年紧凑的理科基础课与医学专业课，还是中间两年的海外科研生活，抑或是最后三年的临床实习，都要求学生具备很强的学习与适应能力。

部分学生在清华医学实验班感受到了高强度的学习压力，如来自中国香港的韩离。由于香港的数理基础教育较为薄弱，且韩离对物理、化学术语的中文表达较为陌生，他在初入清华学习时倍感艰辛，甚至部分课程期末挂科。通过高考统招进入实验班的陈洪同样也感受到了较大的学习压力。对陈洪来说，每天凌晨1到2点睡是常态，就算到了第二、三年接触医学专业课之后，整体的学习压力也还是很大。他说，可能因为他高考是"跳一跳"才摸到了医学实验班，与那些竞赛进来的同学还是有一定差距，好像他们在学习上就不太费力，而且还能在多个方面都发展得很好，他特别羡慕这些同学。进入大学前有竞赛经历的学生可能更有经验兼顾多项任务的学习安排。

另外，较好的英文基础是学生进入实验班的必备条件。实验班前三年几乎全面采用英文教材，这对学生的英语基础有着实实在在的要求。两年海外科研更需要学生具备在国外顺利完成学业的英文阅读、写作、表达等综合语言能力。若招生时未充分考虑学生的英文基础，则部分学生可能无法顺利出国，致使学生个人与实验班项目资源投入均有损失。

第三，对院校、项目培养理念及培养方案的认同也是多数学生择校的重要依据。就部分学生而言，清华大学是他们心中理想的院校，如前文案例中"如果清华医学实验班没有录取我，我就不会学医"的徐谦，进入清华大学其他专业学习对他来说也是不错的选择。还有一些学生被医学实验班的"医师科学家"的培养理念吸引了。李卯卯便是如此，她认同医学实验班的培养理念，相信兼顾临床和科研的医师科学家是中国医生的未来发展方向。她说，如果这只是一个平平无奇的八年制项目，可能我并不会选择，但它所提出的医师科学家培养模式确实真正地打动了她。另外，公费出国是清华医学实验班的特色之一，也是吸引众多学生慕名而来的关键性因素。在一些学生看来，清华医学实验班和北京协和医学院的学生都有在清华大学上基础课、在协和医院实习的经历，其差别仅在医学实验班还有中间两年出国的安排，他们因此选择了清华医学实验班。

尽管对于学生来说，医学实验班公费出国的培养方案设置有着较大的吸引力；但是倘若学生仅仅因为能出国而选择实验班，没有充分考虑自身其他的情况（如是否对学医有兴趣、英语能力等），这同样也会影响学生后期的发展。如2017级医学实验班有个别学生未能成功出国，他们一开始都是因为实验班的海外科研设置才选择了这一项目，但后来这几名学生因课业成绩不达标或未通过英语能力考核而无法如愿，最终离开了实验班。

第三节　八年制意味着什么

希波克拉底曾说："想真正懂得医学的人必须具备天赋能力，要在合适的地方从儿童时代接受教诲，还需要勤奋和时间。"[2] 如何知晓自己的天性，如何确定自己是否适合学医，这些问题在入学前填报志愿时往往难有定论。有的学生从医意愿本不坚定，但随着深入医学学习，逐渐确立了自己的志向；有的学生偶然进入医学轨道，逐渐认识到自己与专业并不匹配，忍受了苦恼与煎熬——然而，没有人能够在一开始便明确八年制的医学专业学习对他们来说意味着什么，一切在最初的时候仿佛一场赌局。

周舟是医学实验班2012级的学生，她在大三结束后离开了医学实验班，转入了生命科学院。硕士毕业后，她留校清华做行政工作，最终并未从事与医学相关的工作。

周舟是通过内蒙古贫困地区专项计划招生进入医学实验班的，她在高考时是内蒙古某区的第一名。招生中，清华大学和北京大学给予了该地区限定专业的限定名额。在她看来，自己上了清华医学实验班，完全是一种命运的偶然。

她说："当时第一反应感觉有点荒唐，莫名其妙上了清华。在报这个专业之前只知道是医学药学实验班的专业，但基本上并不了解这个专业，也没有听过任何的宣传讲座，只有依靠百度获得的模糊了解。像清华只有医学药学实验班这一个专业，给我们那个地区也只有一个名额。所以当时也主要为了能够上清华，那个时候对自己的职业也没有比较清醒的认知，就选择了这个专业。"

医学实验班在早期探索招生生源的过程中，采用过二次招生、专项招生以及自主招生等多种方式。在第二、三届的招生中倾斜面向中西部地区，招收了许多来自偏远地区的专项计划学生，而周舟就是其中的一位。

在上完三年医学课程之后，周舟最终决定离开实验班，提前结束八年的医学道路。她说，其实通过几年的学习，除了在学习节奏上的不适应，更多是对医学的不喜欢。尤其在动物实验上，周舟感受到了较大的心理压力，她很抵触对动物实验的操作，感到害怕；而这在她学医之前并不知晓自己对动物实验的真实感受。在这三年医学的专业学习中，周舟多次反思自己的未来职业打算：我究竟愿不愿意在未来的生活中从事与医学相关的职业呢？内心的答案是否定的。她说，本来入学时同学们的想法就是不同的，比如她隔壁宿舍的同学是真正想学医的，这些同学就会和她不一样，哪怕同样害怕做动物实验，他们也会非常愿意去尝试，努力克服自己的心理障碍。

当然，对于已经修读完前三年医学实验班课程的周舟来说，选择离开并不是个容易的决定。当时家人强烈反对她从医学实验班转入生命科学学院，认为医生的就业前景比生物专业更好。最终，周舟用自己的坚定想法及具体的未来规划说服了父母。在整个转专业的过程中，医学实验班的老师给了她许多支持与帮助。她回忆道，当时实验班老师和她交流了许多对医生这个行业的看法、对医学的想法，关于她想转专业的原因等等。老师前前后后问了很多。最后，老师理解了她转专业的决定，并安慰她，只要她自己想好去与留，一切问题都会迎刃而解。

周舟转入生物专业之后，她感觉自己明显自信起来了。不用天天遭受打击，成绩没有那么糟糕，科研也做得上手，还顺利保研了。对她来说，前三年在医学实验班里找不到成就感，不管怎么努力，成绩也只是中游，同时也无暇课外活动；反而是在转系之后，感觉各个方面都强了一点。由于医学实验班在课程设置上的难度、对学生要求的基础成绩以及英语水平的考核确实比一般的专业要求更高，因此从医学实验班转到其他院系，学生往往会感受到学习明显轻松了。

现在周舟在清华大学当起了学生辅导员，从事思政教育工作。周舟很喜欢现在的工作状态，也很满足自己能继续留在清华工作。她说："虽然不能说这是我最喜欢的工作，但至少我也很庆幸当初自己没有选择做医生。"

临床医学八年制是一贯制医学培养模式，清华医学实验班亦然如此，学生需要更早认识自己、做出判断。《关于医学院的跨部门委员会报告：古迪纳夫（Goodenough）报告》（1944）指出，"筛选机制必须以尽可能早期（尤其在第一年）淘汰不合适的学生为必要补充"。[3] 然而实际上，医学生的选拔很难依靠筛选机制来完成，制度更多能做的是为师生发挥能动性提供空间，如开放二次选拔、转专业等渠道。许多学生往往要进入医学专业学习之后才能真正认识到所修读专业与自身的适配性，这时候，他们需要尽早做出决断，并坚定自己的内心选择。

注释

1. MSC, Statement on the core value and attributes needed to study medicine［R］. https：//www. medschools. ac. uk/our-work/selection/selecting-for-excellence.

2. ［古希腊］希波克拉底. 希波克拉底文集［M］. 赵洪钧, 武鹏, 译. 北京: 中国中医药出版社, 2007: 131。

3. INTER-DEPARTMENTAL COMMITTEE on MEDICAL SCHOOLS. Report of the Inter-Departmental Committee on medical schools（goodenough report）［M］. London: HMSO, 1944.

第三章

形成医学磁场

悬壶济世，教书育人都是人类伟大的事业，从事开创性医学教育工作的大学教师不仅要学识深厚、技术精湛、循循善诱、科研经验丰富，更要成为一位启迪者和医学精神的指引者。

对大学生而言，书本知识和专业技能还不足以使他真正进入一个学科领域，成为名副其实的一员，他还要领会两种默会知识。一种是从长期从事该学科活动的经历中发展而来的知识，是一种资深学者、学科带头人在实践中运用自如的知识与能力，另一种是每个学生在其大学学习过程中自己领悟到的那些没有明言的内容。如果缺乏这些默会知识，学生就很容易迷失在专业化道路上，无法理解院系中的许多情况，更难以分享自己特有的专业文化。本章将特别关注在医学实验班一些共享的专业态度与专业价值观是如何在学生与教师、学生与学生的互动中逐渐形成的。

大学教师的职责是多层次的。教师既要传授知识、训练学生的思维，也承担着传道育人的责任。在医学教育中，面对作为未来同行的医学生，医学教师以其强烈的从医志向与热情影响着学生，既传授知识，也传承着从医之道。例如来自阿伯丁大学的医学讲座教授艾肯清晰地指出了医学教师的职责：帮助学生掌握人类疾病的知识；培养他们的思维能力，以便应用知识治疗和预防疾病；鼓励他们建立良好的医患关系，重视医者仁心的人文关怀。[1]

就像所有学科都有专业术语和共同体文化，所有学科也都有自己崇拜的伟人和英雄传说，医师科学家是个新目标，学生更需要活生生的、近在眼前的榜样来帮助他们想象这个目标的理想未来。我们特别注意到"医学磁场"这个概念。它几乎可以描述人类几千年来的医学史，人才在医学磁场的影响下向卓越中心流动，学识传承与问道求索便在这样的场域中发生。《卡尔曼医学教育史：昨日、今日和明日·学识传承》中写道："这种人才向卓越中心移动的模式，一定程度上与这些单位和大师身边的氛围有关，这种氛围给人以引领潮流和探险的感觉。"[2] 某种程度上，清华医学实验班便在营建这样一种领风气之先的医学磁力场，教师们发挥着举足轻重的作用。

第一节　群贤毕至

2009 年，施一公教授怀着医学教育的理想与抱负回到国内，从头开始筹建清华大学医学实验班。时任清华大学医学院党委书记洪波教授与施一公教授是约翰斯·霍普金斯大学的校友，他们在调研国内医学教育现状、走访美国一流医学院校之后，提出了"医师科学家"的培养目标与"3+2+3"的医学生培养计划。洪波教授说，他和施老师有很多业内的朋友，他们经常讨论现在中国医学教育的问题，他们认为，中国医学教育现在面临的问题跟一百年前《弗莱克斯纳报告》中所指出的很相似。两个人思考的问题不谋而合：在将来，协和医学院模式的优势能持续多久？如果不靠协和，我们能不能成为中国在世界医学教育和医学科技创新的领军？洪波教授激动地说："我们觉得清华既然要办医学，一定要在医学教育上面走一条不一样的路。"就这样，有着相同的医学教育理念与雄心抱负的人走到了一起。

除了共同的理想，施一公教授的个人魅力同样深深吸引着优秀人才。当原任协和医学院解剖系主任张晓东老师回忆起自己当初如何来到清华医学实验班的时候，他激动地谈到了施一公对他的强烈影响。

他说："坦率地说，你们首先需要了解施一公是一个什么样的人。我以前跟一公也不认识，那是 2007 年，我回国还没正式到清华，在老校长办公室见到他。第一印象就是很年轻很干练，而且他是全职回到清华。一般回国的人都是国外国内两头跨，给自己留一条后路，但施一公不是，他属于孤注一掷，这说明了一个问题：他是实实在在想回国干一番事业。以他的水平在美国保留一个实验室是毫无问题的。我对他非常尊重，很佩服，不仅仅是学术水平。学术水平高的人很多，而人品更重要。一公有强烈的爱国心，想把国家教育搞上去。后来，我们反复考虑，一个国家真正的未来在于教育。"

于是，毕业于北京大学医学部、在协和工作了二十余年的张晓东老师，欣然来到了清华医学实验班，着手规划设计实验班的教学工作。

在澳大利亚墨尔本大学霍尔医学研究所从事免疫学研究工作二十余年的吴励教授同样是在施一公的号召下来到了清华大学医学院。吴励教授说，其实一开始她根本不知道实验班这回事，来清华工作主要是为医学院建立免疫学研究室。有一天，施一公向她介绍了清华医学实验班的培养理念，并说："你是北医毕业的，是学医的，你干脆把管理实验班教学这个工作接过去。"出于对医学实验班具有创新性培养理念的高度认同并愿意协助清华医学院实现培养中国的医师科学家的目标，她接受了这项工作并负责实验班课程的设置。后来，由于实验班建立之初医学院的教师队伍尚未建立，吴励从母校北京大学医学部邀请了多位专家级的教师来实验班授课，同时负责招聘了数名具有医学博士学位的年轻教师，清华医学实验班课程的教学队伍才渐渐完善了。吴励表示，这些参与清华授课的老师大都具有多年的教学经验，虽然来清华讲课会比较累，但是都保持着高度热情。

毕业于东京大学的王大亮副教授同样为施一公所感召。她坦言，在正式答应施老师的邀请之前没有太复杂的心路历程，很快就被说服了。在与施一公的交流中，她认识到中国非常需要具有原创能力的医生，需要将基础科研融入医学生的培养里，她愿意为这样的一份事业添砖加瓦。于是，王大亮成为最初的海外培养项目主任，同时也是前两届实验班的班主任。当回忆起最初工作的几年，她说需要从意志上去克服很多难关，那时她面临着许多来自外部对实验班的质疑。在这个过程中，她越了解就越认识到培养医学生创新性的必要，用她自己的话就是"从骨子里"坚定了这条路的正确性。

另一名从日本归国的裴莹副教授同样是创办实验班的骨干，她的专业是病理学。裴莹2010年开始在实验班就职，此前在日本从事教学和科研工作，她在实验班着手创建了病理学课程，同时负责实验班初期的招生工作。她说，施老师跟她谈了，想要召集她这样的人，然后她就来了。后来，她接触了实验班的学生，真切感受到了施老师的理念是有先进性的。

在清华医学实验班的建设发展过程中，施一公教授影响了一位又一位有志于投身医学教育的老师，此类事例不胜枚举。"所有老师上课都很认真，这不是靠一公批评，而是他的模范带头作用影响着大家，那么多困难都过来了。解剖每一门课都是我负责，后来刘老师来了，我也不敢放手。所有老师都是这样，备课都花了大量时间。"张晓东老师如是说。

除了医学实验班的老师们，施一公教授还吸引了一批报考实验班的学子。当2012级学生吴大乙回忆起高考前填志愿时，他与父母都觉得施老师的眼光独到，于是他就报考了实验班。吴大乙表示，如果没有施老师的影响，他极有可能选择其他院校，估计也不会学医。

实验班 2014 级学生郑丁同样受到了施老师的感召，他说，当年在他们入学前后，很多同学是施大[3] 的粉。追忆往昔时，郑丁热情地说："或者说并不是完全出于对施大的崇拜，还有相信 21 世纪是生命科学的世纪，大家觉得自己要为新世纪做点贡献。"

肯尼斯·卡尔曼在《卡尔曼医学教育史》中指出："（我们）所描述的医学磁场其实是一个高瞻远瞩的人物，他兢兢业业、交友广泛、热爱教学、诲人不倦（学识传承）、重视合作，能够开拓新局面。"[4] 他们号召了一群为中国医学教育倾注热情的教师，吸引了一批对医学、对生命科学有理想的学子，形成圈子，又彼此影响，其影响力向更远处扩展。这一过程宛若青石入潭，涟漪圈圈荡漾，层层水波推动了更远处的水流。

第二节　关键引路人

清华医学实验班采用"国际化双导师制"的医学生培养模式，所有医学实验班的学生在公派至海外一流医学院进行科研训练期间都配有两位导师，即对每一位同学，清华大学医学院和海外医学院都会各派一位导师对他进行科研指导。除此以外，学生在国内还配有基础医学和临床医学两个方向的导师，其中，基础医学方向所选配的导师须与国外导师的研究方向相同。在选择临床医学导师时，学生可以依其研究兴趣自由选择北京协和医院、北京清华长庚医院、中日友好医院中与清华大学有合作的一流专家医生。

大学导师并不是一般意义上的教师。理论上，导师应该以有建构意识的评论者身份，帮助学生对信息进行分类，有时还要帮助他们检验信息的准确性，也就是说，探寻一种可能的方案，否决某种方法而倾向于另一种——这整个过程就转变了某些带有偏见的观念：看待问题的方式、评价论据的方式以及在事实之间建立联系的习惯性倾向等。通过这个过程，学生不久就会了解导师的思想。[5] 在了解这一点后，有能力的学生就会开始尝试独立于导师，设法摸索对问题的个人理解和独特诠释。此时优秀的导师会帮助学生反驳或纠正自己，也就是说他将向学生传授解决的方法而不是固定不变的结论。对于长学制、职业道路高度趋同的学生来说，导师们既是科研、临床的引路人、陪伴者，也是他们模仿、参照的榜样。

鼓舞人心的探路者

"凡青年人以往学习的、考虑的、练习的都有助于他在人群中，在他自身中找到一个位置。"[6] 在人群中找到位置即"成群"，在自身中找到位置即"成人"；而帮助青年人成群、成人，这正是班主任在医学实验班所发挥的重要作用。虽然大学生的学习生活不再完全以班级为单位展开，但是班集体依旧是医学实验班的学生形成相互支持的学习共同体、受到医学职业熏陶、形成医师科学家理想的重要场域。班主任这个教师角色在八年的学制中具有不可忽视的影响。

在 2009 年之前，清华从未有过八年制医学生的培养经验，实验班前两届学生对整个项目有着诸多疑虑：出国的考核标准为何？中间两年去往国外哪一所院校？签证如何办理？临床实习在哪所医院？毕业出路如何？笼统的政策和理念不能使学生心安，要想使学生克服各种困难，坚定地走下去，需要有一个专职的班主任细化管理，做好答疑解惑和排忧解难的工作。深切认同实验班医师科学家培养理念的王大亮接下了这个重任，她说："第一个敢吃螃蟹的人总是需要勇气的，我先后接管了'黄埔一期'和'二期'两届学生的班主任，这样方便发现问题，并在一线直接解决问题。"

做好首届学生的出国动员和准备工作是王大亮上任后的第一个任

务，学生们在出国前有诸多顾虑，她对各种问题的耐心解答安抚了学生出国前的紧张情绪。2009 级学生快要出国时，施一公提出让王大亮做他们的班主任。第一次班会上学生问了她两个小时的问题，从为什么合作院校不是哈佛大学，到中美关系会不会影响签证；从如何选导师，到出国期间是否能回家等等。实际上，面对一些问题，王大亮自己也没有明确的答案，但是她总是积极和各方沟通后解答学生的疑惑，并且非常坚定地推动这个项目的落实。王大亮说："有时我心里也没底，但是谁质疑这个项目我都不能质疑，因为只有我打心底坚定这条道路的正确性和可行性，学生才能和我一样有坚定的态度。"在这样的气氛下，项目领导、教师和学生都以不断解决问题的态度积极面对各种变数，亲身蹚出一条没有人走过的路。

虽然学生出国前清华大学就和美国匹兹堡大学协调了相关事宜，首届学生还是难免会遇到海外实验室和导师的选择、如何选课、住宿等种种难题。为了掌握海外科研训练项目的实施细节，帮助学生解决学习和生活上的难题，王大亮作为带队教师和学生一起去了匹兹堡大学，成为海外学校和学生之间的协调者。在学习上，一方面，王大亮与匹大医学院副院长 Maggie 进行每周一次的项目沟通会，及时了解学生的科研状态，获取来自 PI（实验室负责人、带头人）的反馈，探讨学生可以选择哪些课程；另一方面，她经常与学生进行交流，有时是高年级的学生课题遇到了问题，交流如何与导师沟通、是否需要进行课题调整；有时与低年级的学生分析选择哪个实验室、哪个研究领域更适合、为了具体研究的展开需要学习哪些课程或技术等等。为了解学生上课和学术互动的参与情况，更好把握学生的动态，她还与学生们一起听课，一起参加国际科研学术会议。在生活上，由于第一年学生无法住宿舍，王大亮还要帮助学生租到价格合适且安全的房子，有时她还会与学生一起做饭……在她的带领下，学生在海外科研和生活上遇到的困难得以一一化解。

作为首届实验班班主任，王大亮和 2009 级的学生经历了数不清的第一次。比如第一次参加"李嘉诚基金会"全国医学生暑期医疗扶贫社会实践，第一次组织并参加"清华-匹兹堡大学"联合医学学术研讨会，第一次组织医学实验班就业宣讲会，第一次聆听医学实验班学生在院毕业典礼上的讲话……这些探索都为之后学生出国的组织和管理留下了宝贵的、细节性的经验。王大亮自豪而欣慰地说："'黄埔一期'的学生都表现出了勇往直前，跃跃欲试，无怨无悔的劲头，而且这种勇气和精神一直延续到以后面临的每一项新的挑战。"

恰到好处的点拨

对于已经毕业了的褚良来说，他在匹兹堡做的研究是很完整的，第一个实验就是他自己做的。包括实验设计、开展实验，到后来写文章，导师给了他许多鼓励与指导，使他从中受益良多。在这段经历中，褚良印象最深的是在国外实验室开展的一个差点被放弃的研究。褚良在匹兹堡大学选的是病毒学方向，当时他发现有一个发现史仅有十余年的新病毒没有进行蚀斑实验，没有建立定量计算病毒浓度的实验方法。他说："初生牛犊不怕虎，当时我说为什么其他病毒都有蚀斑实验，这个病毒没有。导师和带我的博士后就笑笑说你去试试。我就随便做了一个实验，然后就很开心地跟他们说你看我做出来了。"但这个斑不大，周围还有一些假斑。于是，褚良优化设计又做了第二次实验，但这次失败了，实验也就搁置了。

直到有一天，导师和实验室的师兄突然问褚良："你之前做的蚀斑挺好的，后来怎么不做了？"在褚良无奈地解释了实验的失败之后，导师鼓励他说："没关系，你可以优化条件，你试试把什么东西多加一点，什么东西少加一点，看能不能做出来。"后来，在导师的引导下，褚良反思了之前实验的每个步骤，系统设计了新的方案，细致控制了每一个参数。之后，他又系统地设置了优化方案，不再像最开始那样"东一榔头西一棒槌"地做实验。他列了一个交叉表，把全部参数一点一点排列组合。最后，褚良的实验成功了。

2011 级卫乾的海外导师是墨尔本的一位血液科大夫，这位导师让卫乾铭记了一项实验规范：所有实验都要重复三遍。那是卫乾刚去墨尔本大学做的第一个实验，导师让他检验某个基因的效用。他说，他就做了两次实验，都明显是一点用没有。时隔多年，卫乾仍旧记得，他在向导师汇报实验的阴性结果时，导师语重心长地对他说：

> 我们有一个原则，所有东西都要做三次。虽然你觉得做了两次大概率是不管用了，但是我们的规范就是要做三次，三次之后你才能比较有信心地接受这个结果。即使这个东西我们不会再追究下去了，但你必须要负责地把它做成一个很稳妥的阴性。

导师对待实验的这种严谨负责的态度深刻影响了卫乾。除了基础实验的规范以外，他还记得导师对临床实验中数据分析显著性差异的强调：如果基础实验中的数据分析差异不是很显著的话，那就不要想着把它转化到临床。

导师制鼓励学生积极主动地而非消极被动地发展其自主学习、独立工作的能力以及分析批判的技能。此外，导师制还给学生提供了与导师就某一问题的细节进行周详讨论的机会。医学实验班的学生在实验中一次次试错，与导师不断交流讨论各种问题，逐渐成长；在导师的指引下，最终能在科研上独当一面。

职业榜样

2013 级的张翠山把导师当作自己的职业榜样。他说："每个阶段选择的导师，我都会把他当作我的一个榜样，或者说是职业标杆。"在清华的前三年，张翠山的导师是清华艾滋病研究中心的张林琦教授，张教授的研究方向是病毒学。张翠山满怀感激地说，这为他之后选择在海外的研究方向，包括现在的研究方向，打下了重要基础。而且张林琦教授还会关注很多公共卫生相关的问题，这对他产生了深远影响。在匹兹堡大学，张翠山的研究方向是呼吸道病毒。

从匹兹堡大学归国后，张翠山师从中日友好医院副院长曹彬教授，他的研究方向是呼吸病学。他第一次见到曹彬是在一场于晚上十点开展的师生交流会上，他的印象非常深刻。他说，当时就记得曹老师拿了一篇文献，其他人发言的时候，曹老师就会钻研他的文献，中间休息的时候仍旧在读文献、做记录。曹彬对张翠山的影响是深远的，他使张翠山对于医师科学家、对从医为业有了更全面而深刻的认识，这一点在第七章"既是医生，又是科学家"中有着详细的描写。在新冠疫情期间，张翠山在曹彬的带领下开展了多项相关研究。

比张翠山晚四年入学的蒋祺霖，在医学实验班十一周年活动上为曹彬的讲座所感染。在他看来，曹老师正是一个完美的医生榜样。

他说："我没有选他做导师，但是我同学选了，我之前就常常听同学谈起曹老师。曹彬老师是一位令人敬畏的医师科学家。他很热爱学习，很热爱科研，同时也是一个好医生，肩负着多重的身份，肯定非常辛苦。"

总而言之，无论是海外的科研导师，还是国内的导师，他们既是实验班学子在科研道路上的引路人，也是职业榜样。在导师们的悉心培育下，学生们逐渐成长、独立，甚至有所超越；这也正是导师们所希冀的。如马丁·布伯在《我与你》中所言："老师最有成就感的一刻，莫过于见证这一逆转，看到自己学生成为大师，能够胜任自己的工作。"[7]

成为行业人，而不是单位人

清华医学实验班学生在其成医之路上，有许多关键引路人，王辰教授便是其中一位。王辰是中国工程院院士，担任中国医学科学院北京协和医学院院长，中日友好医院院长，是呼吸病学与危重症医学的领头人，在抗击新冠疫情中发挥了重要作用。每一年，王辰都会在医学导论课中给学生开讲座，且每一次讲座内容都各不相同、异彩纷呈，其高瞻远瞩、高屋建瓴的讲说给一群又一群学生留下了深远的影响。

"体悟医学四十年"是学生们印象最深的一次讲座，那是王辰从医的第四十个年头，他向同学们分享了他从医四十年后对医学的理解。讲座中，从中国最早期的医学起源《黄帝内经》，到公元前1500年前后印度梵语文献《黎俱吠陀》中的医学记载，从医学的定义与历史发展，到追问医学的作用与意义，从自身从医经验与行业反思，到医学教育中医学生人文素养的养成，学生聆听这位具有医者绅士风范的学者娓娓道来。王辰说："医学是复杂的，它关乎人文、社会；医学是多学，不完全是科学。"他强调，医学永远是未知的，在今天，临床与医学研究的结合尤为重要。同时，他常常鼓励同学们要有终身学习兴趣与坚持，保持最初的好奇与质疑，做一名既懂临床又精通科研的医生，还要有广泛的兴趣爱好。

王辰在讲座中回想起自己的从医之路时感慨万分。他说，一直以来的宗旨就是希望能够治病救人。在课堂上，他回忆起自己刚做主治医师不久发生的事情：有一次，他遇见了情况危急但一直联系不上亲属的患者，他决定先给病人做手术，之后再结付医药费用。但没想到，手术成功之后，病人突然有一天不告而别。他作为主治医生，只好垫付了这笔费用。他说，当时看来这笔医疗费用并不少，但做医生的还是希望能够先救治病人。后来，这位病人的家属来到医院，补齐了所有医疗费用，并由衷地向医院和王辰医生表达了歉意。由于医疗费用昂贵，患者家里东拼西凑才凑齐了钱，所以耽误了一些时间。王辰说，之后遇到类似的情况，他仍旧会像当时一样去行动。对于医生来说，治病救人是第一位的，他在课上表达了心愿：希望医生和病人之间能够有某种心照不宣的信任。

当谈论到如何与患者打交道，王辰指出："医学有三大法宝：药物、刀械和语言。其中，我常向学生讲，语言很多时候甚至能发挥超过50%的作用。"真诚地与患者交流，同时注重一些沟通技巧，是每个医生的必修课。除此以外，王辰还常常强调医生的语言表达也关乎整个医学行业的风气与发展。比如，许多医生可能常对病人说："你怎么现在才送到我这来，应该早点来的。"尽管医生一定程度上可以因此规避一些责任，但从行业整体来看这却是很危险的，因为这句话的背后其实暗含了对上一个医生的否定。如果医生总是无意识地否定其他医生，那么久而久之必然是老百姓不信任医院、不信任整个行业。医赞医，医学兴；医诋医，医学衰。王辰坚定地说："我们要做行业人，而不是单位人。"

时隔多年，许多学生仍旧记得王辰的谆谆教诲。他曾说："学医和从医过程中总是有许多困难，所以学医的人，必须是有理想的人。只有最聪明、最有志向、有道德、有使命并且深谙生命意义的人，才能成为一个好的医生。有的人可能一开始就怀着强烈的志向来到这里学习医学，有的人可能因为医生职业的名声或医学院、医院名声来到这里，但不论怎样，进入医学这个行当便一定要重新再思考自己学医的初心为何。"

知心陪伴成长

临床医学八年制是现代大学各个专业中学制最长的专业，学生经历着从本科到博士的学术蝶变，也经历着从世界观、人生观与价值观从初显到逐步成型的过程。每一年学生所发生的心理变化与困难、挑战皆有不同，班主任需要细心关注学生的心理变化，成为学生成长的陪伴者。以医学实验班 2014 级班主任吴宁老师为例，她事无巨细地关怀着学生们，被学生亲切地称作"小吴妈妈"。

学会适应是医学实验班学生进入大学的第一课。吴宁指出，学生大一刚进校，要适应大学生活并不容易，对他们来说一方面是适应大学课程学习的难度与广度，另一方面则是要适应不同环境下的心理变化。在面对这些问题时，作为班主任的吴宁都会组织开班会共同说明每一学年的阶段性任务，提前让学生做好一定的心理准备以及制订相对清晰的未来规划。

吴宁十分注重与学生的深度交流，学生们遇到学业、科研、生活等各方面的问题都会向她诉说。吴宁表示，前三年学生主要聊学习，中间阶段可能聊科研的进展和困难、怎么选导师，快毕业时学生会找她讨论职业发展方向、毕业后的生活等。毕业后，她和学生也都会定期聚一聚。不仅如此，她还会与学生进行一对一的沟通：在大学第一学期与学生进行线上一对一的沟通，关注学生在医学实验班的适应问题；在大三出国面试前，还会一对一地提前给同学们模拟面试，用录像机记录全过程，师生一起改进和优化。

从香港到内地读书的杨炎在刚入学的时候遇到了较大学业适应上的困难，成绩并不理想，吴宁常常与他交流、谈心。那时候，杨炎常常为未来感到焦虑，甚至怀疑自己是否适合学医。杨炎说，印象最深的是吴老师对他说，一开始学习相对不是很顺利，这对之后的医学学习阶段其实影响不大。让他怀疑自己的课程并不是医学专业课，而是大学物理、化学和微积分这类课程，这不应该成为他怀疑自己学不好医学的原因。顺利经过大二之后，在修读医学基础课的时候，杨炎果然跟了上来，最终也重获了信心。杨炎感激地说："我当时几乎都怀疑人生了，甚至在考虑回香港重修念经管了，但当时我的班主任对我的帮助真的特别大。"

对老师的付出，学生们心怀感恩。在出国前夕班级同学的聚餐上，为等正在召开重要会议的班主任，全班同学等到深夜十点，无一人离席。吴宁充满热情地说："其实老师付出的真心，学生都是铭记在心的，所以付出再多也值得。"

塑造医者仁心

裘莹老师是 2012 级、2016 级班主任，同时也负责实验班的病理学等基础课程。在她看来，帮助学生培养健全的人格、树立正确的价值观是班主任的职责所在。班主任不是通常意义上的教师，也并非导师，他们所发挥的作用与赫尔巴特在《普通教育学》所言之"我们在这里看到的教学结果近于性格形成的结果"[8] 较为一致，班主任在学生的生活、学习中发挥着育人的重要作用，时而耳提面命，时而潜移默化。当学生在思想上出现一些问题的时候，裘莹的处理方式是准确地找到问题所在，再进行积极引导。有一次，班上有一个学生在考试中抄袭了，学校处分了他，裘莹给这个学生做思想工作。在交流中，她发现这个孩子习惯性撒谎。于是，她心怀焦急又语重心长地跟学生说，永远不能用一个谎言去掩盖另一个谎言，成了习惯以后，人的未来一生会一直带着它，谎言的惯性就抹不掉了。人的品格教育与价值塑造是在成长过程中逐渐成形的，班主任要帮助学生完成从中学到大学的成长过渡。裘莹在学生刚进校时便反复强调，大学不再是中学，要学会处理同学关系、老师关系以及其他社会关系。帮助学生形成正确的价值观，引导学生处理人际关系，促进学生成人、成群，这是医学实验班教师在培养学生过程中的育人理念。

除此以外，引导学生了解医生职业、开展医生职业伦理教育也是班主任工作中的重要内容。裴莹强调，要进行医生的职业教育，让学生树立一个意识："你就是一个医生"。平常，她会告诉学生做医生是什么样，还要学生多看医学方面的闲书，去真正了解这份职业。她认为，医学职业教育同样是班主任工作中的重要环节。促进学生认识并了解医生这份职业，引导学生提前做好职业规划，这是医学教育中不可或缺的环节。诚如《希氏内科学》序言所言："医学是一门需要博学的人道主义的职业。"医生不仅需要一个科学家的头脑，还需要一颗传教士的心灵。在班会时她常对学生说，医生首先要有人情味，作为医者，要学会站在别人的角度去理解人。医生是一种职业，但核心是"人道"，做不通人的文章，摆不正人的位置，忽略了医学和社会及人文内涵，就不能说真正理解了"医"[9]。

有着丰富临床经验的刘津平老师在带班的时候同样注重这一点，她在做班级管理工作时经常跟学生强调：医者仁心。"仁心"意味着医生要时刻理解患者，要有既是医生也是患者的双重视角，要在从医过程中始终坚持人文关怀。刘津平经常给学生分享一些医患关系的案例，让他们去看其中存在的问题。她说，学生现在还站在患者或者是一个医学生的角度，但当他们真正学习完临床，在医院工作之后，回过头再看，就是医生的角度。可能学成之后从医生的角度，很难理解患者为什么会有这样的行为，但是学生现在可以把自己放进案例里去，他们能够从更多角度来理解许多事件。在医学生的成长过程中，班主任润物无声地影响着他们；直到医学生们逐渐独立，最终成为一名优秀的医生。

共享与凝聚力

刘津平是医学实验班 2013 级和 2017 级的班主任，在她看来，通过班集体建设营造一个志趣相同、合作氛围浓厚的学术共同体，这是医学实验班小班化教学模式下的核心所在。在自己求学时，刘津平感受到了因同学之间信息分享不到位而同学关系尴尬的班级氛围。于是，她在做班主任时便常常强调分享，重视良性班级氛围的引导。

在班主任的影响下，班级逐渐形成了互相分享的风气。学生们开通了共用网盘，网盘内是大家自发共享的各种英语、专业课程、实习见习等资料，还有同学自己的学习笔记。刘津平常对学生说，尺有所短，寸有所长，在知道别人有优点、自己也有弱点的情况下，乐于分享，每个人其实都会从中受益更多，集体也会更加团结向上。医学实验班内部一直流传着一句话："一个人走可能走得更快，但是一群人走会走得更远。"他们所创建的属于医学实验班的共同体也正是他们所憧憬的。

这种合作分享的班级风气并不仅仅存在于 2013 级和 2017 级，医学实验班的各届学生也都有着分享的习惯，这也正是"医学磁场"共同体的特殊风气。

班主任在医学生培养中发挥着促进学生成群、成人、成医的重要作用。同时，我们也可以观察到，班主任所发挥的育人效果与其性格、魅力、对班主任工作的理解等个人因素密切相关，不同身份、管理风格的班主任对学生的影响也有所不同。

一方面，班主任因其身份不同（如授课教师、独立研究员等），与学生的关系也有所不同。由核心的任课教师兼任的班主任与学生的联系往往更加紧密，尤其是有着临床经验与科研经验、阅历丰富的班主任与学生关系更加密切。如既做过科研也做过医生的吴宁，个人经验比较丰富，且在招生、教学工作等方面也颇有经验，所以学生们无论在哪一个阶段、遇到何种问题，都会与吴老师交流、谈心，以获得帮助。相对而言，由独立研究员（PI）兼任的班主任与学生的关系较为疏离。如2009级学生沈九歌所言："PI有自己的实验室，班主任跟我们说可以去她的实验室自习。但那间实验室她自己并不常来，我们日常跟班主任的交流很少。"

另一方面，班主任的管理风格也是影响其与学生关系的重要因素，可谓"哪个班的学生就像哪个班的班主任"。不同类型的班主任与学生的关系各有特点，从权威老师型、慈爱妈妈型到民主朋友型，班级学生的自由度逐渐增强，班主任与学生间的距离逐渐由指导中心向边缘指引发展。权威老师型、慈爱妈妈型班主任更贴近于中学时期的班主任，事无巨细地关注着学生的学业及生活，较为积极地引导价值塑造、集体建设。而民主朋友型的班主任，则更偏向于让学生充分体验，在学生有需求时对学生有所回应。这意味着，学生与老师的关系主要取决于学生自身的积极主动性。但无论何种角色，班主任最终对学生都有着同样的希冀：希望学生独立、成人、成医。

医学实验班经过十余年的发展，各部门分工逐渐完善和健全，班主任在班级管理中所扮演的角色以及与学生的距离也在逐渐发生变化。"现在我们的各项事情几乎都会在大群里问，也不会分是不是我们自己的班主任，所有的教学老师都在群里，他们看到能解决的都会直接回复。"随着现代大学行政管理体系专业化、分工化的趋势不断加强，最初全权包揽班级各项事务的班主任的职权逐渐分散。目前，导师、教学老师、医培办、海外管理人员等教务与行政老师的分工不断细化。当科研中遇到难题，导师是最佳的辅导者；当遇到学业问题，可以直接与授课教师联系；当学生在学业过程中遇到学分修读等问题，可以直接询问医培办的老师；当在海外遇到紧急事务，可直接向海外管理的带队教师寻求帮助；当生活、情感上遇到一些难题，还可以求助学生事务管理处的心理老师。总之，随着医学实验班师资队伍的壮大，各种行政老师也逐渐在学生事务中发挥重要作用。

第三节　团队的教育力

师资配置

作为中国国际化程度最高的医学院校，清华大学医学院全院85%的教师拥有海外长期学习和研究经历。现有诺贝尔奖获得者1人，中科院院士1人，中国工程院院士2人，长江学者特聘教授7人，长江青年学者2人，国家杰出青年科学基金获得者9人；这些杰出的科研工作者有着生物学、基础医学、临床医学等多学科背景优势，都直接给医学实验班学生授课。

除此以外，医学实验班还聘请了北京大学、北京协和医学院、中国人民解放军总医院（301医院）、积水潭医院等医院的知名学者担任双聘教授和兼职教授。

根据2009年至2019年医学实验班的招生情况（见图3-1），学生人数在16—33人之间，均保持小班化规模教学的方式，平均生师比为1∶1。

医学实验班与匹兹堡大学、墨尔本大学医学院开展了联合培养项目，采取国内国外双导师制。在为期两年的海外科研中，每一位学生将根据自己的科研兴趣选择一位海外的导师和一位清华大学的导师。目前，实验班学生所选择国外导师的研究方向包含了医学的各个热门研究领域，如基因组学、免疫学、干细胞研究、细胞分子工程、癌症、神经退行性疾病、传染性疾病的疫苗开发等。

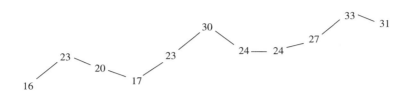

图 3-1 2009—2019 年清华医学实验班学生招生数量

　　除授课教师、科研导师外，医学实验班在每一年级还设置了 1 名班主任，扩招后，每一年级设置 2 名班主任，大致按照 30 名学生安排 1 名班主任进行配比。班主任负责管理该年级学生为期八年的医学学习生活，从新生教育到海外学习适应，从学生学业阶段规划到职业教育，从个人价值观塑造到班集体教育，班主任都发挥着关键的作用。自实验班成立以来，班主任主要由教学类教师担任；2017 年起，实验班增设了 PI 型教师（科研学术带头人）作为班主任。尽管不同班主任各有其风格，但高标准的医学价值观、育人热情与及时应变能力是医学实验班班主任所共同具备的特质。

　　在行政管理上，清华大学成立"医学实验班培养指导委员会"（简称"医培委"）作为校级指导单位，直接负责医学实验班的人才培养与学术标准，每学期至少召开一次全体会议，对医学实验班的培养进度与改革进行讨论。另外，医学院成立"医学实验班教授管理委员会"全面负责医学实验班的教学管理与课程设计，同时设立"医学生培养办公室"（简称"医培办"）作为委员会的执行部门，对医学生的培养过程进行全方位管理与辅助。一方面，这些机构对医学实验班进行常态化评估、管理，致力于促进医学教育改革发展。另一方面，行政人员关心学生心理与发展，在学生事务中发挥重要的辅助作用。

深耕教学

医学行业的领袖们奠定了医学学习的标准和基调，他们的行为与实践也深刻影响着后继者。最具吸引力的名师和医学院既是曾经医学教育发展的基石，在今天也依然具有强大的生命力，众多立志成为医生的学生总是在孜孜不倦地寻找类似的学医场所。那么，这些充满魅力的教师有着怎样的特征呢？

第一，教师对医学的勤奋敬业精神奠定了医学教学的基调。以负责病理学课程的老师为例，尽管他不在临床一线工作，但为了在课程授课过程中向学生介绍更多临床的案例，他会提前向各个专业科室的医生了解相关的病例情况，了解现在某些疾病的最新临床表现，然后把相关的情况补充到课程中。他的教案中有着红色、蓝色、绿色等各种颜色的笔记，这都是每次课程修改过程中的"新增点"。这位老师说："或许也只有我自己能看懂，尽管很辛苦，但回头想想学生们渴求的眼神，能够和他们向着同一个目标前进，也是很幸福的。"教师高度重视学生，以学生进步为己任，学生也会铭记恩师的谆谆教诲。2016级实验班学生王新已非常感恩老师们的辛勤付出，对于老师们的敬业精神，她感慨地说，"记得一次在清华做生理实验的时候，老师陪大家坚持到晚上十点，而老师第二天还有早课，还需要备课。"

第二，教师为了做好教学不断更新知识、主动自学的态度深刻影响着学生。除了前文所述教师对备课的重视以外，清华医学实验班的老师还经常观摩其他老师的课程。在一位免疫学的老师看来，医学课程是一个整体，她不仅可以就此学习其他课程，而且自己讲课的时候可以更注重知识的联系，避免重复。这位老师说免疫学会讲到 HIV 相关的免疫，然后她就会去听微生物的老师怎么讲 HIV 病毒。一来是学习；二来是她可以先从微生物老师的角度去看待一个疾病，再从免疫学的角度来看待同样的疾病。最后到临床，听感染科老师讲 HIV 又能获得一个不同的角度。她希望自己的知识是丰富、全面的，而不是只局限于 HIV 的免疫。常有老师指出，给学生上课也能够滋养自身的学识、促进自己不断学习。一位老师结束了病理课的教学后，第二年还会去借下一轮的病理课笔记，从中发现一些更新或补充，包括知识的进一步延伸和临床案例的替换等。在看这些笔记的过程中，他又重新学了一遍病理学。

第三，师生交流密切，亦师亦友。在课程方面，教师尊重学生的意见，愿意去调整。来自 2017 级的冯午园讲述道，班里同学在大二下学期的课程压力非常大，授课老师会通过课代表了解大家的实际情况，调整教学安排。比如有段时间大家要准备托福考试、出国面试，老师们就会相应地精简学习任务，调整时间。课程之外，教师同样将学生时刻放在心上。已经毕业了的吴大乙对微生物学教师从国外给他们带教材的经历印象深刻。他提到，国外有一本很好的微生物教材，但是比较稀缺。当时给他们讲这门课程的老师从美国回来的时候，行李箱塞满了二十几本微生物教材。他说，同学们都特别感动，这是他那时候读得最认真的一本教材。可见，清华医学实验班的师生交流非常积极。一方面是因为实验班学生少，另一方面是相同的老师可能会给学生上不同的几门课，所以师生之间很熟悉，像朋友一样。2017 级学生陈巽说，如果学业上有一些疑问给老师发微信，老师都会很耐心地回复，同学们感觉氛围特别好。

对学生而言，清华医学实验班的教师还是未来的同行。"教师不再是教师，学生也不再是普通的学习者，双方都是探索科学的学者，大学则是一个学术共同体，一个学者的社团，这些学者一起不断地探索科学。"[10] 医学实验班的师生关系是一个动态发展的过程，教师与学生在将来成为同行，学生也可能继续成为教师，他们构成了一个更大的共同体。有实验班的老师表示："我们现在培养学生，也是为将来实验班的师资做准备。未来十年，学生们当上副教授，他们的科研思维使得他们不会忘记自己是有科研能力的、是想做医师科学家的。"

行政支撑

清华医学实验班在成立之初，许多行政工作和学生事务不得不由承担教学的教师兼任。这不免增加了教师的工作负担与责任，却为实验班打下了很好的行政基础。相较于其他院系的行政岗人员，专业教师不仅参与制度设计也同时担当行政的好处在于，一方面他们在执行中对制度的安排有更深的理解，也对变通的空间从专业经验上有更好的把握。另一方面，他们在教学工作中与学生已有密切接触，在这样的师生关系前提下，他们与学生在行政事务上的沟通往往能够事半功倍。

清华医学实验班小规模的班级结构使得师生关系非常紧密，实验班老师们的行政职能并非仅仅是为了制度能够更好地施行，而是能够直达制度设立的目的本身——促进学生发展。在一些学院，庞杂的院系结构往往使得行政人员成为制度的代言人和解释者，他们与学生并没有很密切的接触，其工作成了"为了制度的实现"而非"为了学生的发展"，这便是那些身处行政事务冗杂烦琐的学院的学生哀怨连连的症结所在——在这样的情境下，制度在其施行过程中使得行政人员与学生的关系日渐疏远、分裂。而清华医学实验班小而精的特殊结构使得兼具教学和行政职能的老师与学生有着密切且良好的关系，加之这些老师在医学专业和实践工作方面也有很多的经验，他们能够借助制度更好地帮助学生，为学生发展而服务。正如一位老师在访谈中所言："我既做科研也做过医生，个人经验比较丰富，而且我做招生、教学工作也比较多，所以与学生更容易成为朋友，他们都会主动来找我。"

除了兼职行政工作的教师以外，专职行政老师在医学实验班的发展中也发挥了重要作用，比如实验班主管学生事务的老师、专职辅导员等。参与实验班行政及学生事务工作的专职行政老师并不多，但他们对医学生教育同样有着强烈事业感。曹晓婧是清华医学院医学实验班医培办主任，目前主要负责实验班相关事务，包括教学教务、学生管理以及招生工作。她说："为什么要选择到实验班做这项工作？可能最主要的原因还是不想离开医学行业。我是医学背景出身，能在医学行业教书育人，对我来说很有成就感。"从未从事过教育行业的她，现在作为医学实验班的核心管理教师，在医学实验班的制度管理中扮演了重要角色。

负责学生事务的行政老师的主要工作，包括跟踪学生的心理状况，关心学生心理。学生郑丁表示在他们刚从国外回来的时候，孙绚老师给每个人都打了电话，询问最近的生活情况和心理状况。郑丁在刚接到电话的时候先是非常惊讶，然后感叹实验班的老师对于学生的关心真是出乎意料的细心而全面。除此以外，这些行政老师会在涉及学生转系等事务时发挥辅助作用，简化行政程序，尽量为学生提供便利。

总而言之，在清华医学实验班，行政老师与学生的沟通更轻松，关系更紧密，兼任行政职位的老师们并非是制度的"代言人"，他们与学生更多是伙伴关系。他们对医学教育事业的热爱与付出也深深影响着学生们，在实验班的医学磁场中发挥着重要作用。

注释

1. ［英］肯尼斯·卡尔曼. 卡尔曼医学教育史：昨日、今日和明日·学识传承［M］. 管远志，潘慧，主译. 北京：中国协和医科大学出版社，2014：46+199.
2. ［英］肯尼斯·卡尔曼. 卡尔曼医学教育史：昨日、今日和明日·学识传承［M］. 管远志，潘慧，主译. 北京：中国协和医科大学出版社，2014：348.
3. "施大"是当时学生对施一公教授的昵称。

4. ［英］肯尼斯·卡尔曼.卡尔曼医学教育史：昨日、今日和明日·学识传承 ［M］. 管远志，潘慧，主译. 北京：中国协和医科大学出版社，2014：350.

5. ［英］大卫·帕尔菲曼.高等教育何以为"高" ［M］. 冯青来，译. 北京：北京大学出版社，2011：39.

6. ［德］赫尔巴特.普通教育学：教育学讲授纲要 ［M］. 李其龙，译. 杭州：浙江教育出版社，2002：116.

7. MARTIN BUBER. I and thou ［M］. trans. Ronald Gregor Smith. New York：Charles Scribner & Sons，1958.

8. ［德］赫尔巴特.普通教育学：教育学讲授纲要 ［M］. 李其龙，译. 杭州：浙江教育出版社，2002：116.

9. 讴歌. 医事：关于医的隐情与智慧 ［M］. 北京：北京出版社，2006：6.

10. 吴洪富，等. 制度与实践：一流研究型大学科教融合研究 ［M］. 武汉：华中师范大学出版社，2018：19—20.

第四章

直面学医之难

英国医学总会在对医学本科教育的建议书中所提出的"培养明日的医生"被视为医学教育的一大里程碑，"考虑到医学科学和技术前沿的推进速度，我们十分确定明天的医生们将会使用一些至今未知的知识和技能。我们无法教授尚未发明的科学，也无法预见其含义。但是，目前医学中的人文和科学仍然是医学实践的基础，而且一定会延续下去……我们至少可以试着去教育医生具备能力去适应改变，能够接受新的理念和发展，能够在整个职业生涯中继续学习。"[1]

与其他所有学科一样，随着医学科学和技术的快速发展，未来的医学行业必将会使用未知的知识与技能。因此，基于传统医学向现代医学的转变，新时期医学教育改革有诸多新挑战，医学课程与教学方式则必须反映并适应这种新的医学教育变化：重视科研思维与临床思维的结合，提高学生提出问题及分析、解决问题的能力，强调实验与证据的临床诊断，培养学生在面对未知医学领域时超越式学习的能力。十余年来，清华大学医学实验班不断推动课程改革与教学改革，力图培养真正的医师科学家。

本章将以医学时代发展的历史脉络为背景，记述清华大学医学实验班在课程教学中设计了何种临床八年制课程培养方案，在教学改革中做出了哪些努力等。

第一节 医学知识、课程与教学法

历史脉络

医学和医学教育改革离不开所处时代的社会和政治背景。医学是有关治病的知识、理论和实践的一种专门知识体系，在历史实践中逐渐发展出了相对应的课程教学体系，并随着医学发展而不断革新。

带徒培训制

传统医学（也称经验医学）以个人经验为主，医生根据自己的实践经验、高年资医师的指导、教科书和医学期刊上零散的研究报告为依据来处理病人。[2] 自医学开始发展，医生成长的起步点往往是名师的门徒，因此强调学习前辈医生的临床技巧，进行师徒相传成为一直以来的非正式授课方式。

1765 年，美国费城学院开展了以带徒培训为基础的课程模式（Apprenticeship-based Curriculum Model）。在这一时期，学生需要进入医学院开始两个学期的学习。第一学期主要学习解剖学、生理学、病理学、化学、外科学、内科学、药理学、妇产科学、儿科学。第二学期则重复第一学期的课程，在当时尤为关注临床医学，而生物医学（基础医学）的重要性则远远低于临床医学。这一过程重点强调对知识的记忆与重复，要求学生强制性地学习教科书，并记录笔记。在学生完成 1 年的课程学习之后，随后的 1—3 年便开始了带徒式临床训练。学生自主选择导师，开展临床训练，包括收集病史、参与体检和积累实施治疗措施等所必需的知识和经验技术，因此全科化的医生成为开展医学教育和临床训练的首要人选。

以学科知识为中心

19 世纪后期，以医学科学为主要发展特征，医学专业化进程大大加快。以学科为基础的课程模式（Dicipline-based Curriculum Model）在医学教育中掀起了改革运动。以学科为基础的课程模式主要是模仿欧洲高等教育，尤其是德国与法国的教育实践，将教师分配到各个学科系所中，学生上课也改为以学科为基础的医学培训模式，并延长了学生学习的时间，由专任教师（全科医生和专科医生）共同开展课堂与临床教学。以学科为基础的分科结构，导致每一门课程的知识量剧增，但也丰富了学科知识的临床应用，提升了基础科学的地位。1944 年，曾有学者建议削减医学生的基础医学内容，其原因在于过于详细具体的知识反而降低了学生对于临床医学的兴趣，而严格的分科教学也导致知识的细分切割与内容不连贯，甚至存在不同程度的知识重复，尤其是由不同系的教授对同一专题进行讲授时，类似的情况时常发生。

1948 年，英国医学会发表的医学教育委员会报告指出，医学教育的目的不是将每个学科的大量事实和信息灌输给学生，而是需要帮助学生掌握扎实的基础原理，包括科学观点和方法、医学基础知识[3]，反对将课程安排得过分细化，提出"医学整合"，通过课程整合，避免科系之间的割裂孤立[4]。1952 年，美国西余大学就率先实施了以器官系统为切入点，由不同学科的教师进行综合性授课，在授课过程中引进临床病例的教学方法，实现基础科学与临床科学的综合，使学生了解人体各系统器官的结构和功能，以打破学科间的界限，实现课程教学的整合协调[5]。学习目标在此时也开始得到普遍应用，学生也逐步根据这些目标进行课程学习与考试，通过在临床见习期接触专科医生与病例，将人体系统定向的知识应用到临床实践中去。但遗憾的是，教学效果并不佳。有人认为，其原因可能在于，一方面跨学科的融合是由教师端所实施的，学生端更多是被动接受知识；另一方面则是学生综合能力的强弱主要表现在能否顺利地解决问题，但以器官系统为基础的课程教学模式并不能使学生在临床见习中明确判断自己的任务[6]。

以学生为中心

20世纪50年代以来，人类疾病谱发生了重大变化，各种慢性疾病、肿瘤等成为威胁人类健康的主要原因，这些疾病的致病因素繁多，发病机理复杂，仅凭传统医学的经验、推理进行临床实践，难以有效帮助人类抵御并治愈疾病。[7] 因此，循证医学（Evidence-based Medicine）应运而生。流行病学家戴维·萨科特（David Sackett）认为，要"慎重、准确和明智地应用所能获得的最好研究依据来确定患者的治疗措施"[8]。医学领域既需要个体经验，也需要科学依据进行临床医疗决策，同时，教学观必须由"以教师为中心"转向"以学生为中心"。在循证医学的背景下，医学教育改革势在必行。

针对学生的学习，强调遵循认知科学规律，增强学生对于医学知识的理解和记忆，提高学生解决问题的能力。在1971年，加拿大麦克马斯特大学的霍华德·巴罗斯（Howard Barrows）开创了以问题为基础的课程模式（Problem-based Curriculum，PBC或PBL），围绕临床病例，组建以小组为单位的医学课程进行学习讨论，试图让学生自主建构知识体系，加强团队合作，并激发学习者实现学习的前后关联。PBL课程自创建以来也备受争议，随着循证医学的兴起，以临床表现为基础的课程模式（Clinical presentation-based Curriculum）成为医学教学改革的新模式。该模式围绕120种临床表现，按照特定的图解综合，将临床医学与基础医学进行融合，由专家进行图示解读。除了应用较为广泛的集中课程教学模式之外，标准化病人（Standardized Patients）等多样化的教学方式也同样被应用于教学之中。

今天，无论是带徒传授式的教学还是以学科为基础的医学培训模式（包括器官系统教学法），或者是以学生为中心的课程设置，这些课程设置的理念和教学培养的方法仍旧为各个医学院所采用并加以融合。

从传统医学到循证医学，再到近几年所提出的精准医学，医学发展实现了大跨越，这影响着医学教育的改革与发展。作为知识载体的课程是医学教育的核心内容，其随着医学教育的变革发展而不断改进。

在课程建设方面，如何平衡科研与临床、通识教育与医学专业教育是医学教育中课程培养方案设置的重点及难点。

首先，科研能力与临床技能是优秀医生必不可少的素质，然而，在八年制有限的时间中，医学院如何在培养学生足够的临床胜任力的同时也让学生接受系统的科研训练？这是临床医学八年制教育的一大难题。

其次，如何建设通识课程，提高医学生的综合素养？一方面，理化基础课被广泛重视，但医学生的课业负担往往因此加重，如何把握理化基础课程与医学专业之间的平衡是一大难题。另一方面，医学课程中的人文课程往往质量不高，常常流于形式，重专业、轻人文仍然是临床教学一线的主导观念[9]。医学院人文课程的教师队伍往往并不懂得医学知识，在讲课过程中难以将医学知识与人文课程相结合，教师队伍的整体素质有待提高[10]。因此，如何真正提高学生的医学人文素养也成为一大难题[11]。

从课程教学来看，美国医学教育在改革过程中逐步实现了教学"从教师为中心"向"以学生为中心"的转变[12]。相比之下，我国医学教育在课程教学方面仍存在以教师为中心的"满堂灌"，以占较大比例的教师授课为主。因此，我国以培养医学精英人才为目标的八年制医学教育在教学改革中极力倡导"以学生为中心"的教学方式，这也成为当前中国临床八年制教育改革的重点。具体来说，八年制医学博士课程教学主要存在以下两点问题：

第一，医学教学应当如何既帮助学生掌握重点及难点，又培养学生的自主学习与批判分析的能力？医学课程基数大、门数多，以学科式和设置课程模块为主要课程模式。医学教育内容的过于详细，使教师倾向于采用重记忆、轻理解的填鸭式教学方式，由此产生知识灌输的经验主义与面对未知的创新意识的矛盾，难以有效培养学生的批判性思维与综合分析能力。

第二，医学教育如何在课程中兼顾临床医学的实践性？弗莱克斯纳认为现代医学如同其他科学的教学一样，应具有鲜明的实践性。学习不应该仅仅是观察、聆听和死记硬背，而是应该实际动手操作[13]。但医学课程知识与临床医学实践存在一定距离。一方面，医学的理论与实践难以在学生的学习过程中融会贯通，学生无法整合医学理论与临床实践知识，缺少学习的真实感，解决这一问题需要医生亲自了解具体病例，从而给出一般性建议[14]；另一方面，在医学实习与见习中，学生的学习质量与最终成效无法得到保证。

面对上述问题，不同医学院基于自身的教学理念采取差异化的课程与教学的设置。有的侧重于科研训练，有的侧重于临床教育，有的侧重于人文教育。本书第一章已对此做过详细介绍。清华大学医学实验班经过十余年的改革发展，逐步形成了科研与临床相平衡、专业教育与人文通识相融合的课程体系，逐步把握了以学生学习为中心、在课程中兼顾医学知识实践性的教学经验。

第二节　清华医学实验班八年课程设置

清华大学医学实验班的核心课程涵盖理工基础与人文基础的通识

课、生命科学基础课、基础医学课程、临床医学课程，其中多数课程安排在前三年，包括初级临床课程及临床见习。临床医学高级课程主要安排在七年级，即实验班学生归国后进入协和医学院学习并实习。本节主要介绍前三年的课程，后三年的临床课程将在以临床实习为主要内容的第六章中展开。

医学实验班前三年的课程由医学院统筹生命科学院、化学院等多院系进行教学，要求学生修读完成人文社会科学基础课程（38学分）、自然科学基础课程（33学分）、基础医学课程（63学分）、生命科学基础课程（32学分）以及实践训练（6学分）。回国后三年在协和医学院进行临床医学课程学习和临床实习，学生在临床所修课程包括：诊断学、内科学、外科学、妇产科学、儿科学、神经病学、精神病学、眼科学、耳鼻喉科学、口腔科学等40门，加上临床实习与见习，共计175学分。学生完成八年制全部学业后获得临床医学博士学位（Medical Doctor，M. D.）。[15] 详细情况如表4-1所示。

从培养目标来看，2019级的医学实验班（八年制）培养方案对课程所希望达到的培养成效进行了明确的规定，主要涉及五个方面的能力：①学生具有扎实的基础医学知识；②掌握扎实的临床医学知识和临床基本技能；③具有严谨的科研思维，能够发现医学相关的科研问题，并运用现代生命科学技术方法分析解决问题；④具有高尚的医德和强烈的社会责任感；⑤在学习的过程中具有良好的中文、英文沟通能力。

表 4-1 "3+2+3" 培养模式的课程设置及学分安排

阶段	类别		课程	学分
第一阶段课程 （第1—3学年） 共172学分	（一） 通识课程 （共38学分）		思想政治理论课	14
			体育课	4
			外语课	8
			文化素质课	8
			军事理论与技能训练	4
	（二）专业教育	自然科学基础课程 （共33学分）	数学必修课程： 1. 微积分B（1） 2. 微积分B（2） 3. 线性代数 4. 医学统计与概率论	13
			物理课程： 1. 大学物理B（1） 2. 大学物理B（1）	4
			化学课程： 1. 化学原理 2. 有机化学B 3. 有机化学实验B 4. 无机及分析化学实验B	10
			生物课程： 1. 普通生物学 2. 普通生物学实验	6

阶段	类别	课程	学分
第一阶段课程（第1—3学年）共172学分	（二）专业教育	生物化学（1）（英文）	3
		生物化学（2）（英文）	4
		生物化学基础实验	4
		细胞生物学	3
		细胞生物学基础实验	2
		医学分子生物学（英文）	3
		分子生物学基础实验	2
		遗传学（英文）	3
		遗传学基础实验	2
		认知的神经生物学基础	3
		发育生物学	3
		系统解剖学	3
		神经解剖学	3
		局部解剖学	6
		组织学	4
		人体胚胎学及发育生物学	2
		医学生理学	6
		医学生理学实验	2
		医学遗传学	2
		医学免疫学	4
		医学微生物学	5
		医学寄生虫学	2
		医学伦理学	2

其中"生命科学基础课程（共32学分）"对应前10门课程，"第一阶段主修课程：基础医学课程（共63学分）"对应后12门课程。

阶段	类别		课程	学分
第一阶段课程（第1—3学年）共172学分	（二）专业教育	第一阶段主修课程：基础医学课程（共63学分）	医学心理学	2
			病理学	8
			病理生理学	3
			普通药理学	6
			医疗仪器原理	2
			医学导论	1
		夏季学期专业实践训练（共6学分）	社区医学实践	3
			基础医学综合实践	3
	（三）学生自主发展课程		微积分B（2）	4（选修）
			计算机程序设计基础（Python）	2（选修）
第二阶段课程（第4—5学年）共48学分	科研训练及考核		共2年，每年24学分 每2周1学分	
第三阶段课程（第6—8学年）共175学分	临床医学课程（共179学分）		诊断学	8
			实验诊断学	4
			放射诊断学	4
			放射影像学	2
			内科学	8
			外科学	5
			核医学	3
			妇产科学	2
			儿科学	4

阶段	类别	课程	学分
第三阶段课程 （第 6—8 学年） 共 175 学分	临床医学课程 （共 179 学分）	神经病学	3
		问诊查体强化训练	1
		精神病学	3
		中医学	5
		眼科学	3
		耳鼻喉科学	3
		口腔科学	3
		皮肤科学	3
		变态反应学	1
		流行病学概览	2
		临床流行病学	1
		预防医学	2
		临床药理学	1
		肿瘤学	2
		急诊医学	1
		循证医学	1
		临床沟通	2
		社会医学	1
		物理医学与康复医学	1
		医学实验班毕业论文写作指导	0 （考核类）
		医学实验班毕业考试	0 （考核类）
		法医学	1（任选）
	临床见习（48 学分）	共 12 个月，每月 4 学分	
	临床实习（48 学分）	共 12 个月，每月 4 学分	

在课程教学改革中，医学实验班的培养方案不断更新。据"医培办"的老师反馈，在每一届学生完成前三年的课程学习之后，"医培办"会统一收集学生的反馈意见，要求学生以班级为单位填一份长长的课程设计建设意见书，包括对每一门课程的上课内容、教学方式、评价考核机制、教师评价等提出意见与建议，涵盖培养方案、课程设计、课程教学等方方面面。在收集同学的意见之后，"医培委"会专门开会讨论学生的意见，并对医学实验班新一届的培养方案进行适当的修改和调整。

基于此，医学实验班逐渐精简课程，坚持以学生为中心，强调临床、科研"两条腿"走路，减少生命科学类课程与医学基础课之间的重复，调整理工科基础通识课的适配性，提升前三年的基础课程教学质量，以实现"医师科学家"的培养目标。培养方案与课程教学的调整，使医学实验班适应医学科学和技术前沿的发展速度，以培养能够顺应医学领域未来发展的优秀人才和"明日医生"。医学实验班的课程教学改革仍将继续。

第三节　面向科研与临床的特色课程

设计培养方案的老师指出："我们要两条腿走路，既重视基础科研，又重视临床。如果前三年所有的课都跟着生命科学走，那就全是科研了，临床这边就会很少；反之亦然。医师科学家的培养，'3+2+3'每个阶段都要是两条腿，而不是第一阶段走一条腿，第二阶段走第二条腿。尽管各个阶段各有侧重，但我们希望学生全程都平衡地走。"

在生命科学基础课程的教学中，实验班如何实现科研与临床的平衡从而"两条腿走路"？前文介绍了医学实验班临床课程的教学经验，而在前三年的课程培养方案中，实验班对于学生科研思维及能力的培养又做了哪些设计呢？

面向医学生的生命科学基础课程

在从循证医学到精准医学的发展过程中，生命科学在医学中的重要性被广泛关注。在强调以科研为核心素质之一的医学生培养方案中，生命科学基础课程是医学专业课程的重要组成部分。医学实验班以生命科学为专业基础课程，旨在让学生更加全面地认识人体，包括细胞、分子、基因等，并在生命科学的学习中打下基础的科研思维。

在医学实验班的培养方案中，生命科学基础课程板块的核心课程包括：生物化学（英文）、遗传学（英文）、医学分子生物学（英文）、生物化学基础实验、细胞生物学、细胞生物学基础实验、分子生物学基础实验、遗传学基础实验、认知的神经生物学基础、发育生物学。随着医学实验班课程教学改革的推进，上述生命科学基础课程逐渐向医学靠拢，由医学院统筹开设医学遗传学、医学生物细胞学、医学免疫学等。

从一般的生命科学基础课程到"以学生为中心"的生命科学基础课程，其课程安排及教学设计有两方面的转变。

其一，课程内容向医学靠拢。以分子生物学为例，PD-1（程序性死亡受体 1）作为一种重要的免疫抑制分子，为医学领域所关注。参与实验班培养方案设计、改革的老师指出，"PD-1 实际上对于分子生物学来说可能根本不重要，但它可以用来治疗疾病，还因此得了诺奖，在我们医学领域举足轻重。"

其二，教师向医学实验班单独授课，以生命科学学院课程为基础，增加一些相关的临床病例、医学界相关的前沿研究等。在课上，实验班老师讲完了生命科学的知识点后，会拓展一个小病例，分享一些相关的最新医学研究进展。教师有意识地让学生在学习生命科学基础知识的同时，认识到其与临床的相关性。由此，医学实验班在开授生命科学基础课的过程中实现临床与基础科研的平衡与贯通。

基础科研的思维是实验班学生在课程学习中的重要收获。医学实验班 2018 级学生张未名说，协和的老师常常觉得实验班学生更喜欢从基础的机理和机制方面考虑问题。比如看到一种疾病，就会想病人的基因是不是有什么偏好，和分子是不是有关系，这个分子有没有可能引起其他的疾病，这些疾病之间是不是有关系。这种"生命科学"思维与传统医学生在临床中形成的病例思维有所不同，学生在思考角度上更偏向于基础科研，追踪溯源到分子和基因层面，从疾病的根源思考问题——这也正是现代医学逐渐科学化、从传统医学向循证医学演变的反映。

对实验班学生而言，生物学的学科背景和基础科研的思维在他们之后的医学研究和临床实习中发挥了很大的作用。从科研方面来看，学生的科研思路由此得到了训练。在 2017 级的施然看来，生命科学实验课对形成科学研究的设计思路有很大的帮助。在实验课上，比如生物化学实验，老师会比较注重培养学生的思维和逻辑。第一步，老师会让学生先读文献，再把内容讲出来，通过文献捋清研究者的思路。第二步是展示与表达，通过梳理实验背景、实验设计、实验结果、实验分析，把整个文献串起来做成海报。在这个过程中，学生逐步形成严谨的科学思维。

思维训练之外，科研实操的重要性亦不可忽视。为帮助学生熟悉科研流程，尽快适应海外科研训练，顺利实现预期目标，王大亮老师为实验班学生出国科研量身定制了创新性课程"医学科研伦理与实践"。2014 年后将该课程打磨成"基础医学综合实验"和"医学伦理学"两门课，其中，"基础医学综合实验"课程强调学生自主设计实验，2—3人为一组进行实验操作和数据分析，并写出初步"论文"，进行"课题进展汇报"。这是一个模拟课题的预科研训练，对学生出国后尽快地适应海外科研训练起到了很大的帮助。学生出国后对这门课赞不绝口：

"这两天写了一篇 manuscript，综合实验这门课真的很有用。"
"我在墨尔本的实验学习很多都是咱们综合实验课的内容。"

"基础医学综合实验"作为清华大学挑战性课程项目，获得了清华大学教学成果奖二等奖。

从临床方面来看，医学实验班的生命科学课程同样为学生打下了良好的基础。实验班 2013 级学生吕小西在进入临床实习后才真正感悟到了过去所学知识的重要意义。她表示，现在面对临床问题的时候，会重拾在匹兹堡大学做科研时对基础问题的思考方式，包括把分子机制的突变功能对应到细胞的表型、动物的表型、人的表型，再到人的临床疾病，由此对应到一些药物的靶点，这种思维是通过前三年的基础生命科学学习和两年的科研经历感悟到的。她感慨道："到快毕业时，我才真正意识到这一点。"从基础到临床，吕小西逐渐形成了全局性的医学思维。

生命科学的逻辑与思维

视野与思维是优秀科学家所必不可少的素养，而视野的开拓和思维的启迪往往需要由知识渊博且循循善诱的前辈科学家引导入门。医学实验班不乏这样的名师与精课，施一公教授所开设的"生命科学的逻辑与思维"课程正是代表之一。

课 程 名：生命科学的逻辑与思维
学　　时：48
学　　分：3

课程目标：本课程的核心不是传授知识，而是着重于启发学生的逻辑与思维，让学生感受、领会到生命科学研究的方法论。

课程简介：本课程以生命科学领域一些里程碑式的发现为重要素材，介绍当时的学科背景，讲述关键的实验及其相关分析，指出其中的精妙、巧合、疏漏和不足，并对后续工作做出评论。内容将包括：蛋白磷酸化与去磷酸化的发现，蛋白泛素化的发现，细胞周期的发现，细胞凋亡机理的发现，端粒酶的发现，RNAi 的发现，幽门螺旋杆菌引发胃溃疡的发现，等等。

考试方式：课堂参与 20%，笔试 40%，总结发言 40%。

该课程以启发学生的逻辑与思维为目标，带领阅读生命科学领域中具有里程碑意义的研究文献，如获得诺贝尔生理学或医学奖的重要研究。课程采取讲授为主、学生发言讨论为辅的方式，鼓励学生提问，采取启发式教学。期末要求学生选取一篇自己感兴趣的重要文献，深入阅读后梳理文献思路、讲述关键实验方法及研究设计、总结评价该研究的精妙与疏漏，由此做总结发言。

现代科学的发展往往站在前人的肩膀上。回顾学科发展的重大历史事件时，学生能够感受到前人带给自己的人生启发。许多学生在这门课上受益良多。张未名说："以青霉素为例，这个发现虽然偶然，但是离不开弗莱明前期一系列的研究和尝试，而这些是他最初接触生物学课程时还无法感知的。"在施老师的课程上，张未名才算是真正打开了生物学的大门，突然一下子开窍，理解了生物学到底应该是怎样的科学。除了打通生命科学思维，科研思维与研究设计的思路与方法也是学生们在这门课上的重要收获。张未名兴奋地说："施老师带着我们阅读前人伟大的工作，帮助我们训练思考能力，这门课对我们整个科研思路的提升帮助很大。"

施一公离任后，这门课程由医学导论、医学伦理、科研训练等课程所覆盖。以医学导论课为例，裴莹老师邀请了许多院士、名医，将此课程打造为系列讲座；第三章第二节提及的王辰教授"体悟医学四十年"的讲座便是一例。这些课程的讲授者既有一流科学家，也有一流的临床医生，他们的授课不仅使学生的视野与思维有所提升，他们的个人经历和伟大志向也深深感染着学生们。2017级的许子柒印象最深的是医学导论课上一位抗击SARS的医生的讲座。这位来自人民医院的老师给大家讲了当年抗击SARS的过程，同学们听了都非常感动。许子柒说，通过接触这些名医，了解他们背后的故事，她更加坚定了想成为医生的志向。

海外科研准备训练

在学生出国前，医学实验班为三年级学生安排了许多为科研打基础、做准备的课程，如"科研的伦理和思维""基础医学综合实验"，等等。这些课程的主要内容为基本的科研思维和一些伦理要求，并非科研技术的指导。技术方法层面的内容，主要安排在大一、大二阶段的各种基础实验课里。

"科研的伦理和思维"包括科研伦理的讲座，如科研伦理、科研诚信；还要求学生开展一个完整的实验设计。2012级学生孔坤表示，这门课主要是让学生通过参与完成一个完整的科研课题来训练学生的科研思维与能力。如何开题？如何去挖掘科学问题？如何解答科学问题？如何通过设计实验来回答我们所提出的科学问题？"科研的伦理和思维"要求学生以小组为单位设计实验以完成给定的研究任务，每个小组由2—3名负责教师来进行指导。在课上，老师几乎是手把手带着学生们完成一个课题，解答学生在做课题时涌现的各种问题。在一个完整课题的设计、执行过程中，学生直观地了解了完成一个课题所需要经历的各种步骤，这为学生的海外科研训练打下了基础。

"基础医学综合实验"是医学实验班在课程教学改革中新增的一门课。这门课包括医学伦理和科研伦理，其中，科研伦理在中间两年的海外科研阶段仍会有所强调，医学伦理在实验班学生后三年进入协和医院后也会继续深入学习。医学实验是这门课的核心内容，在传统实验课的基础上有所改革。负责实验班培养方案设计、改革的吴宁老师指出了这门课程的改革思路——学生需要有一个综合的实验课程。她说："过去实验课都是一门门实验分着学的，其实学生在实验课上做了那么多实验，他们并没有一个特别明确的概念，就是他为什么要做这个实验。而当他们做了科研之后，就会发现实验课上学过的每一个细节都是有用的，包括老师讲的一些实验的习惯、实验的方法，包括数据的记录、分析讨论，这都是很有用的。但在最初的阶段，学生并不会意识到这一点，所以我们就综合地做了一个大实验。"

专业基石：医学生的文理基础

提高医学生的文理素质同样是临床八年制培养中的重要环节，依托清华大学通识教育，医学实验班必修人文与社会科学基础部分课程（必修部分与清华大学其他院系培养方案相一致），选修 8 学分的文化素质课程。在选修课中，医学实验班推荐学生修读与医学伦理、医学人文相关的两门课程：伦理学理论与道德实践、心理学与生活。

自然科学类课程则包括数理化计算机等课程。随着教学改革的推进，医学实验班在培养方案中逐步减轻医学生在数理化课程方面的学习压力，如，将大学物理 B（1）、微积分 B（2）两门课设置为选修课程，不做强制要求（见表 4-2）。

表 4-2 清华医学实验班培养方案（非专业课程部分）

自然科学基础课程（33 学分）	
数学必修课程	微积分 B（1） 微积分 B（2）/选修 线性代数 医学统计与概率论
物理课程	大学物理 B（1）/选修 大学物理 B（2）
化学课程	化学原理 有机化学 B 有机化学实验 B 无机及分析化学实验 B
生物课程	普通生物学 普通生物学实验
人文与社会科学基础课程（38 学分）	
思想政治理论课程	思想道德修养与法律基础 中国近代史纲要 马克思主义基本原理 毛泽东思想和中国特色社会主义理论体系概论
文化素质课	心理学与生活 伦理学理论与道德实践
外语课	
体育课	

自然科学基础课程以数、理、化、生及计算机为主，医学实验班要求学生修读自然科学基础课程 33 学分，与相应专业的同学一起上课。如，数学类课程由数学系的老师统一开设，大学物理由物理系的教师统一开设。

一位通过物理竞赛被保送至清华大学的 2012 级学生评价道："或许不能说达到了与清华数学系或者清华化学系的难度，但至少是达到了清华工科的课程难度。虽然有些内容到临床阶段都忘了，但是总体上数理统计的相关概念对我在后面学医学统计、生信研究还是有所助益的，至少不会特别吃力。实验班在理工基础这一块算是比较牢固的。"

然而，课程难度的适应性与学习效果因人而异。从课程难度适应性来看，对非理工竞赛背景的学生而言，尤其是基础教育阶段理科基础相对薄弱的港澳台地区学生，比肩工科学生的理化基础对他们而言颇具挑战。从学习效果来看，大多数医学生认为强劲的理工基础与未来的医学学习并没有太大关系。一位毕业的学生表示："数学课和物理课感觉学了以后用的机会也不是特别多。"在一项针对全国八所一流医学院校的调查中，许多医学生针对理工科课程有着相同的评价。上海交通大学医学院的八年制学生希望减少对医学生帮助不大且难度较高的高数、物理等课程，湘雅大学医学院的学生希望学校能够针对医学生重新规划预科通识课程学习的安排，优化课程培养方案。

基于对医学实验班前三届学生的学情调查，实验班重新对数理化课程与医学专业的匹配性进行了考量，在课程教学改革中把培养方案里的一些必修课程调整到了选修板块。以"物理化学"课为例，参与医学实验班课程设置的老师指出，考虑到这门课与医学的关联性较弱，且在培养方案中化学类的课程已包括了"无机化学"和"有机化学"及相关的实验课，并在考察了其他医学院校的培养方案之后，决定将医学实验班的"物理化学"调整为选修课。同时，对大学物理、微积分等医学实验班必修课程的深度进行了调整，从而为医学专业课程的安排开拓空间。

对医学生来说，人文教育大致可以分为两类：人文社科通识教育及医学人文的培养。就前者而言，人文与社科大类通识课程主要取决于学生的个人兴趣，学生可以在清华园内任意选修文化素质选修课程。

从医学人文教育的角度来看，医学实验班主要通过理论课（如伦理学）、讲座等方式来进行医学人文的教育，如"伦理学理论与道德实践"公共选修课、"医学伦理"专业课、开展由医生讲述个人经历的讲座等等。以"医学伦理"课程为例，这门课以医患相处、医患沟通、科研伦理以及临床实验与伦理相关的话题为课程主题，有时根据课堂内容还会请患者到场与医生、教师同堂授课。王大亮与清华长庚医院的王仲老师曾经请医院的患者家属来课堂上开设讲座，课前收集好同学们的提问，课上从医生、患者、医学生的角度来进行讨论。2017级的华修竹对发生在新冠疫情时期的一件事印象深刻。肿瘤晚期的老人在过年期间想回家，于是与他的带教老师王仲医生商量能不能让老人回家。当时王仲老师的处理方式使华修竹深受触动，这也让他暗暗地下定决心，希望自己未来也能有一颗客观而不失悲悯的从医之心。他说，新冠疫情时期，病人求医会有很多困难，在带教老师的言传身教中，他切身感受到了医生是怎样为患者设身处地地着想，在合理的范围内保障患者的生命安全。他也认识到，医生还要预见到可能出现的医患问题，必须考虑周全。

除了在专门课程中的讨论，医学实验班教师在医学专业课的讲授中也会穿插一些医患故事，这是一种潜移默化的医学人文教育。华修竹说，实验班的老师们都会向他们分享自己之前做临床医生时的案例故事，在这个过程中，老师就向大家传达了自己的思考和态度，医学、人文、医德都在其中了。

受访时正在美国匹兹堡大学进行科研训练的金宁对于医学人文教育有一些自己的观察思考。结合她在匹兹堡大学的学习经历，金宁发现美国的医学生从大一开始每星期都会有两节医患沟通的课程。课程中，学生要学习如何向病人介绍自己，如何在自我介绍中表现出自己作为医生的自信可靠；学习如何倾听病人的诉求，在与病人的交流中有哪些需要注意的细节。此外，美国的医学生还会在这门课上随临床医生一起出诊，在出诊过程中观察带教医生是如何接待病人的。通过一次次与病人的接触，医学生逐步提升自己在医患关系中的处理能力。相比之下，医学实验班的医学人文教育还有一定提升的空间。如何在医学生的培养中加强医患沟通的训练？如何打造医学人文课程？这有赖于医学实验班在未来的课程教学改革中进一步探索。

第四节 教学改革与创新

学医不等于死记硬背

传统医学被公认为"理科中的文科"，似乎只要记忆力足够好，便能无限畅游在医学的海洋中。但事实上，以知识灌输为中心的经验主义医学教育已然不能满足当今培养医学领军人才的要求。改变传统思维，培养学生的创新意识和解决问题的能力，是目前医学教学改革的关键。要想在课程教学中培养学生探究问题的能力，最直接的方案便是给学生抛出问题，让他们自己查资料一步步解决；通过动真格的教学改革，从根本上改变学生的思维方式。

清华大学医学院副院长吴励指出，创立医学实验班的初衷是希望向100年前的协和医学院看齐，成为21世纪中国医学新发展的引领者。实验班致力于培养学生的创新能力和问题解决能力，而非继续模仿国外的新方法、新技术，也并非仅仅是以发表文章为培养导向。为了培养学生的创新意识和提出、解决问题的综合能力，医学实验班不断推动教学改革，采用"以学生为中心"的教学理念，注重在课堂教学中培养学生自主学习、灵活记忆、独立思考的能力。

概念学习法

概念学习法（concept-based learning）是聚焦概念以加深学习的方法，它引导学生集中精力掌握一个个不受具体时空所限的、抽象的、普遍的"大概念"（Big Idea）。概念学习的思想最初由课程与教学理论研究者希尔达·塔巴（Hilda Taba）提出，她将"概念"定义为"用语言线索和标签表达的高层次的抽象信息"，并深入阐释了概念在高效学习中的作用。[16] 她的学生们在其思想基础上提炼出包含概念发展在内的四种思维策略，创造了广为人知的塔巴方法。概念学习法在教学与课程设计中的实践归纳则主要由教育学专家琳恩·艾瑞克森（H. Lynn Erickson）总结完成，她在多本书中具体阐释了概念学习法的应用，为课程改革做出了贡献。

概念是知识结构中的一个部分，它连通着广泛细碎的事实与高度概括的理论，起着桥梁作用。[17] 概念学习法充分利用了概念在知识结构中的核心位置，帮助学生形成分类事实与例子的心理模式，引导学生发展高阶的概括能力。

与框定一组孤立、分散事实的话题学习法（topic-based learning）相比，概念学习法以概念为出发点锁定最典型最关键的事例，能够减少课程负荷，提高学习效率[18]，对于需要掌握海量知识的医学生来说，这种方法不啻为马良的神笔。此外，概念本身会促使学生思考主题和事实的可转移性，事实上，概念的内涵并非固定，随着学生学习内容的扩充与深入，他们可以更新和丰富对概念的理解，提高思考力。

与问题导向学习法（problem-based learning，PBL）和案例学习法

（case-based learning，CBL）相比，概念学习法引导学生自我思考的力度较弱，但在以学科教学为基础的低年级临床医学本科生教学过程中，若使用 PBL 和 CBL 教学，学生们会因缺少对于病理学、临床诊断学等学科知识的了解而花费大量时间进行课下自学，有碍课业平衡[19]。在这种情况下，概念学习法更适合低年级医学生的学习阶段，能够在概念的层次打通理论知识与临床、科研进展的相互联系。

清华医学实验班在教学改革中有效采用了概念学习法，以"组织学"课程为例，在"消化管"主题下，如果按照传统的教学方式，一般会逐个介绍消化管包含的结构，各结构的功能等等。在清华医学实验班的课堂上，老师则提取了"屏障"概念，通过典型例子"肠黏膜屏障"和组成"肠黏膜屏障"的"机械屏障""化学屏障""微生物屏障""免疫屏障"四道"程序"，条理清晰地讲解什么是"屏障"，引导学生完成了分类和概念总结。在"组织学"的教学过程中，无论是包含四大组织的总论部分，还是包含各系统的各论部分，还有很多重要的组织学概念值得进一步探究。然而，不是所有组织学教材中提及的"名词解释"都适合作为拓展学习的候选概念，概念的选择要基于一定的原则。王大亮老师对此做了如下总结：首先，被选择的概念要与临床和科研进展有密切的联系，方便学生展开进一步的深入学习，即概念有可探究性，譬如上皮组织中提到的"桥粒"；其次，概念的选择源于概念又超于概念，譬如在心血管循环系统方面，基于血管的组织学结构"肿瘤血管生成拟态"的概念值得进一步探究；最后，每个章节的概念选择数目不宜过多，要有代表性、前沿性。结合实际的教学经验，老师还总结了"组织学"各章节中适合拓展学习的概念（见表4-3）。

表 4-3　组织学各章节中概念学习法的候选概念

章节	内容	候选概念
1	绪论	冷冻蚀刻术、干细胞与组织工程
2	上皮组织	紧密连接、中间连接、桥粒、半桥粒、微绒毛、纤毛
3	固有结缔组织	间充质细胞、脂肪干细胞、组织细胞
4	软骨与骨	骨软骨组织工程
5	血液与血细胞	造血干细胞、造血微环境
6	肌组织	闰盘
7	神经组织	突触、轴突运输、运动终板
8	神经系统	肠道脑
9	循环系统	肿瘤血管生成拟态
10	免疫系统	树突状细胞、调节性 T 细胞
11	皮肤	朗格汉斯细胞
12	内分泌系统	弥散神经内分泌系统（DNES）
13	消化管	肠黏膜屏障、微皱褶细胞（Microfold cell）、"肠脑"
14	消化腺	肝干细胞、肝贮脂细胞、胃肠胰内分泌系统
15	呼吸系统	II 型肺泡细胞
16	泌尿系统	肾小球系膜细胞
17	男性生殖系统	精原干细胞、支持细胞
18	女性生殖系统	透明带、黄体细胞、乳腺肌上皮细胞
19	眼和耳	节细胞、毛细胞

　　学生们普遍反映通过概念学习法拓宽了"组织学"的知识视野和学习范围，对于重要知识点的理解，不再是抽象的、单纯的理解和记忆，而是更加立体化，能够更好地了解知识点相关的临床疾病与科研进

展的多个层面，提高了学生认识问题、分析问题和解决问题的能力。

在对概念学习法的调查评价中，82.1%的学生认为这种形式的课程有开展的必要性，近80%的学生认为这些课程提升了理论知识与科研及临床的联系能力，[20]超过60%的学生表示，概念学习法促进了"对课堂知识的深入理解"、"创新性与高阶性的学习"、"团队合作学习"和"自主学习"。

问题导向学习法

"为什么学生宁愿背书，也不愿意主动思考，为什么学生总想从老师这里直接得到答案?"这是许多医学院老师在评价学生学习状态时常有的表述。传统课堂学生课前并没有相应的知识储备，课堂上主要以被动听老师讲课和记笔记为主，学习压力主要堆积在课后和考试之前，知识学习主要以机械性记忆为主，缺乏理解知识、分析和解决问题的过程。为了加深学生的自主学习，清华医学实验班的老师们灵活地运用了问题导向学习法。

问题导向学习法是基于"问题式学习"或"问题导向学习"的自主学习模式，倡导通过自学、研究、讨论和合作解决问题，培养学生自主学习能力，发展学生综合思考能力的新型的教学方法和教学理念。[21]

在清华医学实验班的课堂上，许多老师都采用问题导向学习法，通过理论课程线上学，案例线下小组讨论的方式，实现从"以教师为中心"到"以学生为中心"，真正引导学生自主学习，培养学生的批判思维能力。

在"病理学"课程中，老师在课前给学生展示根据自己的临床经历编制的临床案例，并让学生对案例的每一幕进行分组提问。课堂上，学生一边查资料，一边提出问题，提出问题后以小组为单位进行学习任务认领。在这个过程中，学生需要花费大量的时间查阅文献并自主思考，在小组合作中完成学习任务。

在问题导向学习法课堂的小组学习中，学生相互影响，逐渐形成共同学习的良好氛围。2017级的许子柒在病理学的小组讨论中从其他同学身上学到了许多学习方法。许子柒说，班里的何西同学是她的榜样，她会带着同学们做很多延伸。比如病理课上老师给了一个病例，她首先想到的是怎么把这个疾病诊断出来，但何西更倾向于查阅大量资料，这个疾病可以和其他哪些疾病进行鉴别诊断，并根据疾病的分型确定针对性的治疗方案等等。在同学的影响下，许子柒开始尝试更深度的学习。她说，老师给的课前案例可能只有一个临床表现会指向某个疾病，后来她还会拓展查一查，看看哪些疾病可以被这个临床表现所排除，在摸索、尝试中，逐渐学习得更加深入。以问题为核心的教学模式正是以激发学生深度学习为目标，希望调动学生提出问题、分析问题的能力，通过学生之间的相互带动提升学习的深度，真正实现学生"我提问、我在学"。

经过病理学课程的学习，许多学生完成了医学学习思维的转变，秦紫便是其中之一。最开始，在学医学专业课的时候，秦紫常常陷入庞杂医学知识的死记硬背中。那时，他把医学看成记忆学科，把要背的东西都安排在考前突击，但后来慢慢发现背完之后很快也就忘记了。一连串的解剖学、病理学、生理学，堆积的知识越来越多，他感觉自己好像变成了一个记忆机器，对人体的理解完全没有系统性的思考，他一度陷入了长时间的学习迷茫期。幸运的是，他在大二的病理课、解剖学等课程的学习中转变了学习思维。后来，他发现死记硬背是没有用的，只有自己提出问题、对知识有更深的理解，然后把各个学科的知识汇集在一起的时候，才对人体有了一个全面而清晰的认识。

然而，问题导向学习法的教学模式也受到了诸多条件的制约。其一，无论是老师还是学生，问题导向学习法课程的教与学都需要花费大量精力，因此教学内容贵精不贵多。如病理学课程仅在最难的泌尿系统部分采用了问题导向学习法的教学模式，希望学生通过这一章的训练将提问求索的思维方式运用到其他医学知识的学习中去。其二，问题导向学习法的教学模式注重知识点的深入学习，需要投入大量的时间精力，这就要求对课程设置进行系统的整合和规划。否则，如果只对各个知识点进行深入展开而忽视医学学习的系统性，需要花费较多学时的问题导向学习法课程可能会打乱整体的教学计划。其三，问题导向学习法教学对学生的自主学习能力要求高，对学生所花费的学习时间要求也比较高，因此问题导向学习法教学的效果与学生的学习能力密切相关。其四，问题导向学习法教学旨在激发学生学习的自主性，因此对于班级学生规模有着更高的要求，小班化的教学才能更好发挥出"以学生为中心"的教学优势。

精心设计课程激活书本知识

医学是一门活的学问，如何防止课堂教学与临床医学实践的脱节是课程教学改革的重点。为了让课堂教学贴近临床实践，医学实验班积极推动课程教学改革，采用翻转课堂、案例教学等多种方法。在学生考试评价中，医学实验班不断推进对标准化知识性考试的改革，重视考核学生灵活运用所学知识的能力。

案例学习法

案例学习法，主张课堂教学贴近临床医学实践，重视培养学生能够灵活运用所学知识的能力，其特点是教师和学生共同分担责任，并通过事先准备，引导学生探索问题、发现问题和解决问题。

传统的医学教育依照教科书的编排模式，大多是由因及果地推理过程，根据已知疾病，教师通过从病因到机制、病理变化、临床表现再到诊断治疗的过程来传授知识，这一传统过程需要学生具备良好的记忆能力与理解能力。但在实际的临床诊断过程中，医生需要具备的是从临床表征判断疾病、做出诊疗决策的能力。医生通过患者一系列的临床表现，进行医学检查，推理出病理变化、找寻可能的发病机制和原因，最终确定诊断方案——这与传统课堂学习的过程恰好相反。在实际教学中结合医生临床诊断的思维，将传统教学中由因及果的传授转变为由果推因的分析，帮助学生更有效地实现知识的实际运用，这需要老师更为精心地设计课程。

实验班的医学免疫课就做了这样的努力。医学免疫课设置了以学生为中心的讨论课，学生在课外需要花费更多的时间整合阅读材料，在课上相互分享。寄生虫课程同样采用了案例学习法的理念，学生在线上自学完成理论课，线下只保留讨论课。寄生虫课程平均每一章内容包括三次理论课和一次讨论课，整门课程共包含四至五个学习模块。

为了让学生在课堂学习中既能够系统学习知识，同时也能沉浸于真实的临床场景，选取合适的案例是案例教学的关键所在。老师为课程所准备的案例大多是自己精心编写的，这些课例以真实病例为基础，其中许多课例和美国的大学一起完成。一方面，课程所选案例与课程知识点联系紧密，学生可以运用每节课所学知识解决案例中给出的问题，这些案例不仅可以锻炼学生运用知识解决问题的能力，还能激发学生自主学习的热情。另一方面，这些案例来源于真实病例，且老师还会不定期与临床医生沟通，从而获得一些较新的临床案例作为补充。以这些精彩的案例为依托，学生在课堂学习、讨论中可以有效兼顾医学知识的实践性。

病理学是医学实验班许多同学最难忘的课程。在病理学课上，老师会在每一章的理论学习完成后，精心准备配套案例，让大家进行实操演练。全班二十多个同学分为三个小组，各组在线上先分小组讨论，讨论过程中老师也会加入，最后学生再进入大会议室讨论。小组讨论既能调动学生课前学习的理论知识，又能训练学生在小组中分析案例的协作能力。随着案例教学与学生小组讨论的展开，最让老师惊喜的是，学生在学习过程中不再拘泥于背诵课本知识，而是将知识进行内化处理，提炼出知识点之间的内在逻辑关系，再以图示的形式进行说明，由此建构起知识结构，帮助学生在真实案例中加以运用。

当然，新的教学方式不仅对学生提出了挑战，也对课程教师提出了更高的要求。对清华医学实验班的老师来说，教学背后的意义使他们愿意为之而努力。实验班负责教学改革的吴宁老师说："除了热爱之外，可能清华人还是比较有情怀的，只要是真正对学生有好处、能去改变一些东西的事情，我们都愿意做。"如今，基于案例学习法设计的病理学课程已经成为清华大学本科课程的标杆，供全校老师进行教学观摩。

改进考核方式

教学效果最终需要对学生的学习成效进行评估，而考核机制是指挥棒，如果评价机制不变动，教学改革的成效也不会有质的飞跃。

医学实验班的课程改革十分重视考核机制的革新，采用多元化考核机制。如在采用翻转课堂模式的课程中，学生课程成绩由平时讨论、慕课观看以及终期考试共同决定。其中，平时成绩不以对错为评定标准，而是关注学生参与讨论的积极性与思考深度；期末考试也不仅仅局限于低阶认知领域的考查。以病理学为例，这门课程的最终考试不考客观题。授课教师指出，一张试卷并不能准确衡量学生掌握知识的情况，用标准化的知识性考试也不能准确测出学生的学习情况。老师请了专门的设计人员设计了网络测评网站，采用病理切片分析疾病的方式，要求学生在考试中灵活运用他们平时学习的内容，真正从实际出发考查学生分析问题、应用所学的能力。

医学实验班的课程评价方式借鉴了美国医学院教育的经验，利用文字图片、病理切片甚至三维动画的方式开展网络式教学及测评。当学生无法再通过死记硬背、考前突击的方式来应对非标准化的期末考核方式时，自然而然就要转变学习的方式，把知识内化，从而提高理解知识、分析问题、应用所学的能力。

注释

1. GENRAL MEDICAL COUNCIL. Tomorrow's doctor's：recommendations on undergraduate medical education issued by the education committee of the general medical council in pursuance of section 5 of the medical act 1983 ［R］. London：General Medical Council，1993.

2. 张鸣明，刘鸣. 循证医学的概念和起源 ［J］. 华西医学，1998，13（3）：26.

3. Medical Education Committee of the British Medical Association. The training of a doctor：report of the medical education committee of the british medical association ［R］. London，1948：9.

4. ［英］肯尼斯·卡尔曼. 卡尔曼医学教育史：昨日、今日和明日·学识传承 ［M］. 管远志，潘慧，主译. 北京：中国协和医科大学出版社，2014：195.

5. 梅人朗. 自 1765 年到 1990 年代北美医学课程的改革 ［J］. 复旦教育论坛，1999（4）：7—15.

6. 梅人朗. 自 1765 年到 1990 年代北美医学课程的改革 ［J］. 复旦教育论坛，1999（4）：1.

7. 林新宏，上官辉，黎莉. 循证医学与医学教育改革 ［J］. 医学与哲学，2002（4）：19—22.

8. 张鸣明，刘鸣. 循证医学的概念和起源 ［J］. 华西医学，1998，13（3）：26.

9. 李亚平. 中美八年制医学博士教育比较与调查研究 ［D］. 长沙：中南大学，2011.

10. 孟繁英. 医学生人文素质教育与评价 ［M］. 长春：吉林人民出版社，2018：148—150.

11. 郝徐杰，陈红，张斯琴，周庆环. 临床医学八年制培养临床阶段课程设置改革的研究与思考 ［J］. 中国高等医学教育，2010（4）：74—76.

12. 周莹，郭莲，邵莉，谷茜，王春鸣. 加拿大医学教育课程体系对我国医学教育的启示：以渥太华大学医学院为例 ［J］. 中华医学教育探索杂志，2019（4）：331—336.

13. ABRAHAM FLEXNER. Medical education in the united states and canada：a report to the carnegie foundation for the advancement of teaching ［M］. New York：The Foundation，1910：58.

14. TEMKIN O，TEMKIN C L，eds. Ancient medicine：seleted paper of ludwig edelstein ［M］. Baltimore：Johns Hopkins University Press，1967：109.

15. 该方案为医学实验班基于 2019 级课程培养方案修改与调整后的新方案。

16. TABA H. Teaching strategies and cognitive functioning in elementary school children ［J］. Classroom Communication，1966（2）.

17. H LYNN ERICKSON. Stirring the head，heart and soul：redefining curriculum，instruction，and concept-based learning ［M］. 3rd Edition. Thousand Oaks：Corwin Press，2008.

18. H LYNN ERICKSON. Stirring the head，heart and soul：redefining curriculum，instruction，and concept-based learning ［M］. 3rd Edition. Thousand Oaks：Corwin Press，2008.

19. 王大亮，任芳丽，常智杰. 概念学习法在组织学教学中的应用 ［J］. 解剖学杂志，2021，

44（4）：345—347.

20. 王大亮，任芳丽，常智杰. 概念学习法在组织学教学中的应用［J］. 解剖学杂志，2021，44（4）：345—347.

21. 崔炳权，何震宇，王庆华，李红枝. PBL 教学法的研究综述和评价［J］. 中国高等医学教育，2009（7）：105+118.

第五章

领略原始创新的奥妙与艰辛

　　随着医疗技术的革新，疾病的预防和诊治已经深入到了分子水平，基于经验的传统医学逐渐向以现代生物学理论和实验方法为基础的生物医学转变。[1] 临床医学正在被现代生命科学和医学基础研究所推动。进入 21 世纪后，人们越来越重视基础医学对临床诊疗的转化应用水平，希望能够把医学基础研究获得的知识成果快速转化为临床和公共卫生方面的防治新方法。于是，转化医学应运而生。转化医学的主要目的在于打破基础医学与临床、公共卫生应用之间的鸿沟，倡导以患者为中心，医生从临床工作中发现和提出问题，由基础研究人员进行深入研究，然后再将基础科研成果快速转向临床应用，从整体上提高医疗水平。转化医学不是单一的学科或技术，而是一种转化的状态，即从实验室到临床、从临床到实验室。[2] 克洛德·贝尔纳在《实验医学研究导论》中进一步揭示了对一个优秀的医学生而言临床和实验室的关系：

　　　　我认为医院只不过是科学医学的门厅、第一个观察场所，医生必须由此进入。但是实验室才是真正医学科学的大厅，只有在这里，借助实验的分析，他才能找到常态和病态生理现象的理解。……大学教授在讲座上指点的某一门科学的成果和研究方法，无非只能形成听课者的科学思想，指导他们适应学习和选择自己的研究方向，但是决不能认为这样就可以造就科学家；唯有实验室才是产生真正实验科学家的苗圃。[3]

临床医生的研究能力受到越来越多的重视。各国一流医学院纷纷推动医学教育改革，强调医生从临床中发现医学问题的研究意识、在研究中与合作者解决问题并推动研究成果向临床应用转化的综合能力。在医学生科研能力的培养方面，美国医学教育领世界之先。从著名的《弗莱克斯纳报告》（1910 年）起，美国医学教育强调科学是医学实践的基础，提出医学生应具备科学学术背景，医学院校课程本身应继续强调基础科学内容。[4] 20 世纪 20 年代，美国约翰斯·霍普金斯大学医学院率先开创了培养临床医学生科研能力的先河，为医学生们提供参与科学研究的平台和机会。20 世纪 60 年代，霍普金斯大学、加州大学圣地亚哥分校（UCSD）等院校提出了以培养"医师科学家"为目标的医学生培养项目（Physician-Scientist Training Pathway），着力培养兼顾临床、科研综合能力的医学精英人才。

随着我国经济社会的高速发展和人民群众生活水平的提高，大众对于高水平医疗服务的需求与日俱增，但是很多疾病的治疗仍然停留在"有病治病"的传统模式，对疾病深层次的研究和探索还远远不够，因此，提高临床医生的科研能力任重而道远。[5]

临床八年制医学教育是培养临床和科研兼备高层次医学人才的重要途径，兼备科研能力的临床医学人才，能更好地将科研方法、创新能力应用到临床实践中。[6] 2012 年，《卫生部关于实施临床医学教育综合改革的若干意见》提出长学制医学生不仅仅需要具备过硬的临床基本技能，还需要有科研创新能力。[7] 各试办高校制定的具体培养目标和采用的教育措施也都强调了科研素质的培养，而不仅仅是培养"实用临床医生"[8]。

清华大学医学实验班在八年长学制的有限时间内，为了对学生进行系统的科研训练，在培养方案中有哪些设计？这些设计和安排有怎样的特点？医学生的科研生活（尤其是海外科研阶段）是什么样的？学生有何收获？这些是本章将要回答的问题。

第一节　清华医学实验班的科研培养方案

医学实验班的教学计划中涵盖了贯穿八年的科研能力培养体系，分为三个阶段，即启蒙科研阶段、科研训练阶段和临床科研阶段。三阶段培养体系均以科研能力培养为导向，教学内容、培养方式和考核设置各有不同，体现了清华医学"全程、全面、全时"科研能力培养体系的特点[9]。

第一阶段是启蒙科研阶段，在学制的前3年，以课程设置、"走进实验室"、大学生科研训练计划、学术讲座、学术科技赛事等多条线路培养学生科研思维、实验方法和实验设计能力等，为接下来的海外科研打下基础。同时，学生可以自由选择清华医学院的老师作为导师，进入实验室，由此初步接触基础实验科研。

第二阶段是科研训练阶段，这个阶段指的是医学实验班第4—5学年的科研训练课程，课程分为"科研训练（1—4）"四门课程，共计4学期。所有前3年基础阶段考核达标的学生都将被派往国外一流医学院校，在海外导师指导下，接受国际高水平的基础科研训练。这种严格而系统的科研训练，能培养学生良好的创新意识、科学素养和合作精神。此阶段的科学研究强调与疾病相关的研究方向和内容，涵盖了基础医学、生物信息学、医工交叉等多方面的科研领域。在此阶段，每位学生将有指定的课题，通过导师的指导，与实验室人员合作完成2年的科研课题研究。值得注意的是，实验班实行"双导师制"，即对每一位同学，清华大学医学院和海外医学院都会各派一位导师对他进行科研指导。除了海外的导师，清华大学根据学生的具体研究方向为其匹配共同导师。"国际化双导师制"的科研培训模式有利于帮助学生从本科基础课程学习阶段顺利过渡到海外科研训练阶段，同时也保障了学生完成海外科研训练后回国继续从事科学研究的连续性。

第三阶段是临床科研阶段。临床阶段学生主要以学习临床知识并进行见习、实习为主，与此同时，学生加入感兴趣的临床导师团队，进行临床科研课题的研究、了解临床研究的过程、学习临床研究思维。此阶段采用基础–临床双导师制度，一般情况下每位学生有两位清华大学导师，即基础科研导师与临床科研导师，学生需在两位导师的共同指导下开展课题研究，并完成毕业论文。

由此可见，为了更好地提升学生的科研水平，医学实验班在培养方案上的设计与安排有如下几个特点。第一，实验班对科研训练的强调贯穿了培养方案的全过程，循序渐进，精心考虑了各个阶段的衔接问题。第二，实验班为不同阶段的学生匹配了相应的导师，强调科研中师徒式的培养模式。第三，医学科研包括了基础医学研究和临床医学研究，实验班尤为重视学生的基础科研能力。一方面，基础科研贯穿了实验班培养方案的各个阶段；另一方面，实验班将基础科研训练放在临床科研训练之前，旨在培养学生基础科研的思考习惯。

第二节　实验室工作初体验

在前三年基础教育阶段，医学实验班鼓励学生利用课余和假期时间进入实验室学习，并要求学生在大三时必须有一个确定的导师和实验室。2012 级学生徐施然表示："在出国之前，培养方案要求我们要在大三的时候就进实验室，至少去参加组会。至于每周有多长时间用在实验室里，医学院并不做严格的要求，反正鼓励大家尽早接触实验室。"

虽然实验班鼓励学生尽早进入实验室，但是在大三之前并无明确要求，所以学生进入实验室的时间和动机因人而异。一般来说，越早进入实验室的学生往往有着更主动、更强烈的科研动机，也可能有着更强的计划性。

在这样激励的机制和氛围下，实验班的学生在进入实验室的时间、对实验室方向的选择上有何特点？学生如何在初入实验室工作的体验中有更大的收获？

初入实验室

高中毕业于北京市人大附中的赵嘉恒，在中学时期参加了许多科研活动，如奥林匹克生物竞赛、北京市举办的翱翔计划科研训练营。赵嘉恒的中学科研经历在第二章第一节已做详细介绍，她从中学的科研项目中明白了科学研究的推进并不是一蹴而就的，良好的学科知识和实验技术是需要日积月累的。基于对科研的基本认识，她认为在进入大学后应该尽早进入一个实验室，这样才能打下坚实的科研基本功。她说："进入大学后，我想尽早地开始练习生物科学研究的基本技术，我觉得自己在研究方向上要走得早一点，为出国的两年做好充分的准备。"

在赵嘉恒看来，进入实验室的时间安排需要一定的规划。第一，利用零碎的时间进入实验室并不可取，了解实验室需要一个较为集中的时间。在赵嘉恒看来，有些同学很早进入实验室但后来发现没有什么实质的收获，这其实和时间选择有关系。第二，她认为进入实验室之前应该基本适应大学生活，且有一定的知识基础，否则进入实验室之后又面临全新挑战，这可能会导致科研与学业难以平衡。当然，在已经有部分同学进入实验室的班级氛围中，赵嘉恒在当时也有一些焦虑情绪，但她最后还是坚定地按照自己的计划来推进科研生活。她回忆道，当时有好几个同学已经进实验室了，她开始有些焦虑，但她又觉得自己在大一的时候还没有完全适应好大学生活，还是要等到她基本能够把握自己的大学学习节奏之后再考虑进实验室。于是，在精心规划之下，赵嘉恒选择了在大二寒假进入实验室。一方面，她在大二寒假可以有整段的时间泡在实验室，这有利于她对实验室进行全面的了解。另一方面，她在大学一年级一整年的学习中打下了一定的学科基础，也基本适应了大学生活。

对科研已经有了基本了解，对自己的学习生活也有着充分的规划，赵嘉恒又会如何选择实验室和研究方向呢？赵嘉恒从入学时便定下目标，她要找到自己喜欢的研究方向，进入高要求、高标准的实验室，得到一些真正的历练。在一门选修课上，一位做肿瘤干细胞的老师的研究课题激发了她的兴趣。赵嘉恒了解到这位老师对学生的要求非常严格，这恰好符合她对实验室的期待。于是，她很快地向老师提出加入该实验室的申请。高要求的实验室总是有特殊的规则：每个进入该实验室的学生都有一年的"试用期"，学生要在这一年中各自开展课题并完成汇报；通过考核后，学生才能留在实验室。最终，赵嘉恒凭借出色的个人表现，顺利地留在了这位老师的实验室。

当谈到大学初入实验室的收获时，赵嘉恒详细描述了科研从入门到逐渐熟悉的几个关键步骤。第一步是参与组会，这是最基础的阶段。学生通过组会能够了解到实验室的总体情况与研究方向、每个人各自负责的模块、研究进展等。第二步是中级阶段，主要是个人能独立完成单个的实验，比如跑胶、PCR 检测、构建质粒等。学会这些基础操作后，学生能帮助师兄、师姐做一些辅助性的工作，类似于做一个实验助手。第三步是比较高阶的阶段，学生不但要完成前面两个阶段的工作，还要能独立负责实验室的某一个课题或者课题的某一部分。独立负责实验室的某一课题意味着学生可以自行安排相关的实验内容，全程负责该课题的推进，具备设计实验、完成实验的综合能力。不过，只有少数能力比较突出的学生能够完成第三阶段的工作，大多数实验班学生在前三年并不能完成，更多人是在国外科研训练的两年中才逐渐学会如何独立开展实验。

"那么你在出国前已经基本上走完第三步了吗？"赵嘉恒自信地回答："是的。"为什么她能够在前三年的学习中便完成了科研的第三阶段，因为她比大多数人更有天赋吗？在赵嘉恒看来，她并没有较好的天赋，而是有足够的毅力。她说："如果我特别想把一个事情做好，我就会一直坚持，不断地投入进去，失败了就再试一次。"很多时候，甚至实验室的其他人都走了，赵嘉恒仍然坚持在空无一人的实验室做实验，常常做到半夜。那么，赵嘉恒是怎样走完这三步的呢？在她看来，第一步的目标比较浅，她直接跳到了第二步；接着花了一个假期的时间完成了第二步，然后逐渐过渡到了第三个阶段。

张伟在大二上学期进入了实验室，在此之前，他从未参加过科研项目。从大一开始，张伟一直持有这样的看法：国外有两年的时间专门用来做科研训练，在清华的前三年没有必要去选一个实验室，只需要把基础知识学好就可以了。另外，他在大一的时候还考虑过修读双学位，所以他对进实验室没有什么计划。然而，在大一暑假，班主任鼓励大家多进实验室看看，因为国外的时间一共就两年，要想做出成果必须得抓紧时间。如果在国外学习的时候不懂实验技术，就要花很长的时间去适应整个环境，真正动手的时间就更少了。张伟由此开始关注实验室的信息。真正让他下定决心进实验室的是听完张林琦老师关于病毒学的讲座，张老师的病毒学研究深深吸引了他。听完讲座后，张伟立马给张林琦发了邮件，和老师交流后，师生一拍即合，张伟顺利进入了张林琦的实验室。

进入实验室后，张伟在第一个学期只是去听听组会，并未参与实验室的实际工作。直到大三下学期准备出国之时，他才有意识地在实验室里学习一些实验技术，开始主动与师兄、师姐讨论研究课题。在这个阶段，他学习了许多实验技术，如分子克隆、细菌培养和提质粒等，为之后的海外科研打下了一定的基础。在学习实验技术方面，医学实验班在大二暑假开设的基础综合实验课也给张伟带来了很大收获。这门课要求学生以小组为单位开展一个研究课题，帮助学生系统地了解如何设计并完成一项实验。这门课会开放一个实验室，学生有时间就可以自己过去做实验。张伟表示，实验做得多了之后就熟能生巧了，其实他的实验技术很大程度上源于在这门课上得到的训练。

张伟的实验室工作初体验，让他对医师科学家有了更深的理解。在实验室里，他所参与的课题恰好与中东呼吸系统综合征冠状病毒（MERS-CoV）的治疗策略相关，MERS-CoV 是当时的国际热点传染病。他深刻感受到了课堂中的理论知识被一一应用到解决重要的实际问题中去，这便是医师科学家所发挥的重要作用。如此近距离地接触科学前沿，促使他更坚定地想成为一名医师科学家。

在完成海外科研训练后，张伟回过头来反思自己前三年的实验室经历。他说："其实国外的两年才是实验技术和科研思维长进比较快的时候，在清华可能更多的是参观、见习。"

在海外科研训练阶段，张伟仍然从事病毒学相关研究，归国进入临床后，他也参与到了呼吸系统病毒的临床研究中去。尤其在疫情期间，张伟积极参与新冠病毒的相关研究及文献译介工作，取得了良好的成果。

在清华医学实验班鼓励尽早进入实验室的氛围中，不少学生在这种氛围的影响和压力下也进入了实验室。实验班要求学生至少在大三时必须加入一个实验室，部分学生在大二末、大三初的时候才搭上了科研早接触的末班车。

在高中时期参加过生物竞赛、物理竞赛的叶小青在大二的时候进入了实验室，但她在进实验室这件事上并没有什么明确的目标。大二的时候，叶小青发现周围许多同学都已经进实验室了，这让她一度非常焦虑。在朋辈压力和焦虑情绪的推动下，她也开始积极了解各个实验室的基本信息和研究方向。

开始，叶小青选择了一个自己相对比较感兴趣的实验室，研究方向是生殖干细胞。叶小青觉得干细胞研究方向非常时髦，仿佛什么都能够去做。但同时她也时刻提醒自己，必须要到病床边上才知道疾病是什么样的，也只有进了实验室后，才能知道这个研究方向到底是怎样的。进入干细胞实验室后，她发现自己并不是很喜欢这方面的研究。这时，有个同学推荐她一起去学生物信息学，于是她便兴冲冲地转向了生物信息学。这一回，她找到了自己真正喜欢的研究方向。生物信息学是生命科学和计算机科学相结合形成的一门新交叉学科，叶小青对利用生物学和计算机科学揭示复杂的生物学奥秘比较感兴趣，后来她在海外依然选择了生物信息学方面的实验室。虽然叶小青仍然不确定这是否是她未来一定要从事的研究方向，但是秉承"干一行爱一行"的态度和原则，以及在国外的两年勤勉学习，她最终以第一作者的身份发表了高分文章。

在叶小青看来，只有进入实验室才能真正明白科研是什么以及不同的研究方向到底有什么区别。她认为，尝试多种研究方向以确认自己的研究兴趣在前三年是十分重要的，因为在这个阶段，有更多机会去试错。

2012 级的徐施然在大二下学期的暑假才进入实验室，他进入实验室的时间相对其他同学较晚。由于实验班前几年课程量大，兴趣广泛的徐施然还参加了艺术团等课外活动，所以他的日常时间安排相对紧张。

临近大三，他按照医学院的培养方案要求选择了吴励老师的免疫学实验室。

作为一个实验室小白，徐施然尽管在课程中学习了一些基础的实验技能，但他对整体的科研工作并没有深入的认识。在吴励老师的实验室里，徐施然主要参与了组会讨论，他在此过程中明白了一项课题在设计和执行中要面对许多问题：如何设计一个实验？一项实验可能会出现哪些问题？如何解决这些问题？每一项技术的潜在缺点是什么？在博士生学长的一对一指导下，徐施然完整跟进了一个课题，学习了一些实验技术和课题的设计思路。从宏观研究思路到微观实验细节，徐施然收获颇多。

总体上，徐施然在免疫学实验室待了一年左右的时间，在出国之前，他基本上经历了一个完整的科研课题的流程。

进入实验室的时间、方向选择及收获

在清华医学实验班，尽管前三年学生的课业压力较大，学生能够花在科研上的时间相对紧张，但实验班学生都或早或晚地进入了实验室，在繁重的课业之余仍然不遗余力地在实验室耕耘。

在进入实验室的时间上，多数学生选择在大二加入实验室。我们的调查表明，在初次进入实验室的时间上，医学实验班有 10.2% 的学生在高中或更早便接触了实验室；在大一初次进入实验室的学生人数比例为 18.5%；大多数学生在大二第一次进入实验室，比例为 51%；由于医学实验班培养方案的要求，大四及之后才进入实验室的学生极少，仅有 0.6%。总体上，相比其他一流医学院校而言，清华医学实验班学生进入实验室的时间整体偏早。

上文指出，医学实验班有 10.2% 的学生在高中或更早便接触了实验室；我们接下来对此进行补充讨论。在关于高中科研背景的调查中，数

据表明实验班有 19.1% 的学生在高中就接触过科研活动（这意味着有一部分学生的科研活动并不以加入实验室的形式展开）。那么，在医学实验班，高中时期有科研经历的学生在大学期间的科研活动中会更有优势吗？我们从质性访谈中发现，高中时期有科研经历的学生可能因为对科研活动已有一些基本的了解，所以在进入大学后可能对个人的科研安排更有计划性，且可能更早或更容易选定自己的研究方向。

在实验室研究方向的选择上，许多学生认为在前三年应当多接触不同的研究领域。除了前面叶小青的案例以外，2017 级的蔡姵姵同样持相同的观点。与在生命科学领域尝试了不同研究方向的叶小青不同，蔡姵姵在科研上的规划是跨学科的。化学竞赛出身的蔡姵姵在大一时便选择了一个化学系的实验室，她在这个实验室待了一年的时间。在这一年里，她从师兄、师姐身上学到了做科研的时间规划，了解了什么是科研人的良好状态。这个化学项目结束后，蔡姵姵在大二的时候进入了肿瘤学课题研究的实验室，她感受到这与前一个实验室有很大不同。两种研究方向完全不同的课题都让蔡姵姵有了关于科研的美好体验，她喜欢一天到晚都"泡"在实验室里。尽管肿瘤学将是蔡姵姵在未来继续主攻的研究方向，但她仍然认为早期化学实验室的经历并不是一种浪费，而是很有意义的财富。在她看来，早期做研究没有必要局限于一个领域，这个时候自己的科研可塑性相对比较强。她建议大家去多接触一些不同的领域和方向，可能会有一些不同的感受和想法，这对之后的科研工作也有启发。

在实验室初体验的目标和收获上，多数学生主要跟进了一个完整的研究课题。在这个课题中，第一，学生参与实验室组会，能够了解一个完整的研究课题需要经历哪些步骤。第二，学生能够掌握一些基本的实验技术，往往比实验课的学习更深入、熟练。第三，学生能够学习到一个研究问题是如何提出的、实验是如何设计的、实验中可能遇到哪些问题等各种经验，以及锻炼设计实验、执行实验的综合能力。第四，学生在实验室良好的科研氛围中与导师和师兄、师姐交流，这个过程既培养了学生科研合作能力，也拓展了学生的科研思路。第五，学生在此阶段找到了自己感兴趣的研究方向，为将来海外的科研训练打下基础。

然而，由于实验班培养方案对学生在早期实验室参与中的学习目标并未明确规定，所以学习收获往往因人而异。正如前文赵嘉恒总结的科研学习三阶段：①参与组会，跟进完整课题；②掌握基本实验技术并熟练运用；③独立设计课题、实验并完成。多数学生可以完成前两个阶段的学习，而第三阶段的实现主要在海外期间完成；少数表现优异的学生可以在出国之前便在国内实验室独立开展并完成一个简单的课题。

那么，怎样才能在实验室工作初体验中进入科研学习的第三阶段、获得更多的收获呢？第一，更早针对自己的科研安排做出计划可能有一定优势，但进入实验室未必越早越好。关键点在于，综合把握自己的知识基础、学习适应情况等条件，计划好自己进入实验室的时间，尽早开始了解各个实验室的研究方向和基本信息，这有利于自己在前三年更游刃有余地平衡课业、科研和生活，也能够一定程度上减少外部环境带来的个人焦虑情绪。第二，培养研究兴趣。在前三年，学生有较为宽松的时间去广泛尝试各种研究课题，从中找到自己感兴趣的研究方向。不过这也意味着，视自身情况而定地尽早进入实验室非常重要，否则如果到大三才进入第一个课题，那么试错的机会就少了。第三，付出时间，且最好是整段的时间。为了在一开始对科研能有整体的认识，最好能够抽出一整段的时间泡在实验室（比如寒暑假）。另外，科研是一种需要全身心投入的活动，对于新手来说，零碎的时间可能无法让你体会到什么是真正的科研状态。

总而言之，在早期科研阶段，培养方案仅对进入实验室的最低时间限制做出了规定，并未明确该阶段的培养目标；不同学生的体验与收获各有不同。有学生曾向医学实验班老师提交过一份建议书，在他看来，培养方案应对早期科研做出一定的指导性安排。这位学生把早期实验室训练与临床医师规范化培训相类比：规培中，医院要求医生在这个阶段要接诊多少个糖尿病患者或冠心病患者；同样，早期实验室训练也应当规定学生必须掌握哪几个基础实验，至少要求出国前每个学生在这些基础的实验技术上是熟练的。他希望，早期科研培养方案可以条分缕析地列出一些大多数国外实验室都会用到的实验技术、经典实验、基本方法等。类比外科医生的训练，医学院不会要求外科医生每个手术都要做过，但是对切开、缝合、消毒等基本临床技术应该有基本的指导；早期科研训练也应当逐步探索出这类基本指导的固定章程。

第三节　在海外触探生命科学前沿

相比于英美等西方国家，我国医学生的科研训练起步晚，且医学教育阶段缺乏针对性、系统性科研训练的课程（或计划）。[10] 为了培养作风严谨、行为规范的医师科学家，在"3+2+3"学制的第二阶段，医学实验班所有符合条件的学生都将被公派至海外一流大学，进入国际前沿的实验室接受严格的基础科研训练。为了更好促进学生的科研学习并保障学生在国内、国外学习的适应性和衔接问题，清华大学医学院与国外医学院各派一位导师对学生进行科研指导，实行"国际化双导师制"。

为什么医学实验班在培养方案中设计中间两年让学生出国接受基础科研训练，而不是更早或者更晚呢？

第一，海外实验室希望学生有一定的科研基本功，而低年级学生的科研基础能力还不扎实。对于学生来说，前三年的科研准备工作十分必要，只有熟练掌握了基本医学知识和实验技术后再深入研究，在海外的科研训练阶段才有能力参与更加综合、前沿的研究项目。

第二，学生在进入临床之前具备基础科研思维结构是极其重要的。医学实验班的创设团队在考察国内外一流医学院的教育实践后，发现许多学校将科研训练安排在学生毕业前的一段时间，科研训练效果并不如意。医学院教务办副主任吴宁指出，先接触基础科研，会把基础科研思维带到临床中去。在临床中，擅于提出研究问题、关注病理解释等基础科研思维同样是有益的。但先接触临床的话，学生很可能倾向于临床性科研，会比较抵触做基础性科研。尽早接触基础医学研究，在大脑中率先埋入科学思维，学生能够受益终身。

第三，大多数学生在毕业后从事医生工作，如果将科研放在八年制的最后两年，那么学生在毕业时很有可能已经淡忘了其在医院中学习的医学知识和临床技巧，这对其毕业后的工作衔接是不利的。

总之，将完整的科研训练安排在八年制的中间两年，学生既有充足的时间打好基础，又能够在学习临床之前具备基础科研的思维。

学生出国前需要做好哪些准备？在海外，学生如何选择学校、实验室和研究方向？他们在实验室的科研生活是怎么样的？受到导师怎样的影响？他们最终又有何收获呢？

出国准备与资格评审

清华医学实验班由国家留学基金委资助，以班级为建制赴国外留学。所有符合出国条件的学生，都将获得国家留学基金委全额奖学金，进入国外前沿实验室进行为期两年的医学科学研究。

在出国前，学生须在专业基础、科研基础和英语水平等方面成绩达标，并通过两轮面试考核。

一方面，学生前三年的课程平均成绩必须达到 80 分及以上，托福成绩达到 95 分。当然，托福成绩只是一个程序上的要求，要想国外学习生活能够顺利进行，学生还应该在前三年持续练习英语口语和写作。

另一方面，面试主要考查学生英语表达能力以及对科研的理解。第一轮面试由清华校内专家进行考核，既帮助学生为第二轮面试做准备，也对学生进行初步筛选；第二轮面试由海外合作院校的评审团组织考核。在严格的考核之下，顺利出国的学生已然在医学知识、科研认识和英语能力等方面有了较好的积累，他们在海外科研训练中能够迅速地步入正轨。事实上，除了极少数学生成绩不合格或没通过面试，实验班每一届学生大多都能通过一系列的评审，最终被国外的院校接收。

除此以外，学生还要有独立生活的能力，许多学生会在出国之前锻炼厨艺，从而为国外生活做准备。

匹兹堡大学与墨尔本大学

匹兹堡大学

匹兹堡大学（University of Pittsburgh），又称"匹大"，是位于美国东北部宾夕法尼亚州的一所顶尖的公立研究型大学。匹兹堡大学建于1787年，是美国最早成立的5所顶尖私立大学之一（哈佛、耶鲁、宾大、匹大和普林斯顿大学），1966年转为公立大学。在2020年QS世界大学医学专业的排名中，匹兹堡大学位居世界第49名。其医学院位处全美顶尖，器官移植技术、神经外科学、干细胞科学与组织工程、纳米科学等领域均处于世界领先水平。

匹兹堡大学有着丰富的医院资源，是全美除哈佛大学以外拥有最多附属医院的大学。隶属于匹兹堡大学的匹兹堡大学医学中心（UPMC）是美国一家拥有着深厚医疗背景的综合性医院，该中心旗下有22家医院，是美国最成功的区域性医院之一，以神经外科、器官移植、基因治疗最为闻名。

2011年4月24日，正值清华大学百年校庆日，清华与匹大签订协议，成立临床教育和科研合作项目，实施医学药学实验班学生联合培养计划（后改名医学实验班学生联合培养计划）。清华大学医学实验班每年派遣 15—25 名学生前往匹兹堡大学，接受为期两年的科研训练。匹大医学院院长、健康科学常务副校长亚瑟·莱文（Arthur S. Levine）在协议签订后不久表示："我们的目标是训练所有学生成为有技能而且有同情心的医生和科研人员，让他们拥有改善他们所在社会的地区、国家和全球的卫生和福利的知识和动力。"

匹兹堡大学医学院对此合作项目提供了较大的支持，免除学生学费；清华每年需承担 20 万美元的管理费。清华大学实验班学生每年以访问学者的身份进入匹兹堡大学医学院接受基础科研训练，但无法在匹大注册学籍。

在实验室的选择方面，匹兹堡大学为实验班学生设计了总共四轮的实验室轮转安排，每次轮转为期两周。在为期两个月的轮转中，学生可以接触到各种各样的医学研究实验室，包括肿瘤、感染性疾病、干细胞与再生生物学、神经科学、心血管系统疾病和药物研发等研究领域。轮转结束后，学生再根据各自的研究兴趣和科研背景，基于师生的双向选择，最终选定实验室，在导师指导下从事生命科学与转化医学相关领域的科学研究。在此期间，实验班学生受到严格而系统的科研训练，包括科学思维、研究方法、实验伦理等。同时，该合作项目实行双导师制，基于学生在匹大选定的导师的研究方向，清华大学同时为学生匹配合适的国内导师，以促进学生归国后的适应与衔接。

在课程方面，匹大为实验班学生安排了三门课程：

文献检索课。该课向学生介绍一些常用的文献检索工具和重要的美国数据库，旨在训练学生的检索能力和科学文章写作能力，指引学生入门医学研究。

科研思维训练课。该门课侧重向学生系统地介绍一些重要的研究方法，以及通过阅读文献来训练学生的科学思维。比如，要求每个学生在课堂上独立讲解文献，然后进行小组讨论，鼓励学生在讨论中多发言、多质疑，注重培养学生的批判性思维。

临床实践课。在学生回国前1至2个月，匹大老师将带领实验班学生前往匹兹堡医疗中心，观摩临床实践。在此过程中，医生会向学生介绍一些美国医院的临床操作流程，以及美国科研与临床结合的具体模式与案例。这门课之所以被安排在学生归国前夕，旨在对学生将要进入的临床学习阶段起到衔接作用。

在学生管理方面，清华医学实验班每年派遣一名老师前往匹兹堡大学，该教师专职从事海外学生管理工作。然而，随着合作项目逐渐成熟，目前已经不再设立专职从事海外学生管理的教师职位。

截至2023年10月，共有253名实验班学生前往海外院校进行科研训练，其中154人前往匹大。

墨尔本大学

在清华大学与匹兹堡大学顺利展开合作之后，许多国际名校也先后向清华医学院表达了开展合作教学的意愿。2013年，清华大学医学院与墨尔本大学医学院签署了学生联合培养合作协议，招生模式和培养方式延续清华大学与匹兹堡大学的合作模式。

位于澳大利亚的墨尔本大学（The University of Melbourne）（简称"墨大"）是一所国际领先的顶尖大学，医学院是其下属的15个学院之一。经过一百多年的发展，墨尔本大学在医学领域稳居全澳第一。墨尔本医学院是澳大利亚生物医学研究的领头羊，也是澳大利亚医学研究的前沿和中心。在2020年QS世界大学排名中，墨尔本大学医学专业位居第17名。

墨尔本大学专门为实验班的学生设立了一个项目，名为"Master for Medical Research"。该项目每年招收约8名实验班学生正式入学墨大，并为通过论文考核的学生授予硕士学位；实验班学生享受与墨大注册学生相同的待遇。墨尔本大学同样为实验班学生免除学费，清华大学每年需承担每个学生 3000 澳元的管理费。

在墨尔本大学，实验班学生除了需要正常完成两年的科研训练外，还需要撰写硕士学位论文并通过评审。墨尔本大学的硕士学位在国际上有着较高的接受度，其对学生的硕士论文也有着较高的考核要求，论文需通过两个评审者的审议，一位澳大利亚专家，一位外国专家。评审通过后，学生便可获得墨尔本大学硕士学位。

在实验室的选择方面，实验班学生在墨尔本大学医学院可接触到肿瘤学、神经科学、免疫学和生物信息学等多个不同研究领域的优秀实验室及导师。墨尔本大学没有设置实验室轮转环节，学生通过与导师的双向选择，确定最终进入科研培训的实验室。在墨尔本大学，实验班学生同样实行国内国外双导师制。

在课程方面，墨尔本大学为实验班学生在第一年安排了两门课程，一门以研究方法为主要内容，另外一门与统计学相关。曾在墨大学习的季云霄说，"这两门课的授课教师有澳洲口音，对于初入墨大的同学来说有些难适应。但是时间长了，当你习惯了教授的口音并消化了这两门课的知识后，你会感到获益匪浅。"

在学生管理方面，尽管目前墨大和匹大都没有实验班老师驻扎管理，但不论是匹大还是墨大，清华都安排了专门的老师负责和国外大学老师对接，随时为学生提供帮助。医培办主任曹晓婧老师表示，实验班管理老师的工作基本上没有休息，学生微信发过来就要随时查看，随时帮学生协调。

截至 2023 年 10 月，共有 34 名实验班学生前往墨尔本大学进行科研训练。

学校与实验室的选择

实验班学生自由选择留学院校，总体而言，选择美国匹兹堡大学的学生更多。在针对清华医学实验班的问卷调查中（总样本量 157 份），扣除未留学的低年级学生样本，118 名学生中有 71% 选择了匹兹堡大学，29% 选择了墨尔本大学（墨大接收学生有名额限制，而匹大没有）。

胡平于 2016 年出国，曾在匹兹堡大学进行了两年的科研训练，面对匹兹堡大学和墨尔本大学，她最终选择了前者。

首先，在胡平看来，美国整体的科研实力相对更强、生活节奏更快，她希望能在美国完成更多挑战。她说："墨尔本大学可能强于匹兹堡大学，但是美国整体的实力强于澳大利亚。我感觉美国的快节奏更适合我，我想去完成更多的事情。"其次，胡平认为匹兹堡大学的轮转设置更适合她，4 个实验室的轮转可以让她接触更多的科研方向，拓展视野，而墨尔本大学并没有轮转机会。

在如愿通过面试到达匹大后，学校根据她的志愿匹配了 4 个轮转实验室。在每个实验室，她有两周的体验时间，轮转结束后她可以最终选择其中一个实验室。她经历的第一个实验室教授比较严厉；第二个实验室有明确能做的课题，并且之前培养过的清华同学都发了不错的文章；第三个实验室教授人很好，做的是斑马鱼实验，她比较有兴趣但课题不明确；第四个实验室教授是肿瘤免疫学领域知名的大牛，实验室环境很好但是课题不是很明确。在她看来，两年的时间很短暂，她喜欢目标明确、能够让她立刻投入的事情，因此她最终选择了第二个实验室。

徐施然初入实验室时所选的导师之前在墨尔本大学工作过，于是，在清华园前三年的学习生活结束后，徐施然没有过多考虑便选择了墨尔本大学。

墨尔本大学的实验室没有轮转设置，这源于美国学术界和澳大利亚学术界的风格差异。在美国，生物医学类博士在确定研究方向之前，会经历一段时间的实验室轮转；而澳大利亚的在读博士并没有"轮转"的概念。在墨尔本大学，学校先为学生提供一个导师名单，每个导师有着不同的课题方向，学生按照其研究兴趣联系导师。经过导师和学生的双向选择，学生最终敲定实验室去向。

在徐施然看来，美国匹兹堡大学的轮转时间太短，学生并没有太多受益；在没有轮转的墨尔本大学学习，反而能有更高的工作效率。徐施然说，他和匹大的同学交流，大家都认为每个实验室只安排了两周的轮转时间，这是非常短暂的，基本上只能看个皮毛，没有特别大的帮助。相比之下，美国医学博士轮转时间长，更长的时间才能使得医学生真正了解到实验室的具体科研内容。

当匹兹堡大学的同学还在轮转的时候，徐施然与墨尔本大学实验室的老师交谈后，一拍即合，便马上投入到实验室工作中，很快地进入了正轨。他说，班级同学是 8 月 15 日出国的，在 11 月至 12 月的时候，匹兹堡大学的同学可能还在轮转期或者刚定下实验室，而他已经独立开展实验了，也做出了很多结果，这为他节约了 2 至 3 个月的时间。徐施然一开始便有着明确的研究兴趣，他想选一个做免疫学的实验室。对于这样目标明确的学生来说，在没有轮转设置的墨尔本大学反而更有效率，他可以立马投入到科研工作中去。然而，就更多没有清晰研究规划的学生而言，他们可能很难通过和导师的短暂沟通便快速选定一个实验室，对他们来说，可能经历了轮转才能更好地选择实验室和研究方向。

在院校选择上，多数实验班学生会选择美国的匹兹堡大学，主要有以下几个方面的原因：

第一，美国整体的科研实力强于澳大利亚，有着更丰富的科研资源及更广博的研究方向。

第二，匹兹堡大学有着较好的区位条件，它紧邻计算机和生物学科强校——卡耐基梅隆大学。基于此，匹兹堡大学有许多交叉学科得到了较好的发展，学生倾向于认为匹大拥有更为前沿的实验室和研究课题。

第三，匹兹堡大学为实验班学生安排了两个月的实验室轮转环节，学生可以在充分了解不同实验室的科研工作之后再选定实验室和导师。因此，相比于没有轮转的墨尔本大学，大多数没有明确研究方向的学生更愿意选择匹兹堡大学。

第四，匹兹堡大学没有硕士论文的考核要求，学生有更大的自由度。

第五，匹兹堡大学的交流名额更多，且有一些学生出于结伴的考虑，更愿意和同学相约匹兹堡大学。

另一些同学选择了墨尔本大学，原因一方面在于墨尔本大学会授予学生硕士学位，这是其相对于匹大的优势所在；另一方面墨尔本大学医学专业的世界排名高于匹兹堡大学。另外，澳大利亚地广人稀，风景优美，有一些学生更喜欢墨尔本的风光和舒缓的节奏。

海外科研

医学实验班学生们在海外度过了难忘的两年。在这两年里，他们在实验室独立开展课题，努力探索新知并不断超越自己；他们在导师和实验室伙伴的帮助下克服一个又一个难题，对医师科学家也有了更深入的认识；他们在留学生活中得到锻炼，逐渐成长。

独立开展课题

在前文中，我们总结了科研学习的三阶段：①参与组会，跟进完整课题；②掌握基本实验技术并熟练运用；③独立设计课题、实验并完成。在海外科研训练的两年，学生们普遍能够完成科研学习第三阶段的要求：独立开展课题。在这个过程中，医学实验班学生在导师的指导下设计课题、探索未知、执行实验，在一次次挑战中超越自我。无论最终研究结果如何，他们都因此得到了历练、成长。

2012 级的徐施然在墨尔本大学选择了一个免疫学的实验室，他在这个实验室主要从事骨髓移植方向的研究。在前三年，他已在清华的免疫学实验室学会了基本的实验技术，这让他对海外两年的科研生活充满信心。

一开始，导师问他："你是想我手把手教你，还是你自己干呢？"他跃跃欲试，回答导师说："要不先让我试着自己做，我喜欢自己自主权大一点。"初入实验室，他便自己着手设计实验，对于他来说这两年基本属于"放养"状态。

但在清华的前三年只是打下了一个基础，如果自己设计并实践课题，没有导师的帮助有问题的时候怎么办呢？在他看来，导师虽然不干涉他，但是导师每天都在实验室，他有问题便可以随时敲门寻求帮助，他所做的实验，导师也会帮他把关。相比导师手把手地带着、在科研大佬的庇护下做研究，徐施然更希望自己能够掌握主动权。对于他而言，最好的导师就是对学生不过多干涉，而当学生有问题的时候又能够答疑解惑。他凭借着自己对免疫学的兴趣，在课题中担任主要设计者，为课题探索出了许多具有延续性价值的东西，同时也在《细胞死亡和分化》（*Cell Death & Differentiation*）上发表了高分文章。但是由于时间的限制，徐施然回国后，他的课题被比他小两届的学妹接手了，在同样的实验室继续做下去。

徐施然在做课题的时候也遇到了一些困难，最开始他选的一个动物模型做出来的实验结果异质性很大。他苦苦思索的问题在动物模型出了意外之后才有了转机——他的老鼠被别人杀掉了。当他向导师哭诉这件事情的时候，导师手边刚好还有一个其他类型的老鼠，就让他试一下，结果一试就成功了，后面的实验便势如破竹。在这个过程中，看似运气是关键因素，但实际上，无论如何他最终都将会试到这个模型，因为他正在用排除法，从 A 到 E 一一尝试 5 种基因的老鼠。即使没有这个幸运因素，他依然能够在经历曲折后做好这个课题。所以相比运气，能力和经验才是至关重要的。

虽然中间有一些波折，但徐施然在这两年期间整个科研能力有了质的飞跃。出国之前，他对于科研方面的认识是零散的，对于一个课题从设计到完成没有完整的概念。这两年沉浸式地做科研让他对于科研有了完整的认识，临床和技术研究从设计到最后完成，他都有了清晰而深入的了解，最后自己完全可以独立撰写标书。

褚良曾在匹大留学，在清华的时候他在病毒学实验室，在匹大轮转两个月后，他如愿选到了一个做病毒学研究的实验室。这是他在匹大的第一个实验，最开始实验并不顺利。那时，他要用抗体去做一个染色的实验，可惜久久未能得到想要的实验结果。在摸索着解决了诸多问题之后，有一天，他突然得到了一个令人满意的实验结果，这时导师鼓励他去发一篇大文章。然而，他仍然很谨慎，他怀疑这会不会是抗体原因导致的交叉反应。导师则认为抗体都是商业化的东西，不可能有问题。

即使导师也认为他的实验已然成功，他仍然留了心眼。此后每次做实验，他都加一组对照组，但每次都没能排除他的怀疑。直到有一天，他新买了一批抗体，却发现新的抗体不能做出原先的结果，这也验证了他之前的假设——旧的那批抗体混了其他东西后出现了交叉反应。如果没能尽早发现这个问题，实验的沉没成本便会越来越高，最后也更难寻根溯源找到问题的关键。虽然这个实验失败了，但是对他来说是一次极好的经历。在这个过程中，他一直在思考怎样去证伪一个实验，一次不行就再来一次，直到最后成功实现了一个实验的证伪，整个过程使他受益匪浅。回国前，导师笑着评价他："我们有一个特别严谨的科学家，他严谨到把自己的实验结果都推翻掉了。"

在这个课题失败后，导师又给了褚良另外一个课题，但依然没能做下去。第一年的时候他特别不顺，而室友却有好文章在手，这让他有点沮丧。但是困难总是暂时的，由于有了第一年失败的经验，加上一直以来的勤奋钻研，第二年他做成了一个方法学的研究，建立了一个实验方法。在病毒学这个领域，每一种病毒都需要建立一个最基本的方法去数样品里面有多少个病毒，但当时他所在实验室研究的一个病毒才发现了十几年并且很难培养，所以没有试斑实验。初生牛犊不怕虎，他问实验室的人为什么其他病毒都有试斑实验，这个病毒却没有，导师和带他的博士后笑笑说让他去试试。然后他就做了一个实验，没想到成功了，大家都很惊讶，导师建议他优化一下再做一次实验。然而，从那之后，他却再也没能做出这个实验结果。由于其他事务较多，这个实验一度被搁置。后来，在师兄的持续鼓励下，他又开始重新做这个实验，并设计了一套系统的优化方案。他做了一个 2×2 的表格把参数从小到大排列组合，针对多个参数一一尝试、优化，培养细胞板堆了好几摞后，他终于把这个试斑实验做成功了。师兄鼓励他再多做几个实验，把它写成一篇文章介绍一下经验。又经历了三四个月的时间，他重新做了一套展示版的实验，并拍照做图处理，最终完成了文章并成功投递。虽然这个过程比较曲折，但是这个科研训练的完整过程，让他感受到了成功的喜悦。

除了独立完成了一个课题，褚良还和博士后师兄合作完成了一个课题，这个课题的过程同样一波三折。他刚去实验室的时候，师兄发现有一种病毒，老鼠感染后比感染了其他病毒死得更快。于是他们想弄清楚其中的原因，列了一张可能的因素表去一个个做实验，但是一年半的时间过去了，把那张表划完了还是没有找出原因。天无绝人之路，褚良在组会展示课题的时候专门选了这个让他们头疼的课题，有人提醒说："你们试了这么多，怎么没有去试干扰素？"然而，干扰素有很多种，还分成了各种亚类。一个问题解决后，一箩筐的问题又纷至沓来。好事多磨，在海外的最后半年，他疯狂地解决实验中的各种问题，幸运的是，关键性的实验在他回国前一个月的时候顺利完成了。

褚良的海外科研经历既困难又戏剧化。就他成功的两个实验而言，一个是在师兄的不断鼓励下才坚持做下去的，而另一个是在别人机缘巧合的指点下做成的。褚良说，科研过程中，运气固然重要，经验和能力更是关键。经验和能力可以让人对实验有着敏锐的判断力，尽早放弃那些失败的课题是历练的重要环节。在海外的第二年，李思一眼便能辨别许多做不出来结果的课题。正是因为他犯过错误，并成功解决了问题，那些课题失败的经历让他积累了丰富的经验，使他得以厚积薄发，在第二年一路披荆斩棘，克服重重难关做成课题。也正是因为有在国外的严苛历练和丰富的经验，在疫情暴发的时候，他学以致用，参与新型冠状病毒的研究，为攻克新冠这个难题贡献了自己的力量。

　　魏绎如的海外科研选的是匹兹堡大学做结肠癌研究的实验室，他的大导师是一个华裔美国人，一位优秀的结肠癌方面的专家。他的小导师是管理实验室和科研的老师。当时他在匹兹堡轮转了 4 个实验室，综合考虑后，他选择了一个设备齐全且成果好的实验室。他在这个实验室选择了研究蛋白激酶。对于这种蛋白，前人已有经验，但他发现自己用前人探究第二个蛋白的方式复制得到的第三个蛋白不如别人做出的第二个蛋白，便想另辟蹊径，试图开发新的实验去探索第三个蛋白。独自探索是一个充满变数的奇妙过程，这个过程可能会成功，可能会失败，也有可能一切平平无奇，但是他仍然坚定地选择了自己感兴趣的课题方向。

　　魏绎如的独立探索，得到了导师的大力支持，导师常常与他一起探讨实验思路、改良实验方法。虽然最终实验结果不太理想，但他很享受探究的过程。在他看来，科研如果一开始就能预知结果，那就没有了未知的惊喜，如果一直有人带着做实验，自己亦步亦趋，那最终也难能独当一面。在享受探索未知的过程中，魏绎如的科研能力得到了真正的提高。虽然没有发表文章，但是他在这两年里真正沉下心来去做一个课题，收获了完整的科研思维与方法的训练，这种思维和方法可以化用到很多方面，其成长的远期价值不是单纯的科研产出可以进行评估的。

清华医学实验班的学生带着执着与勇气在海外初探生命科学前沿。两年里，在每一个苦思冥想设计实验计划的清晨，在每一个把实验过程推翻重做的深夜，在每一个焦灼等待实验结果显现的时刻，他们越挫越勇，一步一个脚印地走进基础医学研究的大门。

实验室的导师与同学

良好的合作环境是科研种子能够破土而出的基础性土壤，导师是引导、支持学生在正确道路上茁壮成长的关键性力量。在实验室的导师、同学的影响下，在自己的奋斗中，假以时日，实验班的新苗们终将成长为参天大树。

在海外科研阶段，在墨尔本大学交流的徐施然表现得很出色。在实验室，徐施然有很大的自由度，他笑称自己被"放养"得很成功。能够顺利做好课题，与澳大利亚的实验室风格及其良好的合作机制密不可分。

第一，实验室架构有利于和师兄师姐进行交流。在墨尔本大学，"免疫学实验室"是一整层楼，所有做免疫的人都在一个公共的区域做实验，这打破了不同实验室间的一道墙。在这里，如果学生今天想跟另一个实验室的人探讨他做的一个课题，走过去就可以找到他。这与其他地方的实验室很不相同。墨尔本大学的实验室架构更有利于相同研究方向研究者之间的交流讨论，大家在课题出现问题的时候很容易找到帮助自己的人，这有利于实验课题的推动。

第二，墨尔本大学有着分工明确、效率高的合作机制。徐施然分享道，对学生来说，学习内容越多、越充分越好，技多不压身，而从有效推进项目的角度来看，精细化的分工更有利于保证质量和效率。两年的时间实际上并不宽裕，如果在实验室凡事都要亲力亲为，大量的时间并不能得到高效利用。因此，对于一些并非普适性的技术，实验室要求学生只需知道原理。在墨尔本大学的实验室，饲养动物和解剖小鼠器官的工作由专门的实验室负责。以免疫组为例，那里专门有一层楼负责做组织切片染色。有需要的实验人员可以拿着小鼠器官直接送到他们的组织学实验室里，过一周便可以拿到电子版的病理图像了，整个过程效率高，图像结果质量好。

离开墨尔本大学以后，徐施然仍然和自己的导师保持着很好的联系，甚至还在不久前和导师合作发了一篇文章。在回国后申请奖学金需要推荐信的时候，导师也非常愿意帮他写一些推荐材料。导师认为他的科研思路很清楚，能够比较独立、合理地设计完成一个科研课题；认为他具有批判性思维，英文能力也比较强。总而言之，针对徐施然在国外两年的科研工作，导师给予了高度的认可。

在海外做科研的两年，学生大部分时间都待在实验室，他们和实验室导师相处密切，大部分同学有大小两个导师，他们还时常称导师为"老板"。

从学生的角度来看，在海外阶段，他们和导师相处融洽，导师比较关心他们的近况，与他们比较亲近。导师不仅在科研上给他们全方位的指导，其为人处世的态度也深刻地影响着学生。导师对科研的认真与严谨，让他们知道一个真正的科学家应有的工作态度；在导师带他们参与各种会议的过程中，他们知道了做科研不能闭门造车，需要多与同行交流；导师在临床和科研时间上的平衡，让他们看到了医师科学家的工作日常，为他们成长为医师科学家做了良好的示范。

留学生活的磨炼

学生在海外的生活费由留学基金委资助，这些钱对于学生的衣食住行来说基本够用。在匹大，学生第一年住在学校的集体宿舍，第二年需要自己出去租房子。在墨尔本，学生这两年都需要自己租房子。美国和澳大利亚生活方面都很便利，跟国内比起来最贵的是吃饭，所以学生基本都会选择自己做饭。

除了衣食住行的生活开支外，大部分学生还会在留学的国家旅游。还有一些学生会花钱办健身卡。医学生的压力普遍很大，尤其实验班的学生，他们的目标是医师科学家，需要兼顾科研和临床，所以他们一直以来都保持着十分自律的状态，在海外也依然注重锻炼，保持良好的身体素质。

独立生活，实现成长

两年的海外生活也锻炼了学生的独立能力。七年级的胡平曾在匹兹堡大学留学，回忆国外的两年，她认为不仅科研能力得到了提升，生活自理能力也得到了提高。据她描述，到了匹大之后，第一年她和同学们住的是学校安排好的宿舍，但是从第二年开始她们就必须自己去外面租房子，签合同、搬家、安装家具都要亲力亲为。由于在外就餐比较贵，为了省钱，每天放学后，她还会回家自己做饭。胡平说，这是在清华不能体会到的，在清华直接去食堂吃饭就好了，也不用想着去超市买菜准备接下来一周的食物。

除了自理能力的提升，在平衡各种人际关系中，她也得到了成长。比如，因生活习惯的不同与室友协商。她们宿舍刚开始便就财务、家务安排等问题闹过矛盾。一开始，大家分开采购物品，但最后钱都是平摊的，有人就会觉得不公平。后来，大家商量，达成一个相对公平的方案，家务活同样也是大家共同分担。这些生活上的事情虽然琐碎，却能够锻炼独立生活的能力。在国外陌生的环境里，学生们在适应的过程中变得更加独立、坚韧。

海外的生活把学生们打磨得越来越舒展，有些学生开始的时候状态不太好，但是通过在海外的不断学习和磨炼，变得越来越自信。实验班有一个男生，学习成绩很好但有点自卑，一说话就脸红，刚到海外的时候，课堂发言结结巴巴。后面他主动做了班级负责人来承担集体的工作，比如联络同学、组织活动等。他所在实验室的导师比较有名，实验室经常会有做国际报告的机会，他也有幸被派到加州做过口头的壁报展示。通过在海外多个方面的磨炼，他明显更自信了。回国后，这个害羞的小男生展现了精神抖擞、昂扬向上的姿态，已经不再像原先那么不自信了。

学生交流活动

学生在海外接触最多的就是自己实验室的人，虽然实验室大部分都不是中国人，但是学生都能和实验室的人保持良好的关系，建立深厚的友谊。实验室除了有导师指导外，还有师兄师姐会教他们学习实验技术。

徐施然在墨尔本大学留学期间，所在实验室成员的年龄跨度比较大。有的师兄已经四十多岁了，有的年轻师姐只比他大几岁，但大家的关系都非常融洽。实验室的伙伴经常会一起出去吃饭聊天，虽然师兄、师姐平常很忙，但不管是科研还是生活上的问题，师兄、师姐们总是热心相助。虽然这六七个同学在远离家乡几千公里的陌生国度，但是他们从来没有感觉特别孤单和无助，因为随时随地都有人可以帮助他们。

在海外实验班的同学之间也会有一些交流活动，赶上中国节日，实验班还会组织集体活动，大家欢聚一堂，分享经验，交流思想。大家都很喜欢这样团结、愉快的集体活动。

开阔视野的学术会议

海外参加各种学术会议的机会开阔了学生的视野，同时也在从内而外地塑造着学生。有超过一半的学生会有去其他城市做壁报展示的机会，每一届学生回国后需要以壁报的形式来展示两年的收获。和出国之前比，90%以上的学生回国做壁报展示时精神面貌和发言状态都明显更佳。在医学院副院长吴励教授看来，学生这两年的变化很大，不单是科研水平得到提升，为人处世的成熟度等也提高了。他们知道了在不同场合怎样的穿着、举止是符合礼仪的，懂得了如何尊重别人。

对于在墨尔本大学做免疫学研究的陈洪来说，参加了在墨尔本召开的第 16 届国际免疫学大会是她最有成就感的事。国际免疫学大会每三年召开一次，是国际免疫学领域规模最大、最具权威、涉及面最广的学术盛会。在这个包括了数百个口头报告和数十个小型研讨会的会议上，她通过口头报告的方式讲了自己的项目，还听了很多免疫学领域一流学者的报告与讲座。这个会上集聚了全世界优秀的免疫学家和专业人士，通过听讲座以及和世界一流学者进行面对面交流，她了解了免疫研究的最新进展并拓宽自己的研究，在与同行交流的过程中增长了见识、发现了差距。她表示澳大利亚整个科研环境都很开放，除了这种世界级的大会，国外研究所也经常开展讲座和交流，让她能够了解到很多方面的东西，而不是仅仅局限于自己的科研方向。

压力与适应

学生在海外基本都能够积极适应，不可否认的是他们也承受着一些压力，挑战主要来自三方面。第一是语言关，即便学生通过了语言的考核，但真正处在纯英文环境还是会有回避心理。大多数学生在第一年的前三分之一或者一半的阶段会有这样的问题。多数学生在过完第一年后英语都有很大幅度的提升，能够很好地适应海外的生活和学习。第二是文化的差异。美国人的表达方式不像中国人那么含蓄，有时显得很不"客气"，不过一段时间后大家也都能慢慢适应了。第三，当学生的课题迟迟不出结果，学生会特别着急自我加压。还有一些学生，因为想多发文章而产生心理压力。

可以看出，学生在海外阶段，生活和科研方面都没有难以逾越的挑战，他们的大多数压力只是源于一个时间段内的不适应。随着时间的推移基本都得到了解决。但作为委托培养的海外科研阶段仍有改进的空间，对于学生的考核还需要进一步细化，考核应该体现在实验班的培养计划里，而不是仅仅由海外老师把关。国外管理相对比较松，除了海外导师会对学生做一个反馈外，在培养计划里没有严格的考核体系。导师的反馈也没有统一的标准，有的实验室负责人特别严格地要求每一个组员，有的却比较松散。对于实验班大多数志向坚定且自律的同学来说，考核不太重要，但多设几个考核时间点，能够及时发现掉队的同学并给予帮助。

总体上，学生的科研水平在两年的国外科研培训中取得了快速进步。除了科研方面的收获外，海外的经历拓宽了学生的国际视野，学生可以接触到前沿医学体系，亲身体会地理与人文的差异、科学世界的广袤和深邃；海外的独立生活和工作，提高了学生的社交能力，通过在国外学习和参加会议，学生在为人处世上更加成熟和得体，在生活上更加独立自主；海外的导师、实验室的同学、异域文化等重塑了学生的世界观，完善了学生的人格，为学生漫长的职业生涯提供了宝贵的内驱力；海外两年的基础科研经历使学生在临床学习中更加深入地思考，更愿意去探究疾病的本质和原理；海外的科研经历对学生毕业后找工作，以及毕业后的职业发展都有着深远的影响。这些在实验班学生的毕业感言里得到了印证，学生们感谢清华给他们提供的各种机会，其中对他们帮助最大的莫过于海外的科研训练。实验班的老师表示，全新的环境、非母语国家、合作实验室的期待，让他们迅速成长，清华学生需要有这样一个国际视野。

实验班的海外科研训练阶段相当于美国"M. D. -Ph. D."第二阶段的"Ph. D."博士训练。实际上，医学实验班的培养计划在诸多设计上都和美国的"M. D. -Ph. D."项目有异曲同工之妙。实验班在学制的安排上是"基础课-科研-临床"的模式，国外的"M. D. -Ph. D."项目也一律是"基础课-科研-临床"的模式，如哈佛大学、霍普金斯大学、康奈尔大学等。但美国在这个阶段的科研训练有三至五年的时间，而实验班在这个阶段只有两年的时间。所以即使在培养目标上是想培养类似于美国的医师科学家（"M. D. -Ph. D."），最终医学实验班的学生也只能获得 MD 学位，而无法获得"M. D. -Ph. D."双博士学位。大部分老师和同学都希望把海外科研的两年变成三年或者四年，这样毕业后学生就能拿到"M. D. -Ph. D."双学位。海外实验室对清华学生的各方面素质非常认可，他们也非常愿意和清华有更进一步的合作，如果学生能够在他们的实验室待久一点，他们也就不用花时间培养新人。

在总结八年制培养经验的基础上，医学院优化提升"医师科学家"培养模式，于 2019 年创新尝试设立"3+3+3"M. D. -Ph. D. 项目，成为国内首家开设"M. D. -Ph. D."项目的医学院校。该项目从现有八年制取得海外科研训练资格的学生中再择优选拔成为候选人，经一年的导师考察及资格考试后，正式进入项目完成科研课题。学生需在毕业前完成一篇"M. D. -Ph. D."学术论文并进行答辩，其学术发表要求参考理学 Ph. D. 。[11] 2020 年 7 月，经过多轮严格的考核和选拔，清华大学"M. D. - Ph. D."一贯制博士培养项目迎来了第一位同学。进入"M. D. -Ph. D."项目的学生将在海外进行为期三年的科研训练，以达到更高的学术标准。

第四节　科学思维的长效影响

在"3+2+3"培养方案的最后一个阶段，也就是六至八年级，医学实验班学生会回到国内，进入北京协和医院展开临床学习生活。虽然后面三年学生主要在进行临床学习，但学生依然会参与科研活动。学生回国之后的科研主要是参与课题组的研究和撰写毕业论文。实验班学生的毕业论文包括两部分，第一部分是基础科研，即海外科研阶段的成果；

第二部分是临床科研，主要是学生回国之后的科研成果。学生会在基础-临床双导师的指导下撰写毕业论文，基础导师负责指导学生完善国外基础研究的部分；临床导师负责指导学生完成临床科研的部分。海外科研是学生毕业论文的主体，实验班会要求学生在回国之前用英文写好基础科研部分的初稿，并由国外导师把关后带回。在临床科研方面，后面三年会有一些理论的训练，与基础实验的指导原则相似。

学生在海外科研阶段主要是做基础科研研究，回国后，则以临床科研为主。把临床的学习和临床研究放在基础科研之后，是医学院老师经过慎重考虑后决定的。一方面，前期的基础科研的积累能为临床研究和探索提供借鉴，在临床中涌现的问题也可以通过基础实验再进行探索；另一方面，把临床学习和培训放在最后的阶段，也有利于毕业后和住院医师培训阶段衔接。那么，基础科研的训练会对他们的临床科研有什么影响？基础科研和临床科研是怎样的关系？

基础科研实验

陈洪在国外科研训练阶段是做免疫学相关研究的。相比于做回顾性分析的临床研究，做实验需要花费更多的时间。大多数同学在回国后就很难有时间和条件再延续之前的基础科研。由于陈洪的课题还需要做一些实验，所以她回国后换了一个模型继续研究细胞。她非常珍惜在协和医院做实验的机会，见实习期间的所有空余时间，她都在协和基础研究所里潜心做实验。

回国后，大多数学生都能从基础科研顺利过渡到临床科研阶段。这是因为临床科研和基础科研的思路是一样的，两者的总体思想和指导原则是相似的。

临床研究有如下特征和原则：①临床试验需要科学假说；②临床试验需要严格的科研设计；③临床试验需要严格的质控；④在临床试验最

后一步（最后一个病人的最后一次随访）没有结束前，谁都不知道最终结果。

临床研究遵循循证医学 PICO 法则，即将每个研究问题分成四个部分：问题的对象（patient or population）、干预措施（intervention）、对照方法（comparison）、临床结局（outcome）。[12] 总体上，研究思路在本质上与基础医学研究有相通的科学思维。

另外，为了能够更好地实现临床科研与基础科研的整合，实验班在学生回国后为他们安排了"基础-临床"双导师。学生在海外基础科研环节收获颇丰，在临床学习期间，他们也会加入协和的科研团队，在临床问题和自己的科研方向之间寻找衔接的桥梁，不断将临床问题转变成科学问题，致力于通过基础科研的方法去解决临床问题。学有所长的他们为课题组增添了新活力，他们运用自己的基础科研思维，在课题组中做出了不可替代的贡献。

成为临床需求与医学研究的桥梁

已经完成了匹大学习的七年级学生胡平，回国后在协和医院进行临床学习。她在海外的两年主要做的是 DNA 损伤修复的一个具体的分子机制的基础研究。而她回国后做的临床研究正好相反，要从临床中发现问题然后再去做研究。在美国学习的时候，她主要的研究方向是疾病分子机制。那时候，她并不会考虑这与临床有什么联系，只专注于厘清分子机制的通路，分析上下游的蛋白是怎样相互作用的，研究哪些突变是有意义的。然而，当她回国后从临床的角度去审视她当时做的那些基础研究时，才意识到其对临床的意义和价值。临床工作要求她通晓哪些突变会引起什么样的表型，哪些蛋白的功能是重要的，哪些可能会成为药物的靶点等，而这都是她在做基础研究时所不曾考虑的。

回过头来，她才知道自己前两年的基础研究在临床上处于什么位置。有过基础科研训练的她在临床学习和实习时，会从一个研究者的视角去审视临床的过程，并在切实了解临床需要解决的问题后，再设法通过基础实验去解决临床问题。基础研究和临床都是转化医学必不可少的环节，她非常庆幸既能在海外做两年的基础科研，又能在国内通过临床接触和了解病人。她认为，转化医学是一个连续的过程——从临床到基础研究，再回到临床。以研制新药为例。研制新药须从临床提出问题，然后回到基础实验室去解决这个问题；当基础实验室得到了结果，再把药物转化到临床上去验证效果——这是一个连续的过程。如果做研究时只是在中间的某一个环节深入钻研，那么便难以窥透全貌了。

回国进入临床学习的胡平逐渐认识到，"临床–基础–临床"整个过程的每个环节都十分重要，而她能够成为临床与基础之间的桥梁。海外两年的科研经历使她清楚知晓基础研究阶段所需的模型与技术以及这中间需要跟怎样的人合作。

在临床中思考疾病的机理问题

在海外科研阶段，姜闽主要做结肠癌方面的研究。毕业后，他进入清华大学附属长庚医院成为一名外科医生。对他而言，海外基础科研训练加深了他在临床工作中对一些机理问题的理解。他认为基础研究是不可或缺的技术，一个医生只有懂得基础科研的原理才能对疾病有更深层的见解，才能在更高的层面上去看待疾病。一般的临床医生可以诊察出患者的某个部位肿大，推测该部位产生了一些分泌物。如果临床医生有基础研究的背景，对病理了解得更深入，便可以知晓该部位具体产生了哪种分泌物、激素的何种点位在起作用，甚至用何种分子把该位点盖住进而展开治疗。

目前，国际上很多重大疾病的治疗依赖于分子机制上的突破，通过临床经验而取得重大突破的是少数。为了更有效地治疗疾病，探究疾病的机制问题，姜闽在临床工作之余经常参与一些基础研究，比如肝脏肿瘤的药物理论。

然而，在姜闽看来，年轻医生在前期阶段的主要任务是积累临床经验，在兴趣驱动下对疾病机制的进一步了解有助于疾病的诊断，但对职业提升的作用其实是有限的，年轻医生参与基础医学研究工作也会面临一些挑战。一方面，基础科研需要一定的平台，年轻医生可能相对缺乏资源。另一方面，对于年轻医生而言，临床工作重，日常只能参与基础医学研究的一部分工作，大部分科研工作由专职科研人员来承担。然而，即使如此，对于拥有海外两年科研训练基础的清华医学实验班的毕业生而言，入职医院后与实验室能够很好地合作，推进一些研究的进程。

科研思维助力临床诊疗工作

医学实验班的毕业生林中路目前是中日友好医院的一名呼吸科医生，学生时期在科研上的积累对他的从医之路是一笔珍贵的财富。在实际工作中，医生常常会在临床发现某种疾病的罕见表现，针对那些诊断不明确的或者治疗反应不佳的病例，还能进行许多探索与研究。林中路说，因为自己受过比较专业的科研训练，能够快速阅读文献并提取其中的信息，具有一定的发散思维和批判性思维，这些综合能力帮助他在临床工作中发现研究课题、开展一些医学研究。

林中路分享了一个例子。从医不久，他接诊了一个20多岁的病人。这位年轻小伙子的主诉是莫名其妙的心力衰竭，且他本人并没有家族遗传史。心力衰竭病因复杂，心肌病是医生们第一个排除的选项，因为病人的基因检查显示没有任何问题。林中路猜想该患者的病因可能属于比较罕见的情况。他仔细研究了这个年轻人的各种检查指标，发现该患者的上肢血压高于下肢血压。通过文献查阅，林医生想到了大动脉炎的可能。虽然大动脉炎以女性患者为多数，但是他在接诊的时候，发现病人的各项指标与大动脉炎的情况相符。于是，林中路复查了血管的造影，发现病人的血管的确有问题。最后，经专家讨论，病人确诊为大动脉炎。

在林中路看来，从医的理想就是根据自己的经验和研究所得，能够让现在的临床治疗再前进一步，为以后的诊疗提供借鉴。

从上述案例来看，基础科研思维使得医学生在临床实习、未来工作中受益匪浅。两年的海外科研经历并不会耽误学生临床部分的学习，反而有助于他们在临床中提高诊疗能力、发现临床问题。

实验班的毕业生认为，科研耽误临床学习的问题是不成立的。他们认为，两年的海外科研训练是必要的，国外规范的训练和完善的科研条件，使学生在科研思维和科研习惯上都得到了锻炼。这时再接触临床不再是单纯地问诊治病，而是在诊疗的过程中去发现和解决临床问题，更加积极地参与病理机制、疾病发展规律的研究，探索有效防治疾病的方法和途径。实验班学生徐施然说，海外科研的经历能让他们用科学的思维去解决临床问题，不仅是治好十人、百人，而是去发现临床上存在的问题，通过科学手段想办法解决问题，造福更多的病人。徐施然体会到，两年的科研训练给了他们发现问题的眼光。比如，当看到一个较为奇怪、罕见的疾病时，他能想到去搜索文献进行学习、探究。如果发现没有人研究过这个问题，他会很兴奋，试着设计一些研究来探索如何解决这个问题。

让科研为从医之路打下基础，这是学生未来几十年的财富。临床医疗工作中，要善于观察并发现临床问题，且具有将临床问题提炼成科学问题的能力。只有转化成科学问题，才具有普遍性，获得更广受众面，对医学科学发展的意义更大。[13] 一个只从事临床工作的医生不一定具备科研思维，具有科研思维并把科研做好的临床医生，才能更好地让医疗水平有质的飞跃，从而能带领学科的发展。[14] 两年的科研思维训练为学生未来进入临床后的工作打下了坚实的基础，让学生能够在治病救人的过程中，运用科学研究的思维和手段去寻找答案，去探索疾病机理并研发创新治疗手段。现在的医学越来越提倡个体化精准医疗，课题研究也越来越偏向基础研究，真正从医以后他们也很难抽出整块时间做科研。因此，医学生阶段系统的科研训练和思维培养难能可贵，有助于在临床中发现实际问题再运用科学研究的思维和手段去寻找答案，更好地应对临床中可能出现的一个个挑战。

注释

1. 徐庆华，李燕. 浅谈医学研究和临床实践的关系 [A]. 云南省自然辩证法研究会、云南大学哲学系；中国自然辩证法研究会、云南省自然辩证法研究会. 云南省第4—5届科学技术哲学与科学技术史研究生论坛优秀论文集 [C]. 2016：4.

2. 罗娟，任晋生，罗兴洪. 转化医学的发展与启示 [J]. 中国合理用药探索，2020，17（4）：22—26.

3. ［法］克洛德·贝尔纳. 实验医学研究导论 [M]. 夏康农，管光东，译，北京：商务印书馆，1996：151—153.

4. ABRAHAM FLEXNER. Medical education in the united states and canada：a report to the carnegie foundation for the advancement of teaching [M]. New York：The Foundation，1910：156—166.

5. 董炜疆，颜虹，吕毅，张明，吴小健，吕社民，吕海侠，贺大林，刘昌，刘原，侯樊兴，王渊，卢阳. 医师科学家培养模式的构想——MD-PhD双博士学位项目探索 [J]. 医学教育研究与实践，2017，25（3）：329—331.

6. 金晶，马超，高小惠. 八年制临床医学生科研能力培养模式的比较研究 [J]. 中国高等医学教育，2016（8）：1—2.

7. 陈晓，崔进，苏佳灿. 临床医学八年制学生科研能力培养经验与探讨 [J]. 基础医学教育，2017，19（6）：473—475.

8. 夏欧东，林新宏，曾志嵘，等. 八年制医学教育培养目标探讨 [J]. 医学教育探索，2006，5（10）：900—901.

9. 王大亮，吴宁，吴励，等. 八年制临床医学专业医学生科研能力培养体系的探索与实践 [J]. 中国医药导刊，2022，24（6）：540—545.

10. 刘佳衡，田娜，王琛. 中、美医学生科研能力培养比较及其启示 [J]. 中国继续医学教育，2017，9（20）：38—40.

11. 清华医学实验班官网 ［EB/OL］. ［2022-03-20］. http：//www. med. tsinghua. edu. cn/SingleMenuServlet？menuClass=1121.

12. 曹彬. 如何兼顾临床工作与科研 ［EB/OL］. （2020-05-26）［2023-06-23］. https：//www. chinapneumonia. cn/hotinfo/id/590.

13. 韩璎. 临床是基础 科研是后劲——医学研究生培养之我见 ［J］. 医学研究生学报，2015，28（1）：1—3.

14. 区景松. 培养医师科学家是当代医学发展所需 ［J］. 中国高等教育，2017（2）：48—49.

第六章

在协和医院穿上白大褂

从北京协和医学院基础学院正门出发，沿着东单三条街向西，步行不远便到了协和医院南面的一个小门。这个侧门不大，三两个守门的安保人员站在保安亭前空出的一条可供排队的单行道，保安亭旁的砖墙上挂着竖写的"北京协和医院"几个大字——这便是在中国医院排行榜上位列第一的北京协和医院。北京协和医院是公认的中国医学圣殿，是百姓认知里"疑难重症的最后一道希望"。

吴兆是清华医学实验班 2013 级学生，我们调研的时候他正在协和医院心内科实习。在这位实习医生的引路下，我们走进了这座已历百年的医学殿堂，近距离感受到了医学生的临床实习生活。他们在北京协和医院的临床见习、实习生活是怎样的？在临床见实习的教与学互动中，哪些经验和规律是值得我们剖析和讨论的？本章将从诊断的知识性学习、临床的实践性学习与病人的沟通等几个方面来回应这些问题。

第一节　协和医学院与协和医院

北京协和医院分东西两院，医学生们主要在东院进行实习。协和医学院在东院的东南处。红柱蓝匾，绿瓦飞檐，这便是协和医学院的老大门了。门口围墙内立着一棵不知年岁的老银杏树，金黄的枝丫摇曳着探出墙外。

走进协和医学院主楼的新科研楼，正门处挂着一块展板，写着医学院建院的历史摘要：

逐本溯源

1917 年 9 月 24 日，美国石油大亨洛克菲勒创建北京协和医院；1956 年 8 月 11 日，中国医学科学院成立（其前身为中央卫生研究院）；1957 年 11 月 25 日，中国医学科学院与协和医学院合并，组成了全新的中国医学科学院；1959 年，院校合一体制建立，集科研、临床、教学为一体的大格局从此确立。

协和医院已历百年有余，是我国现代医学教育的发源地，它开启了我国八年制临床医学教育的先河。协和医学院以临床教学为翘楚，一方面，协和医院在百余年历史中积攒下来的病历资料和诊断经验为协和医学院的临床教与学提供了丰富而翔实的材料。另一方面，协和医院与协和医学院造就了林巧稚、黄家驷、吴阶平等中国医学界的泰斗，培养了一大批享誉国内外的著名临床医学家、医学科学家、医学教育家。他们代代传承，成就了协和在临床上的雄厚实力以及"协和三宝"（病案室、名教授、图书馆）。

清华医学实验班与协和医院自 2016 年起合作办学，医学实验班学生在最后三年进入协和医院开展临床学习活动。随后双方签订战略合作协议，在科研、教学、师资共聘等方面做出了更长远的规划，合作开展医学实验班学生教学。协和医学院八年制的学生在前两年半进入清华大学学习基础课程及通识课程，清华大学医学实验班的学生在临床学习阶段与协和医学院的学生一起进入北京协和医院见习、实习。

临床学习培养方案

清华医学实验班的学生在最后三年进入北京协和医学院见习、实习。在这三年里，他们与协和医学院的学生一起学习内科、外科、放射学、诊断学的大课，所谓"大课"，便是每门课在可容纳百余人的大教室里上课。二三十名清华医学实验班学生，加上九十多名协和医学院学生，修读人数较多。

修读完临床课程之后，同学们在内科、外科、妇科、儿科、传染病科等科室共有两轮轮转。第一轮轮转称为"见习"，医学生跟在其带教老师身边"见习"诸种临床操作与病例诊断。医学生的带教老师一般是临床住院大夫，住院大夫在病房里独立收管病人。医学生作为见习医生随带教老师工作是接触、学习其丰富临床经验的良好机会。一轮见习后有出科考。第二轮轮转称为"实习"，医学生作为实习医生在带教老师的指导下进行操作。然而事实上，除了部分科室比较特殊（如内科），医学生在见习和实习过程中的临床工作差别并不大，主要工作都是在带教老师的带领下问诊、查体、写病历。第二轮实习轮转出科考之后，清华医学实验班的学生便迎来了毕业季。

第二节　诊断的学问

有着"现代医学之父"之称的加拿大医学家、教育家威廉·奥斯勒爵士（William Osler）曾说："不借助书籍研究疾病现象，就像出海不带海图。但是死读书而脱离患者就如同从未出过海。"[1] 这句比喻指出了临床学习中必不可少的两个部分：以书籍为代表的知识性学习，以及直接接触患者的临床实践。清华大学医学实验班和协和医学院的同学们在北京协和医院的临床诊断学习便是由这两部分组成。所谓"书籍"

可与课本知识、课堂学习归为一类。他们先修读由临床医生讲授的临床课程，而后走进病房、接触病人，进入临床实践。

临床课的教师

> 学习任何解剖知识，这个解剖知识与治疗一定是密切相关的，食管病变的内镜治疗就是基于食管的解剖特征所做的探索。当我们知道了几个重要的食管解剖特征之后，我们就知道了在临床的操作和治疗过程中应当注意哪些问题。

这是"食管良性疾病的外科治疗"这门课的老师在课堂的开头对学生们说的两句话，他从学生原先学过的解剖知识入手，结合食管的解剖讲述了不同分期的食管癌的不同治疗方式，把临床的诊断与操作治疗串联在一起。

兼任教师的医生与全职的医学教师有所不同，前者所授知识更贴近临床实践，他们往往结合其在临床上遇到的真实案例进行教学。也正因如此，临床课程的教师主要以案例教学或经验传授为主，尽管这有利于传授其临床经验，但其授课的系统性相对不足，知识点更为零散，常有学生感慨："一百多页的 PPT，前 10 页 PPT 讲了一个多小时，剩下 15 分钟过了后面的 100 页。"

医生日常的临床工作非常忙碌，只能在一天医院工作后的下午或是晚上给学生授课。他们往往无暇于系统备课，这或许是其受到诟病的主要原因。医生与教师的角色分工是医学教育研究中的突出议题之一。"现代医学教育意味着更大的压力、更大的工作量、更多的学习、更多的案头工作，以及患者更多的诉求。所有这些因素都把医生排挤出教师（源自拉丁文 docere，去教学）的角色圈外。"[2] 于是，19 世纪后逐渐出现了全职的医学教师，在更为细致的分工下，兼任医生的教师数量渐渐减少。

在上述背景下，清华医学实验班学生在北京协和医院临床实习期间的短期临床课程由协和医院一线医生教授，而前三年基础性的系统医学知识由专职教师授课，这恰为一种合理且利于学生学习的师资安排。

临床教与学

"医生的重要职能就是诊断，特别是面对那些难以识别的症状会产生什么影响或后果的判断方面。"[3] 人们常说，医学是一门基于经验的学问；临床诊断的知识由富有经验的临床医生来教学自然再好不过。临床医生在教学时会反复强调临床诊断与书本知识的距离，告诫学生学习临床诊断的学问切忌死记硬背。

教：临床诊断与书本知识有距离

作为一线医生的临床课程教师，结合临床经验及自身经历授课是其突出特征。在临床课程的教学中，授课医生常常有意识地强调课本知识与临床诊断实践的差异，他们希望学生尽早意识到这一点。下面的事例便很好地说明了这个问题：

梁医生在"外科学"这门课上讲述了他在求学时经历的故事，他用这个故事来提醒学生学术知识与临床诊断的差异。

梁医生去美国求学的时候，老师是国际肺癌的 TNM 分期主席。在他进修的最后一天，他与老师有一个面对面的告别仪式。

在这个告别仪式上，老师问他："小梁，你会背肺癌的 TNM 分期[4] 吗？"

他心想："哎呀，正中下怀，我来之前刚准备过呢！"于是他便向老师非常骄傲地背了一遍。

他的老师是一个德国裔的老爷爷，一边听一边笑。末了，这个老爷爷笑着说："好，我知道你准备过了，那我再问你一个问题：是不是分期早的病人就做手术，分期晚的病人就做放化疗呢？"

"这不是废话吗，不照这样诊疗，那做分期干吗呢？"他不假思索地回答道。

然后，他的老师看着他说："我就怕你们有这样的观点。我要告诉你，这个TNM分期从本质上来讲就只是一个命名学，这个命名学并不完全代表它本身的分子生物学性质，也并不代表你应该给病人做的全部医疗决策，更不能代表它将来的预后趋势。"

他感到疑惑："不对啊，这个分期怎么做出来的？不就是有全世界成千上万的病人，把他们的生存数据和TNM分期做了越来越精细的分层，然后分出早期病人预后好、晚期病人预后差吗？"

最后，老师语重心长地对他说："这里面有重大漏洞，这是TNM分期制定从最初就没有解决的问题。TNM分期仅仅是一种命名，且这个命名也并不完整。一方面，TNM分期的一个指标说的是肿瘤原发灶情况，两个指标说的是转移，它的命名并不全。另一方面，N和M仅仅是对结果的描述而非过程，真正描述过程的是血管肿瘤细胞。所以，在临床诊断中，最重要的是结合病人的实际情况来下判断，切不可全凭所谓'标准'作诊疗依据。"

这是2010年的事情，梁医生告诉学生他始终记得他与老师的这最后一次对话，现在他也同样如此提醒他的学生。

学：不死记硬背

时常有人争论："医学到底是文科还是理科？"这一争论往往缘起于医学生考试前哀声感慨复习时的死记硬背。然而，协和医生在授课讲解知识点时向学生反复强调：不要死记硬背。在北京协和医学院，师生有一句耳熟能详的话："如果只是死记硬背，那么就不是协和的学生。"

可是，面对浩如烟海的全科医学知识，如何不靠死记硬背就能学习并记忆呢？

"食管良性疾病的外科治疗"的任课医生总结了疾病的临床现象的三个要点，把握住这些要点便能更好地理解，而理解正是记忆的基础。第一，一个疾病可能有从轻到重的不同发展阶段，不同发展阶段可能出现不同的症状。第二，要理解它出现这些症状的原因是什么，不用硬背；理解了这些原因后，从上到下想一遍就能掌握了。第三，在记忆和梳理这些症状的时候，一定要有条理，比如说按病灶从外到内、从上到下、从轻到重的规律来整理，按照一定维度去理解这些症状，便容易记忆了。

随着医学的发展，医学知识总在不断地更新，背诵并非易事，仅靠背诵也很难与时俱进。如，十年前教科书总结了大约 6 种肿瘤的生物学行为，而目前最新的研究将肿瘤的生物学行为归纳为了 10 种。这 10 种肿瘤的生物学行为在人与人、肿瘤与肿瘤之间表现出巨大差异，背诵十分艰难。因此，理解各种疾病以及同一疾病不同表现背后的病理，才是掌握临床诊断知识的法门。

在探究病理这一点上，在进入临床前接受了系统科研训练的清华医学实验班学生有着突出的优势。与 2015 级清华学生一同上课的 2016 级协和医学院学生王铎霖感慨，他在上讨论课的时候感觉清华医学实验班的同学更擅于发问并查找文献，他们常常询问疾病背后的病理问题，而自己更关注疾病在临床表现上的诸般不同表征以及相应诊疗对策。但是，从临床课程的表现以及考试情况来看，无论是更关注病理还是从疾病表征出发的思维习惯，最终都殊途同归。

另外，参照外国教材进行自学也是一个有利于理解、记忆临床诊断知识的学习方法。正在准备美国执业医师资格考试（USMLE）的 2014 级清华医学实验班学生孙则耀发现，结合国外教材、课程与国内临床所学，能够更系统、深入地掌握相关知识。比如，小胖威利综合征[5]与天使人综合征[6]这两种疾病都是 15 号染色体有缺损，但其背后机理却各不相同。前者由于父系基因丢失，而后者恰好相反，是母系基因丢失引发的。国内临床课程会将这两种疾病作为 15 号染色体丢失的例子略为提及，而美国执业医师教材会将这两种疾病放在一起比较，分析其背后不同的病理原因。孙则耀觉得，自学美国教材对其在协和修读的临床课程学习有很大帮助，他能更深刻记住这些疾病知识及其诊疗手段。在他看来，哪怕不是为了要考 USMLE，学习美国的临床教材对自己的学习也有很大的帮助。

病史采集与四步体检法

自 19 世纪法国临床带教的内容及方式产生变革以来，视、听、叩、触与病史采集作为经典的床边教学操作内容直到今天仍旧是医学学习的首选方式。四步体检法（视、触、叩、听）与病史采集是临床检查的基本内容，是医学生在临床上学习诊断学问的重点，也是诊断学考察医学生的重点内容。在北京协和医学院，除了常规笔试考试以外，对标准化病人模拟问诊和运用四步体检法查体是诊断学的重要考试内容。

病史采集

病历

1. 主诉

2. 现病史

3. 既往史

（1）基本情况。

（2）慢性病史。

（3）传染病史。

（4）药物过敏史。

（5）预防接种史。

4. 个人史：如籍贯

5. 婚育史

6. 月经史

7. 家族史

辅助检查

向病人询问病史是临床诊断的第一步。上面是一个病例结构的示例，这些是医生要向病人了解的基本情况，医生问询之后再把采集的病人病史信息写入病历。在进入临床接触患者之后，医学生往往发现实践与课本有诸多不同。

四步体检法

四步体检法是临床检查的重要组成部分。在北京协和医学院诊断学考试中，医学生通过抽签，两人一组相互查体。"查体"即从头到脚对病人身体进行检查，对头、胸腹、四肢、神经反应等进行全面而细致的检查，是临床检查的重要手段。

视诊：看到了什么？

触诊：可以触摸到什么？

叩诊：以身体为鼓，可以听到什么变化？

听诊：可以从体内听到什么？

正在协和医院见习的 2014 级清华医学实验班张雨，在回忆起诊断学学习过程时说："所以我们对彼此的身体都非常了解了。"查体考试的对象是抽签选取的，考试规定的时间是 40 分钟，要在 40 分钟内完成所有检查项目。如果有一些学生手脚慢，那他们可能无法在时限内完成所有项目。

第三节　有时是治愈，常常是帮助，总是去安慰

学习完大课课程及基本诊断知识后，清华医学实验班的同学进入协和医院来到病床旁跟随带教老师见习、实习。19 世纪维也纳著名外科医生西奥多·比罗斯（Theodore Billroth）通常被认为是现代腹部手术的创始人，他在《德国大学与医学科学》一书中强调了医学生跟随带教老师进入临床见习、实习的重要性。他指出："如果有个人已有大量医学知识，那他还不是一个医师，他必须要跟着带教老师在诊断、预后判断、治疗的时候多看、多听、多学习。"[7] 这句话一方面指出了医学生在积累了大量书本知识后，来到病床边跟从带教老师见习、实习的重要性，另一方面也侧面体现了在见实习过程中，医学生的学习更多是耳濡目染、潜移默化的。

从课堂知识性学习到临床实践学习，是从医生传授与演说的方式转变为一种学习与观看的方式。[8] 见习、实习往往没有规定的培训章程和指定的带教内容，在实践学习的过程中，医学生的学习情况受带教老师的个人风格、医学生自己的求学态度与悟性等个人特质的影响很大。那么，临床见习、实习过程中的教与学是如何开展的？优秀的带教老师有哪些经验值得推广和借鉴？医学生有哪些重要的收获？

在医院上班

6：00—7：00 排班抽血（非每天任务）

7：45—10：00 交班，查房

10：00—12：00 看患者检测报告/处理医嘱/写病史/整理材料

12：00—13：30 午休，吃饭，午睡 20 分钟

13：30—16：00 完成上午没完成的工作

16：00—17：00 第二轮查房

17：00—17：30 整理材料，下班

这是见习和实习的医学生每天在协和医院的工作时间安排，不同科室的工作安排略有不同。

在最后三年的临床见实习阶段，清华医学实验班的学生一共在科室进行两轮轮转，在内科轮转三个月，内科出科考后在外科轮转三个月；外科出科考后，在妇科、儿科、神经科一共轮转三个月。完成轮转并通过考核之后，清华医学实验班的学生便迎来了为求职奔波的毕业季。

见习（第一轮轮转）和实习（第二轮轮转）的工作在内容和时间安排上基本没有太大差异，内科稍为特殊。内科要求进行第二轮轮转的实习学生自己收病人，且内科的实习学生还需要跟住院医生一起值班。值班时间从早上八点到次日八点，值班频率为每周一次；当天值班结束后，第二天仍正常上下班，正常下班时间为下午五点。在见习、实习过程中，医学生们偶尔随住院医生出门诊，每天大部分时间都待在病房里。

另外，医学生还会排班在检验科抽血，或是在查房前排班给病房病人抽血。抽血是临床检验的常规操作。2014 级清华医学实验班的孙则耀同学表示，刚开始抽血的时候总是非常紧张，后来上手多了慢慢就熟练了。孙则耀回忆起他初入临床学习抽血的经历："有时因为病人血管比较细或者我比较紧张，也有失败的时候，但是病人一般都很配合，往往第二次就会成功了。"

由此可见，带教老师的教学是有迹可循的。他先让医学生在自己身边见习，然后逐步让医学生上手操作，最后渐渐放手，在前辈的监督下

允许医学生自己独立操作——动手实操永远是医学生初入临床学习的最佳方式。

医学生们常常在病房里感慨：实践与书本知识果真有着许多不同。在上一节"诊断的学问"中，我们介绍了临床检查的基本方法：视、听、扣、触四步体检法以及病史采集。完整实行四步体检法的过程是非常详细且耗时较长，病史采集与病历撰写也涵盖了诸多内容。然而，在临床实践上，医学生感受到了实际诊断中要讲究效率，许多操作根本不可能按照书本所学如此冗杂地全部展开。

"在临床上，我们主要按照病人的主诉来做检查，比如病人胸痛咳嗽，那我们就只会给他做胸部的查体。"在呼吸内科见习轮转的 2014 级清华医学实验班的学生张雨如是说。张雨在见习过程中深刻感受到，病房里不可能有那么多时间完全按照书本所学对病人进行诊疗。由于内科疾病有一定的隐蔽性，内科大夫的问诊和检查相对其他科室来说较为详细，外科的问诊和检查通常直指要害，甚至会运用结构化病历来帮助医生更快收集病史。在问诊的时候，一些外科科室只需要填写结构化的病历，医生只需按照模板填空即可。清华医学实验班 2013 级的王乐正在基础外科轮转实习，她觉得这种节约时间的结构化病历应当被推广。

当然，详细的问诊检查有助于医生对患者病情有更精确的把握，而结构化简约的问诊可以帮助医生减轻工作量，这两者之间始终存在矛盾和张力。过于详细则冗余，过于结构化则可能忽略一些要点，如何做到平衡，这有赖于临床经验的积累，也正是医学生在见习、实习的临床实践中要学习的内容。

从病入手，以诚待人

"医学知识应该在病人床边形成"[9] 是临床医学学习的基本原则。米歇尔·福柯在其著作《临床医学的诞生》中引用了维克·达济尔的观点。达济尔认为，在医院里组建教学体系是解决医学临床训练中各种问题的根本方法，而这种在医院的临床教学体制是运用疾病知识来建立的。[10] 有言道，"医学的历史是疾病的重新分类史"[11]，疾病知识是临床诊断知识的核心内容。

在临床见习、实习的过程中，医学生也常有困惑。一方面，医学有其神秘性，一些疾病并不能被明确诊断出来，哪怕有了明确诊断的疾病也常常不能完全治愈，或者治愈之后医生也不得其原理。另一方面，医学生在各个科室轮转有着固定的时间安排，有时病人还未出院他们便离开该科室了。在此情况下，缺乏连贯性的临床实践学习有其不足之处，医学生在临床中的困惑常未得解答便离开了病人，离开了这个科室。

刘正平是2016级清华医学实验班的学生，在临床学习过程中，他发现常有一些病人被治好了，病人的主观感觉也变好了，但事实上医生并没有明确的诊断，医生最后也无法解答为什么病人被治愈了。他很疑惑，是疾病被治愈了，还是病人受到了安慰而主观上感觉变舒适了？可惜这个问题并没有答案。刘正平在协和医院旁的咖啡厅与我们交谈时笑了笑说："医学还是有神秘性的。"

医学生在临床中的困惑有时是因为疾病本身的不确定性，有时还因为见习、实习的时间有限，他们可能在主治医生还未给病人下诊断意见时便离开了这个病房。刘正平印象最深的病例是一个未被确诊的年轻患者，主治医生怀疑这个患者的肺部有癌变但是并不能确诊，医生们在科室里反复讨论是否要给这个病人开胸做病理检查。由于开胸必然有震荡，会产生一定的副作用，而这个患者还很年轻，如果没有癌变就没有必要开胸。可惜刘正平不久就离开了这个科室，他到现在也不知道诊疗结果，但还记得当时主治医生的烦恼。

在临床学习中，医学生的困惑主要从带教老师那里得到解答。在耳濡目染的临床教与学中，带教老师采用怎样的教学方法帮助医学生学习呢？

当我们向医学生调查"哪位带教老师最让你印象深刻"，我们不止一次听到赵久良医生的名字。赵久良医生是北京协和医院风湿免疫科的副主任医师，他常常在微信群里与学生交流病例，有时也会分享自己求学时的学习经验。

前面提到，医学生在临床过程中常有困惑：疾病往往不能被完全治愈且非所有的医学问题都能被解答。然而，当带教老师在日常生活中主动与学生反复进行病例诊疗讨论，不断跟进患者情况，那么学生自然能在病床房的经验中潜移默化地学习。另外，这样学习、讨论的氛围也有利于促进医学生之间的交流与合作，建立学习共同体。比如，清华医学实验班 2013 级学生吴兆，他与赵久良医生微信群中的一位师兄在疫情期间合作开展了科研课题研究。线上微信群成为医学生学习共同体的一个载体。

针对医学生在临床中的困惑常未得解答便离开了科室这个问题，赵久良医生的策略值得借鉴。赵良久会有意识地向他的见实习学生更新学生们所接触的病患的诊断情况，哪怕是已经离开科室的学生，他也会在微信群里更新未出院的患者情况。如果之前有什么疑难问题，赵良久会向离开科室的学生更新后续进展等，若病人出院了，他也会告诉大家。

例如，有一位明确诊断系统性红斑狼疮的 15 岁小姑娘，肾脏受累突出，在长期接受较强的免疫抑制治疗后肾功能改善也并不显著。2019年夏天，患者又出现了双眼肿胀和右眼视力的快速下降的症状，因此转到北京协和医院。考虑到患者年纪轻、病情复杂，赵良久领导的治疗小组对患者进行了系统性的评估，请医院多科会诊明确视力下降的原因，积极获取相关病理病原的证据，很快确定了治疗的方向。明确右眼病变为内源性真菌感染所致之后，虽然右眼的视力损失已不可逆，但团队的积极处理还是尽可能保住了左眼的部分视力，也获得了患者及家属的理解和感谢。患者出院后，赵良久和他们一家保持了密切的随访，疫情期间也通过线上诊疗的方式继续追踪病情，当小姑娘的各项指标在长期治疗中终于趋于正常后，大家也感受到了久战得胜的成就感。当回忆这个诊疗过程时，吴兆赞扬了小姑娘的积极配合，他仍然记得小姑娘在医院期间曲折的经历，她坚强地渡过了肾病综合征的病程。在吴兆的印象中，小姑娘从未有哭闹，让他和科室的同事们记忆深刻。

这名患者住了一个月院，吴兆早在患者出院前便离开了这个科室，但是他总是能从微信群里看到赵良久向大家分享的诊疗进程。吴兆说："主治医生平时都很忙，其实带教老师并没有这样做的义务。能在离开后了解患者的后续情况让我受益良多，我觉得赵医生作为带教老师真的非常好。"患者出院后，赵良久把其出院时的检查单发到了群里，群中有人称赞"这是新冠疫情期间狼疮病人管理的典范"。赵良久还号召大家整理这个患者的材料，鼓励将其总结为一个可供学习的病例报告。

除了与学生积极交流、跟进患者情况，赵良久有时还会向学生分享他求学时的学习笔记，同时还强调在临床学习中整理病例、写下笔记的重要性，他还分享了自己做笔记的体例格式，建议同学们可以以疾病为单元整理日常工作。

2002 年，美国医学会（AMA）集结出版了《从医：强调明天的医生必须具备的伦理道德和敬业精神》，其结尾"职业责任宣言：医学与人类的社会契约"中的最后一条为"教育和指导我们的学生，因为他们是医疗卫生事业的明天"[12]。组建学习共同体、向轮转结束的医学生更新患者情况、分享学习经验，赵久良医生作为带教老师积极投入临床教学，他真正做到了《从医》中强调的医生的职业责任——"教育和指导我们的学生"。

Guerir quelguefois

Soulager souvent

Consoler toujours

　　这是临床盛传的一句法国谚语，其意为："有时是治愈；常常是帮助；总是去安慰"。从上述案例可以看到，大部分疾病或许并不能被完全治愈，在临床诊疗中，医生还要帮助患者、安慰患者；甚至很多时候，需要医生帮助和安慰的，不仅仅是患者，也包括患者家属。"有时是治愈；常常是帮助；总是去安慰"，这也正是医学生在临床实习中学习疾病诊疗手段时需要谨记在心的重要内容。

　　一名 64 岁患有抑郁症的女病人在基础外科的诊疗过程便是一个典型的例子。有时，一些患者在手术后会出现术后并发症，这与患者的基础疾病、心理状态等多方面的因素有关——这名病人便是这种情况，她在腹腔镜乙状结肠癌根治术后，产生了脑梗的症状。这名病人从中年开始便患有抑郁症，长期抑郁且焦虑的心理状况是出现术后并发症的原因之一。在诊断出患者术后脑梗之后，外科主治医生立刻请了神内会诊，但这种情况很难被完全治愈。

　　正在基础外科实习的 2013 级清华医学实验班学生林迈表示："这位阿姨并没有因术后并发症的出现而埋怨医生，但是抑郁症的患者很容易内部归因，她会觉得是自己的错，所以她更需要的其实是陪伴和安慰。"她认为，跟这样的患者交流需要更多耐心，平常说话的时候声音要大一点、语速要慢一些，需要多跟患者进行病情细节上的交流，同时还要反复确认对方是否听懂了。多耐心交流，多给予患者积极的信息与关怀，让患者感到安慰。

　　"医学涉及的既是人的问题，也是情感和价值观的问题。"[13] 在临床实习中，医学生逐渐认识到疾病的治愈并非唯一、最终的目标，给予患者帮助与安慰同样重要。当感受到了慰藉，患者便会更加配合后期的康复训练治疗，积极的心态也更有利于疾病的治愈、身体的康复。

与病人打交道

与病人打交道是一门艺术。既是诗人又是医生的格伦·柯恩宽（Glenn Colquhoun）在其诗作《神斯》（*Playing God*）中运用夸张的手法，非常诙谐而形象地刻画了医生与病人打交道的情形：

> 她问我如果她吃一片治疗心脏的药、一片治疗臀部的药、一片治疗胸腔的药和一片治疗血液的药，这些药怎么知道他们应该去身体的哪个部分？
>
> 我向她解释说，每一种药的活性物质都会采用一种空间构型，与对应的靶结构上的分子表面上的受体分子准确对接。
>
> 她却对我说别胡扯。
>
> 我告诉她每一种药片都有不同的"形状"，而她身体的每一部分也都有不同的"形状"，只有当两种形状匹配时药物才能起效。
>
> 她说我没有权利讨论她的身材。
>
> 我说每一个药物都是钥匙，她的身体是成千上万的锁。
>
> 她告诉我她不打算吃这个玩意儿了。
>
> 我最后告诉她药片是靠魔法起效的。
>
> 她反问我你为什么不早说！[14]

这篇诗作表现了医生的多重角色，诗篇中的医生不单单是一名医学专家，他还是一位沟通的艺术家。鼓励患者吃药、救助患者是医生的专业职责，但这并不意味着医生与病人沟通也必须严格采用学术语言。常言道，医学既是科学也是艺术，这意味着医生既是科学家也是艺术家。在与病人打交道的过程中，医生有着多重角色，医生既是医学专家，也是沟通者、教育者。

> 明天的手术，您还有什么想法吗？
> 有医生您在，我们还有什么想法呢！

这是发生在心内科病房的一段对话，住院医生在患者手术前一天例行查房；医生尊重患者的意见，患者也非常信任医生。当问及医患沟通问题的时候，"尊重、信任"是大多数人都会给出的答案。

尊重和信任是医生职业的两大核心。[15] 那么，医生与患者打交道的时候，应当如何建立信任关系？作为临床带教老师的北京协和医院心内科刘医生的答案是：过硬的专业技能是第一位的。刘医生说："医生给出的诊疗是正确的，专业的治疗切实减轻了病患的痛苦，这是最重要的。"但是，作为实习医生，医学生临床经验不足，还未洗去初入临床时的生涩，在这种情况下又应当如何自处呢？

吴兆在临床实习中遇到过一个久病半成医的老病人，这位病人是一位因慢性肾脏病而常年透析的患者。由于她对自己的病情比较了解，也常年在医院与医生打交道，所以她对治疗团队中实习医生的身份比较敏锐。"她作为老病人，一眼就知道我是新医生，所以沟通的时候我常常会跟她说我会向上级大夫汇报。她听我说会向上级医生汇报，就比较放心了。"除了向上级医生及时汇报病人情况外，实习医生还能在生活上多关心患者。比如回族患者，吴兆会注意标注出来，准备清真餐。这些生活上的细节也有利于实习医生与患者打交道。总之，医生首先是医学专家，实习医生不断学习进步，致力于提高自身的专业本领，这是重中之重。

作为医学专家，除了增强自身专业能力是本职工作以外，在与患者沟通过程中还要注意维护同行。共建医学行业的公信力，这是建立患者对医生群体的信任、促进医患良好沟通的关键所在。

协和医学院院长王辰院士在清华医学实验班医学导论课上的讲座中警醒大家，每一个医生都有维护群体信任力的责任。北京协和医院往往是病人的最后一站，很多医生在患者初次就诊的时候很容易说"哎，您怎么才来我们这啊"。王辰医生指出，这种说法事实上会包含一层潜在含义，假如治疗效果不理想，那么责任在于之前的医生。诚如谚语所言，"信任来时如步行，去时如骑马。"在这种情况下，患者对医生很容易猜忌，总觉得还要找下一个医生才保险。"责任被推出去了，但是久而久之整个行业的信任力下降了。"维护同行，共建医学行业的公信力，这是促进医患沟通的长久之计。

加拿大皇家内科及外科医师学会（The Royal College of Physicians and Surgeons of Canada）在"新千年能力项目"（Skills for the New Millennium）的项目报告中定义了医生的关键角色，其中强调了医生作为沟通者与患者建立良好治疗关系的角色职责[16]。

与病人的沟通需要技巧，在沟通中有技巧地照顾病人感受、保护病人隐私是医生在与病人打交道中的重要内容，而学习这些沟通技巧往往依靠带教老师的言传身教以及实习医生自己的细思领悟。比如，在临床教学中标准化病人问诊的时候，老师会提醒医学生在实践中询问病史的一些技巧。在了解病人婚育状况的时候，诸如"结婚了吗""有孩子吗"这些问题都不能如此直接发问，因为这样的提问方式似乎隐含了结婚生子是默认常态的价值取向，而一些独身主义的患者可能会因此感到被冒犯。所以，询问类似问题时要注意言辞，尽量做到价值观中立。

另外，除了老师经验的直接传授，与病人打交道时的沟通技巧更多还是需要医学生自己琢磨、细细领悟。吴兆分享了他在心内科实习时的经验。有一次，他在查房时原本计划询问病人流产史的相关问题，但因为当时房里还有许多病友，担心当着诸多病友的面问流产史的问题会让患者感到不适，于是便打算另外找机会再问。

可见，医生在与患者打交道的过程中需要敏锐和细心，如此才能与患者建立良好的关系，从而更好地开展工作。

然而，从上述例子中我们发现，这些临床沟通技巧主要靠口耳相传或自己领会，尽管临床教学时教师会教授一些沟通技巧，但目前国内临床教学仍然缺乏医学生如何与患者沟通的系统训练。美国在这方面，有着较为成熟的培养体制。下面我们来看看医学实验班一位同学的学习笔记，他摘录了美国执业医师考试复习材料中的两个案例，每道题仅有一个正确选项。

案例一：一位 28 岁的男子来到医院进行健康维护例行评估。血压 140/90 mm Hg，脉搏 100/分钟，体重从 70 公斤增加到 81 公斤，面色泛红。病人说他现在的饮酒摄入已经从偶尔的 1 杯增加到每天 4 杯。他说："我母亲三个月前去世了，后来又丢了工作，现在我妻子说要离开我。唯一能让我感觉好点的只有一杯又一杯的酒。"作为医生，下面哪一种回答是最合适的？

A：您意识到酗酒给您的健康带来的负面影响了吗？

B：您认为您借助酒精来进行自我调节是因为抑郁吗？

C：我为您喝酒的次数超过推荐的饮酒次数而感到担心。

D：我想知道对您来说，喝酒是否是一种应对生活中压力变故的办法。

E：或许和心理治疗师谈谈您的心情和饮酒偏好会有所帮助。

案例二：一位 50 岁的妇女，主诉胃有不适。她似乎很激动，说她害怕自己有肝硬化，但随即停止了说话。下列哪一个选项能最好地鼓励这位病人继续说话？

A：请您接着说。

B：您平常会喝多少酒？

C：您平常喝酒吗？

D：您为什么现在才来医院？

E：治疗酗酒有很多种方法。

案例一的正确答案是 D，案例二的正确答案是 A，但这些都是以美国医院的英文语境为背景的例题，未必适用于中国语境。在协和医院临床实习之余学习美国临床教材的孙则耀同学说："我们国内目前还是缺乏医患沟通方面的系统训练，缺乏医学人文教育。"开发中国语境下的医患沟通体系化训练课程和对应相配套的考核方式，这有赖于医学教育改革的持续推进。

除了医学专家、沟通者的角色外，医生在与患者打交道的过程中有时还承担了教育者的角色。在北京协和医院实习的刘正平同学对他初入临床时带教老师的一番话印象非常深刻，带教老师告诉他，医生要时时刻刻记得自己还肩负着一些额外的社会责任。

近年来，伤医事件层出不穷，这也引发了医生和学生们的广泛讨论。刘正平的带教老师对他说，假如有的病人因为贫穷而抱怨社会，医生千万不能顺着他的话说，不能强化他"没钱看病是因为社会不公的观点"，如果因默认助长了患者埋怨社会的习气，那么医生自己也是危险的。刘正平仍然记得在协和医院时，带教老师语气凝重地说："如果患者真的认为是社会问题，那他第一个会报复谁？离患者最近的便是医生。"因此，医生有责任引导病人、教育病人：让人痛苦的不是社会，而是疾病本身。

第四节　先科研后临床的独特学习效果

本章从课堂学习、实践学习、医患沟通等几个方面描绘了清华大学医学实验班学生在北京协和医院的实习生活。北京协和医院流行着一句俗语："协和是熏出来的。"这句话形象地描述了实习生在医院的学习过程与收获。

在我们了解了清华医学实验班学生最后三年的临床学习生活后，仍有两个问题有待解答：承续上一阶段的科研训练，清华医学实验班的学生在临床实习阶段如何平衡临床与科研工作？先科研后临床，最终临床训练的效果如何？

第一个问题，清华医学实验班的学生在临床实习阶段如何平衡临床与科研工作。前文我们了解到，医学生的临床实习生活非常忙碌，因此，他们的科研工作只能安排在下班后的晚上或者不值班的休息日。

"白天做临床，晚上搞科研。"这是 2013 级班长张翠山的一条朋友圈留言，这句话也是清华医学实验班实习医生们日常生活的真实写照。

清华医学实验班的学生进入临床实习后大多仍旧会兼顾科研工作，但学习重心还是在临床学习上。有一些医学生仍会继续国外科研项目中未完成的事项，还有一些是跟随临床导师做临床研究项目。与基础科研相比，临床研究与医生的临床工作更相近，依赖于临床病人信息及病情指标等数据的收集，临床研究中偏基础的工作如基因测序等可以交给外部独立的科研机构。与清华同学一起在北京协和医院实习的协和医学院学生在临床工作之余也会参与科研项目，但他们主要做临床研究，只有较少同学因为个人兴趣可能会参与一些基础科研的课题。在心内科轮转的 2015 级协和医学院学生范阅说："临床科研跟本职工作比较接近，也比较快出成果，尤其是生物信息方向的研究，周期短，发文章快，我们现在不少同学参加了这方面的研究课题。"范阅介绍了她目前参加的科研项目，她表示现在到毕业前人人都赶着发文章，在当前医生的竞聘、考核体制的要求下，科研成果是一项不得不面对的硬性指标。

几乎每一个临床医生和医学生都在看病救人之余为做科研而奔波，正在面临毕业找工作的 2013 级清华医学实验班学生王一斐为这种局面感到无奈。他说："大家都去搞科研就很滑稽。"他指出了目前医院存在的一个现实问题：医生的本职工作到底以临床为主还是科研为主？他说，人的精力是有限的，不可能面面俱到，最终都需要做出选择。

清华医学实验班的学生在进入临床后，仍然保持着查阅文献的习惯和科研的思维。以医学实验班毕业生于仲勋为例，他目前在协和医院儿科工作。在新冠疫情中，他着重关注儿童冠状病毒感染和相关的一些临床表现，反复查阅文献，比较新冠肺炎儿童患者的临床表现与成人的不同之处。

目前在胸外科轮转的清华学生孙则耀意识到，清华医学实验班的同学与其他医学院的同学在临床同一个问题上的关注点有所不同，前者的科研思维非常明显，通常重视探讨病理原因，而后者往往更关注临床表征。他说，他平常会跟同为医学生的高中同学交流，他发现大家的思维很不一样，比如实习的时候遇到的一例心脏病患者，其他人会更关注相关的临床表征，而他会更好奇这个病出现的原因是什么。同时，他也表示，这两种思维路径实际上并没有高下之分，各有所长，就像一条路的两个入口，目的地是一样的。这是医生认识疾病的两种思路，而且医学的学习本身就要从临床表征和病理两个路径来综合考虑。

然而，八年制中花了两年时间进行系统科研训练的清华学生在临床实习的表现是否会相对较弱呢？尽管与北京协和医学院的学生相比，清华医学实验班的学生进入临床较晚，但在实习中的表现及最终的培养成果并无二致。2014 级北京协和医学院的张臣反问道："我们进入临床的时间只比清华的同学多了四个月，四个月能有什么差别呢？"在他看来，无论是清华同学还是协和同学，大家一同在北京协和医院学习，彼此并无差异。作为其带教老师的张医生持相同的观点，他说："在临床培训上，两种培养方案鲜有差异，如果存在差别的话，那更多是因为人与人各有所长，与这两种临床培养的制度无关。"张医生毕业于北京协和医学院，目前是协和医院心内科的住院医师。他认为，无论是清华医学实验班还是北京协和医学院，其学生都非常优秀而好学。最终，这些优秀医学生们并肩进入中国医生共同体并不断进步，为中国医学事业发展添砖加瓦。

总而言之，在北京协和医院进行临床学习的经历是清华医学实验班学生们的宝贵财富。他们在这里学习临床诊断知识，着手临床实践，一步一步学习与患者打交道。在带教医生的言传身教中，在协和医院潜移默化的影响下，医学生们逐渐成长为一名合格的医学院毕业生。

最后，无论是清华医学实验班的学生还是协和医学院的学生，他们在毕业后携手进入中国的医疗系统，作为中国顶尖的医学人才推动医学共同事业的发展。对于他们而言，从医是一条有着不同入口的道路，他们在不同学校经历了不同培养方案的培养，最终在同一条道路上携手并进，而这条路延绵通向了他们共同的医学理想。

注释

1. OSLER W. Aequanimitas：with other address to medical students，nurses and practitioners of medicine［M］. New York：McGraw Hill, 1906：211.

2. ［英］肯尼斯·卡尔曼. 卡尔曼医学教育史：昨日、今日和明日·学识传承［M］. 管远志，潘慧，主译. 北京：中国协和医科大学出版社, 2014：50.

3. ［英］肯尼斯·卡尔曼. 卡尔曼医学教育史：昨日、今日和明日·学识传承［M］. 管远志，潘慧，主译. 北京：中国协和医科大学出版社, 2014：279.

4. TNM 分期系统是目前国际上最为通用的肿瘤分期系统，即用 "T" "N" "M" 三个指标的组合划出特定的肿瘤分期。T（tumor，肿瘤）指肿瘤原发灶的情况，随着肿瘤体积的增加和邻近组织受累范围的增加，依次用 T1—T4 来表示。N（node，淋巴结）指区域淋巴结（regional lymph node）受累情况。淋巴结未受累时，用 N0 表示。随着淋巴结受累程度和范围的增加，依次用 N1—N3 表示。M（metastasis，转移）指远处转移（通常是血道转移）。没有远处转移者用 M0 表示，有远处转移者用 M1 表示。

5. 小胖威利综合征（Prader-Willi）又称肌张力低下-智能障碍-性腺发育滞后-肥胖综合征、普拉德-威利综合征，俗称小胖威利综合征，是一种罕见的遗传性疾病。

6. 天使人综合征（Angelman syndrome），是一种遗传异常所致的神经发育障碍性疾病，属于非进展性脑病。特征性表现为智力低下、快乐行为、严重语言障碍、共济失调、睡眠障碍及癫痫发作等。

7. BILLROTH T. The medical sciences in german universities（1876）［M］．Translation with an introduction by William Welch. New York：Macmillan and Go.，1924：1—2.

8. ［法］米歇尔·福柯．临床医学的诞生［M］．刘北诚，译．南京：译林出版社，2001：70.

9. ［法］米歇尔·福柯．临床医学的诞生［M］．刘北诚，译．南京：译林出版社，2001：58.

10. ［法］米歇尔·福柯．临床医学的诞生［M］．刘北诚，译．南京：译林出版社，2001：70.

11. ［英］肯尼斯·卡尔曼．卡尔曼医学教育史：昨日、今日和明日·学识传承［M］．管远志，潘慧，主译．北京：中国协和医科大学出版社，2014：279.

12. AMA，Professing medicine：strengthening the ethics of professionalism of tomorrow's physicians ［J］．American Medical Association，2002：131.

13. ［英］肯尼斯·卡尔曼．卡尔曼医学教育史：昨日、今日和明日·学识传承［M］．管远志，潘慧，主译．北京：中国协和医科大学出版社，2014：33—34.

14. COLQUHOUN G. Playing god［M］．Aotearoa, New Zealand：Stelle Roberts：2002.

15. ［英］肯尼斯·卡尔曼．卡尔曼医学教育史：昨日、今日和明日·学识传承［M］．管远志，潘慧，主译．北京：中国协和医科大学出版社，2014：274.

16. THE ROYAL COLLEGE OF PHYSICIANS AND SURGEONS OF CANADA. Skills for the New Millennium［R］．Ottawa, ON：Royal College of Physicians and Surgeons of Canada. 1996.

第七章

既是医生，又是科学家

2006 年，《自然》（*Nature*）杂志发表 "Them and us no longer" 主题新闻特稿，该文章指出 "医师兼科学家的时代行将结束"。对此，美国加州大学圣地亚哥分校（UCSD）医学院 A. 瓦尔基（Ajit Varki）及爱德华·霍尔姆斯（Edward Holmes）、杜克大学医学院彼特·阿格雷（Peter Agre）、索尔克研究所悉尼·布伦纳（Sydney Brenner）等多位教授联名向《自然》杂志写信，他们认为现在比以往更为需要医师科学家："作为致力于科学事业的医生，我们强烈支持让博士研究人员接触临床医学现实的项目。但是这些努力并不能满足对最优秀的医师科学家的需要，他们除了接受先进的科学教育外，还需要接受医学方面的实际临床训练。"[1]

医师科学家是个全新的目标，当实验班已经具备了明确的培养方案和制度安排，投入了大量教育资源后，我们特别关注在这个过程中学生对医师科学家的切身理解，他们在长期的培养过程中如何想象这一理想图景？这将关系到他们的自我定位、自我驱动和未来成就。

第一节　对医师科学家理解的三次升级

医学实验班 2020 年招生指南指出："本专业培养目标为医师科学

家，即科学探究能力与临床诊疗能力双优的临床医生，面对突发的临床问题，在诊疗中能够运用科学的思维发现疾病内因，用科学的头脑和方法解决攻克疑难杂症的创新型人才。"兼顾临床知识、技能，以及独立科研能力，这是清华医学实验班招生简章对"医师科学家"的描述，尽管学生们了解招生简章的渠道各不相同，但大多数人在入学前对"医师科学家"的初始印象皆来自招生材料。

在入学清华医学实验班时，并非所有学生对"医师科学家"都有非常清晰的理解，不同的学生对此有不同的认识，他们也被"医师科学家"的不同特点所吸引。仅有一部分学生在第一次听到这个概念时觉得与自己个人的发展目标非常契合，还有一些学生将"医师科学家"理解为毕业后既可以做科研也可以做医生，未来更多的职业选择机会是他们在报考时考虑的一个方面。除此之外，也有一些学生认为"医师科学家"本质上还是医生，他们往往从小就立志做医生；这些学生中，还有一部分将此理解为偏重科研的医生。而更多的同学在入学的时候对"医师科学家"的概念并没有清晰的理解，他们一开始在"医生"和"科学家"的认识之间摇摆不定，也对医生和科研的两种未来发展道路摇摆不定。直到经历了课程学习、海外科研、临床实习等阶段后，他们对"医师科学家"的概念才逐步有了更直观、更深入的理解。

海外增见识

清华医学实验班的学生在第四年的时候通过申请考核后会前往国外实验室进行为期两年的科研训练，他们能够选择的有两所学校——美国匹兹堡大学和澳大利亚墨尔本大学。而在国外的这两年，是他们全身心参与科研项目、独立设计课题的两年，也是对未来有着更清晰认识、快速成长的两年。"导师在医师科学家的人生里扮演了核心角色。"[2] 在这段时间里，他们与国外导师有着密切的联系，他们的导师往往是既在固定时间出门诊也同时在大学做科学研究的医师科学家，或原来是医生而目前在实验室从事科研工作的研究人员。国外的这两年也是他们第一次与可以称之为医师科学家的前辈们共同工作的日子。国外的导师是他们在这个阶段最直接的榜样，他们对"医师科学家"的理解也随着与导师的接触和科研生活的展开而日渐深化。

库尔特·R. 韦斯（Kurt R. Weiss）是实验班季云霄在匹兹堡大学的科研导师，他也是全美知名综合性医院匹兹堡大学医学中心的外科医生，主攻髋膝关节骨科、骨肿瘤方向。韦斯小时候患了骨肉瘤，在他病情恶化医生束手无策之时，他又突然好转了起来，这成为一个医学上的奇迹，他也从此立志在骨肉瘤方向做出一些贡献。韦斯每周出两天门诊，剩余时间在他自己的骨肉瘤实验室做科研，他的事迹对学生们产生了深远的影响。季云霄被韦斯的事迹深深触动。同时，韦斯也是他第一次密切接触的可称之为"医师科学家"榜样的人。韦斯戴着假肢，人也很乐观，一边做科研，一边做临床医生。季云霄崇拜地说："他真的就给我一种做医师科学家的感觉，对我的影响很大。"在季云霄看来，韦斯在做外科医生的同时，还可以结合临床拓展自己的科研思路，并在他自己的骨科实验室做相关的医学研究，这就是一个出色的医师科学家。当然，医师科学家与在实验室做研究的纯科研人员是不一样的，既做医生又做科研的人因为其时间精力被分散了，所以在基础研究方面的进展不如纯科研人员。尽管如此，能够在做外科医生的同时，结合临床拓展自己的科研思路，这样的职业生活让季云霄感受到了强烈的意义感和满足感。

韦斯作为"医师科学家"的榜样人物，不仅对他的学生产生了积极影响，也影响了隔壁实验室的孙则耀，他同样对韦斯的传奇故事印象深刻，也深受触动。孙则耀评价道："韦斯是个医生同时也是个科学家。"对于这些深受影响的学生来说，韦斯不仅向他们展现了每周既出门诊也做研究的生活样态，同时也能从临床实践出发发现问题并通过科研来帮助更多的人，彰显了医师科学家的责任意识和担当精神。

墨尔本大学癌症研究中心的安德鲁·罗伯茨（Andrew Roberts）是清华医学实验班陈洪在海外的科研导师。在陈洪看来，安德鲁可以被称为医师科学家。安德鲁是皇家墨尔本医院的血液科医生，同时也有自己的实验室和相关研究项目。他在临床中发现研究问题并获得样本数据，通过深入研究来创新疗法或发明药物，最终再回馈临床病人。他在白血病领域做出了很多突出贡献，如维奈托克（Venetoclax）抗癌药物开发，从治疗急性和慢性淋巴细胞白血病推广到其他疾病；对维奈托克有耐药性的慢性淋巴性白血病病人可以通过络氨酸激酶（BTK）抑制剂治疗法来治疗[3]，以及将新的抗癌靶向治疗法（Bcl-2 抑制剂）纳入白血病、淋巴瘤、骨髓瘤等血癌患者的常规治疗中去[4] 等等。

而安德鲁的诸多项目都是和医生、纯做科研的科学家或者像他一样的医师科学家一起合作完成的，如前面提及的维奈托克药品便是由其合作团队共同研发的，该项目荣获澳大利亚"总理科学奖"。陈洪指出："想做出一个比较大的突破，很难由一个人完成，往往要通过合作。"除了兼顾临床和科研的工作，陈洪从导师安德鲁身上学到的最重要的一点便是合作。她说："在医师科学家这个理念上，合作很重要。"在墨尔本大学学习期间，陈洪感到，合作是一种习惯，她在墨尔本大学做科研时有三个月被导师安德鲁送到了另一个研究所学习，这个研究所和安德鲁的实验室一直有密切的联系和合作。陈洪认为，很多大型研究和重要突破往往步履维艰，医师科学家是中坚力量，但更重要的是医生们、科学家们以及两者兼顾的医师科学家们的共同努力。

那么，在合作中，医师科学家除了兼顾临床和科研工作，还发挥了怎样的特殊作用呢？在国外科研生活的两年中，随着科研课题的推进以及与导师更为密切的交流，清华医学实验班的学生对"医师科学家"

在合作团队中的作用有了更为深刻的理解和感受。

2014级学生郜北津在匹兹堡大学的科研导师帕纳约蒂斯·贝诺斯（Panayiotis Benos）是计算与生物学系的一名纯科研人员。帕纳约蒂斯有许多项目和匹兹堡大学医学中心的医生有合作关系，郜北津在匹大的两年也参与了其中的一些项目。在这个过程中，例如交流汇报结果时，他发现自己作为一个没有接触过临床的学生更看重所做工作的创新性，而医生相对来讲更保守一些，更看重工作的实用性，以及结果是否符合他们之前的经验。由于两方在经验和思维上存在的差距，他们在汇报课题时免不了会发生分歧甚至争吵。

郜北津在课题组中深切感受到，把科研和临床结合起来是一件非常困难的事情，如果有一个人能够同时拥有科研和临床的综合思维，那么很多分歧就可以避免，很多难题也可以迎刃而解。如果项目中有同时兼顾临床和科研的医师科学家，不仅在项目设计和执行方面会事半功倍，而且在沟通上也能发挥关键的作用。他说，有时候医生会觉得基础科学家做的事情完全没有效用，基础科学家也觉得临床医生一无所知，而当综合思维结合在一个人身上时，他便能够起到中间桥梁的作用，能够避免基础科学家与临床医生之间的很多矛盾。

国外科研训练的经历，使郜北津对于"医师科学家"身份的思考更加深刻。在八年制的前三年，他觉得医师科学家上班当医生、下班当科学家是非常辛苦的，但经过国外科研训练后，郜北津认为"医师科学家"并非仅仅是在时间安排上既做医生也做科研，更重要的是其兼顾临床和科研的综合思维。而所谓的综合思维是一件很具体的事情，尤其在以人为研究对象的临床试验中，临床研究在干预因素控制等诸多方面本身就道阻且长，医师科学家有着直接的临床问题意识和良好的科研习惯，可以更好地推进科研项目从科研成果转化为临床应用。如在基因预测病人预后的项目中，郜北津深深体会到以病人为对象的临床试验设计和执行因其复杂的因素而困难重重。他说，病人毕竟不像小鼠那样可以控制并且"背景"比较干净，在设计试验和执行的时候会有很多混杂因素。所以，尽量降低混杂因素干扰是在实验设计和结果分析的时候需要重视的问题，但这个问题也很难真正解决。如果由医师科学家来负责团队合作，由于其兼顾临床和科研的综合思维，试验中的很多难题便可以迎刃而解。

临床受熏陶

国外的医师科学家有着同时兼顾临床门诊和实验室科研的评价体系，而中国又有着不同的国情。以 2015 级学生季云霄的见闻为例，他的国外导师可以每周有两天的时间从事临床工作，在此之外，便可以继续做科研。但是，中国对于医生的评价体系不一样，这样兼顾临床和科研的工作安排是受限制的。在季云霄看来，医师科学家最重要的还是要做好一个医生。清华医学实验班的同学在国外科研训练的两年对于医师科学家有了更深入的认识，但回到国内在协和医院接受最后三年的临床见习和实习后，对于"医师科学家"有了更为具体的本土化理解。在医院里，他们对"医师科学家"的理解逐渐达成共识："医师科学家最重要的还是要做好一个医生"。此外，进入临床后，他们也感受到了兼顾临床和科研是一件极具挑战的事情，在实习的日常工作之余跟进科研项目使他们意识到，临床与科研工作是矛盾而富有张力的。

在实习、见习的时候，实习的同学和医生们一起在医院上班，每天早晨七点半到科室，下午五六点下班，不同科室的工作量不同，所以时间安排也会有差异，但是大体上都很忙碌。不少医学生指出：国内临床的压力太大，还有晋升和评职称的压力，每天做完医生的工作基本没有时间去做科研了。在经历了见习、实习培训后，季云霄认为国内的医生要兼顾临床和科研几乎是不可能实现的，而在美国做医师科学家之所以可行是因为美国既有全科医生也有专科医生，如果做专科医生的话，便可以选择自己的病人，日常时间便相对宽裕、灵活一些。而在国内，医生工作量大、时间安排自由度低，把医生工作放在首位，这一定程度上是在面对临床和科研的冲突与矛盾时所做的选择。

那么要想在国内成为医师科学家，应该具备怎样的特质呢？

针对这个问题，实验班有学生答道："上班当医生下班做实验那种医师科学家是不可能的，可能更多是思维上的。"在国内的医院体系内，普通医生很难有资源和精力同时兼顾临床工作和科研任务，且医生面临的科研任务也基本上是临床研究。郗北津指出，如果要把"医师科学家"拆分开来看，"医师科学家"在实际中更多是"医师"与"临床科学家"的结合。他认为，从与病人的接触及临床的诊断中发现问题，并通过阅读文献、设计实验来试图解决问题，这是医师科学家作为一个优秀医生的日常生活。他说："看文献，看一些实验的文献，哪怕我没有做实验的机会和精力，但我必须要懂病理。临床工作给我提出的是问题，我要能有解决这个问题的思路，而这种思维我认为正是医师科学家应该具备的。"

归国初入临床，大部分清华医学实验班的学生在医院会联系一个临床科研导师，在与导师深入交流的过程中，他们对"医师科学家"的认识也更加贴合国内医生的实际生活样态。中日友好医院副院长曹彬是2013级学生张翠山在临床见习、实习阶段的导师，曹彬医生同时也是清华大学医学实验班的兼职教授、博士生导师。

张翠山说，曹医生的工作比较多，临床、行政、科研都有。平时还是以医院的临床工作为主，科研工作会利用晚上和周末。他第一次见到曹彬老师是在协和的一次师生交流座谈会上，当时是晚上十点。曹彬老师刚结束会诊，参加座谈会的时候还带了一篇文献，在他人发言的时候，他就会钻研他的文献，中间休息的时候他也继续读文献、做记录。

曹彬老师深厚的专业功底与丰富的临床经验，加之其严谨负责的工作态度及学无止境的求知精神都深深影响了张翠山。他说："每个阶段选择的老师，我都会把他们当作是我的一个榜样或者说是职业标杆。"曹彬便是张翠山在进入临床之后的榜样。尽管日常工作十分忙碌，但曹彬仍然兼顾临床和科研，尤其是在新冠疫情时期，主持完成了许多重要的临床试验项目。张翠山在与导师共同完成临床及科研任务的过程中对于国内医师科学家有了更真实而深刻的理解。

2020 年 4 月 25 日，曹彬在清华大学 109 周年医学实验班校友活动中论及"医师科学家"如何兼顾临床工作和科研工作时表示："对一个医生来说，本来临床工作和科研工作并不矛盾。但是，如果你非要让我选择，非此即彼，那么，我要说，我选择做医生。很难想象，一个不从事临床工作的人，能成为医师科学家。"[5] 曹彬说："喜欢做医生，这是成为医师科学家的出发点，也是基本点。"没有站在病人病床边的工作经验，就无法深刻了解临床的突出问题，没有良好的临床问题意识便无法做出出色的科研成果。

既然医师科学家侧重临床而没有充分的时间投入科研工作，那么他们在做一个好医生的同时，是如何出色完成科研任务的呢？他们在科研中又扮演着怎样的角色呢？

首先，医师科学家的科研任务以临床研究、临床实验为主，且研究方向与其临床方向是息息相关的。作为中日友好医院呼吸与危重症医学科的主任医师，曹彬在新冠疫情期间于武汉主持了两项设计严格的临床试验研究，一是用洛匹那韦[6] 治疗新冠肺炎重症患者的随机对照临床试验，二是用瑞德西韦治疗新冠肺炎重症患者的严格双盲随机安慰剂对照试验[7]，这些针对重症患者的临床研究与曹彬的专业方向及临床经验是紧密相关的，且临床研究的结果直接惠及临床诊断与治疗。

其次，好问题是好研究的第一步。一方面，医师科学家既有充分的临床经验又有出色的问题意识，可以基于临床观察提出一个有意义的临床研究问题。比如在诊疗新冠肺炎病人的过程中，曹彬团队观察到很多病人会长血栓，这些病人有一些指标会升高，医师科学家具备的良好的问题意识使得他们产生疑问：这个血栓现象是否有深入探究的意义？血栓和疾病严重程度之间是否有关系？什么样的人容易长血栓？基于这些疑问，他们便会去设计临床实验来验证这些猜想。另一方面，提出猜想并设计临床试验也离不开基础医学的思维角度。根据临床医学问题，得出基于临床观察和统计的血栓和疾病严重程度的相关关系、血栓患者分布情况等基本结论之后，还需要进一步从基础医学的角度追问为什么该人群容易长血栓。提出这样一个科学问题之后，还需要结合基础实验去深入探究，由此很多问题迎刃而解，如新冠肺炎重症患者有一部分因血栓去世，而可能的原因是长期高血压改变了其血管结构。

基于临床现象提出临床问题，追问其基础病理，结合临床对照实验及基础实验，最后再将研究成果应用至临床诊断、治疗——在这个"临床-科研-临床"的闭环过程中，临床医学和基础医学的思维是相辅相成的。将曹彬作为职业榜样的张翠山说："这两件事情如果一个人做是最好的，如果没有临床方面的积累的话，就提不出这样一个科学的问题。"同样，如果没有基础医学的科研思维，那可能常常会受到临床问题的困扰，百思不得其解，如前面提到的新冠肺炎重症患者因血栓致命的问题。医师科学家在受到系统的临床培训和科研训练之后，在工作中有着兼顾临床医学和基础医学的综合思维，从而能够更好、更快地做出判断和决策——尤其在突发疫情这样的特殊情况下，更需要快速、准确地决策。于是，医师科学家便在临床中充当了发现问题、提出实验思路的点灯人。

最后，诸多研究项目的顺利完成离不开医生、医师科学家、科研人员等各方力量的合作。合作是医师科学家的重要特质，且医师科学家在合作中既是沟通桥梁也是掌舵人。如曹彬在参与临床研究的过程中，主要是从临床出发提出一些科学问题和科学假设，思考怎么去解释临床的问题，再初步设计实验框架，并同合作团队一起去申请项目的资金支持，然后写一篇综述文章，最后将成果发表。曹彬的学生表示："临床医生不可能有充足的时间亲自动手去做实验，主要是通过阅读一些文献，从理论的层面上去推导、推理接下来的实验路径。"由此可见，引导思路和设计实验，这是医师科学家在科研合作任务中发挥的核心作用。而能够承担关键角色，这与医师科学家本身过硬的综合能力分不开，他们阅读文献的基本能力和终身学习的求知精神都是杰出的。

总而言之，虽在时间安排上临床与科研任务难以兼顾，但是因科研与临床事务在工作性质、思路上是相关的，所以二者可以相通。另外，项目大多都在合作中完成，医师科学家并不需要花很长时间到实验室里做实验，基础研究的实验任务可以在实验的总体规划下交由科研人员来完成。医生、医师科学家、科研人员各有所长，他们相互配合可以事半功倍。同时，医师科学家是有着问题意识和科研思维的医生，他们在合作中往往既是提出研究问题的点灯人也是设计实验思路的掌舵人，且可以沟通医生团队和科研团队，在科研合作任务中发挥的作用不容小觑。然而，正如张翠山在参与实际科研项目时所说，整个团队里经过技术科研训练的人其实并不多，同时既是临床医生又有技术科研背景的人是很少的，而未来医学事业的发展必然需要更多这样的医师科学家。

毕业后体悟

清华医学实验班的学生大部分在毕业后进入了医院工作，成为一名医生。他们在工作后对医师科学家的理解主要延续了见习、实习时的认识；但随着毕业工作，他们的身份不再是见习的医学生而是独立的医生，他们在行使医生职能的过程中更深切地感受到了兼顾临床和科研的挑战性。对此，大部分学生在工作后仍然坚持认为"医师科学家首先是一个医生"，且医师科学家是有着问题意识和科研思维的医生，在临床科研中承担了关键角色。也有少数学生毕业后在一些项目的科研岗位上从事临床科研的工作，如现在清华–GSK项目工作的2009级学生辛欣。尽管他并未选择成为医生的职业道路，但他认为在其从事的科研工作中，同样扮演了一个医生的角色。

在工作中，毕业生们是如何理解"医师科学家首先是一个医生"的？临床与科研工作的张力是如何表现的？作为医师科学家的医生与普通医生又有何不同？他们主要在工作中发挥怎样的作用？专职从事科研工作的毕业生认为在临床实验中他扮演了一个医生的角色，这又当如何理解？

2010级学生方圆毕业后在协和医院工作，时任外科住院医生。在方圆看来，医师科学家首先是一个医生，临床功底必须是十分扎实的。方圆每天临床工作都很忙碌，且完成临床工作是首要任务。他表示，有的时候如果临床的任务都已经做完了，那就看看文章，推进自己的临床研究。科研任务往往在临床之余有所投入，或是利用休息时间来做。

方圆说，医生分身乏术，临床诊疗工作中很少有大把时间去实验室做研究，但是只要有研究设计和研究思路，就可以找人合作完成一个科研项目。在合作中，医师科学家主要的贡献是从临床中发现问题，并设计实验思路。以方圆正在参与的颈动脉体瘤的研究项目为例，他在临床中发现颈动脉体瘤以良性为多，临床占比80%到90%，但是也有一部分病人所患肿瘤为恶性，一旦确诊恶性则难有效果好的治疗方法。为什么有的病人所患的颈动脉体瘤为良性，另外一部分病人为恶性？这其中是否有一些规律？针对恶性肿瘤的病人是否能够提供一个新的治疗方案？方圆表示，他目前正在尝试把恶性颈动脉体瘤和良性颈动脉体瘤拿去做基因测序，探索它们在基因层面是否有区别，下一步可能会做蛋白表达或 RNA 转入方面的研究，进一步探索它们的差异。在提出了研究问题和研究思路后，具体的任务便可以由各部门参与人员共同完成。比如由病理科的团队老师收集临床标本，生物公司负责基因测序，研究团队分工整理数据并做分析——而这些工作都由方圆牵头主导、进行分配。

方圆说："我认为还是要通过医学研究去促进临床的发展，只有能够承接这样任务的医师才能称得上医师科学家。"促进临床的发展，除了参与到科研项目中去，医师科学家探索临床现象深层原因的思维习惯对医生日常面临的临床问题也有着直接的应用。方圆在轮转到外科的时候，遇到了一个患有淋巴结增生性疾病的病人，这种疾病非常少见。于是他查阅文献，了解到这种疾病不仅表现在颈部上，腹部可能也有淋巴结增大，甚至还可能是恶性的。方圆把这个结果反馈给上级大夫后，给病人做了一个全身检查。幸运的是，病人的淋巴结增大并未多发于身上各个部位，排除了这种潜在危险，也保证了最后的手术更加安全。这正是从小的探索发现到实际应用的过程。医师科学家或许并非要完成多少个科研项目，最核心的特质在于从临床上发现问题、在研究中深入探索，最终有益于临床问题的解决。

2009 级学生辛欣因缘际会进入了清华医学院旗下的临床实验中心工作，主要方向是临床研究和监管科学领域。尽管最后的工作方向不同于原先做医生的打算，但是在辛欣看来，他现在的职业发展与最初的设想仍然是重合的：医师科学家首先要履行好作为医生的职责。对于"医师科学家"最核心的特质是什么这一问题，辛欣答道：是能发现临床中存在的问题，带着这个问题去向科学要答案。之所以总是强调医师科学家首先应当做好一个医生，是因为只有每天站在病床边上的人才能真正从临床中发现研究问题。辛欣说，几乎一切人类疾病都要靠临床医学来发现，一切疾病在活体上的表现及其变化规律也是靠临床医学来确认的，而不是基础医学——即使在基础医学已有相当规模的今天也不例外。在这个意义上，辛欣认为自己的职业规划与医学实验班培养医师科学家的目标是高度契合的。他说："如果后面做临床实验的话，我也会致力于当一个研究型的医生，在临床实验中扮演一个医生的角色。"所谓在"临床中扮演一个医生的角色"，亦可称之为"研究型医生"，其作为临床问题的发现者，在研究中承担设计实验、招募病人、收集临床数据等工作，并最终运用自己的医学专业知识去评估研究成果，如某一类药物在临床应用上是否安全有效。

辛欣希望自己未来能够在临床研究中做一个研究型医生。研究型医生不承担临床门诊工作，以临床研究为主，可能会招募病人接手一个研究型病房。国内一些医院有专门招募研究型医生的通道，而国外甚至有不承担门诊工作而专门做临床实验的医院，研究型医生在国外更加常见。研究型医生作为临床问题的发现者、临床实验的设计者，他们有着怎样的特质？在辛欣看来，最重要的是随时保持对这个领域学习研究的热情，阅读文献和深度思考的能力使人不断在这个领域获取新的知识，然后使自己进步。

然而，如果研究型医生不承担门诊任务，他们是否会因为缺乏临床经验而对临床实验中的研究问题敏感度不足呢？在辛欣看来，不当医生并不意味着对相应的临床领域缺乏认识，更重要的首先是保持对该领域深入研究学习的热情，其次才是一些临床方面的经验，如果临床经验相对薄弱的话，便可能需要跟其他医生进行合作，或者是通过平时医院科室的轮转来弥补经验。研究型医生首先要保证受试者在实验过程中是安全的，警惕出现各种各样的副作用及不良反应，这需要依靠医生对人的生理系统有着专业的整体把握；其次才是评估药物的有效性。辛欣说："这需要很多的专业知识，不只是停留在书本方面，也需要更多的实践经验，从而在临床实验整个过程中运用经验来进行更多的扩充。"

由此可见，当我们反复讨论"医师科学家首先是一个医生"的时候，我们关注的并非是其"医生"身份，而是医生在临床中所发挥的发现问题的作用。无论是承担临床任务的医生还是研究型医生，他们都接受了医生的专业训练和系统的科研训练，融合临床和科研的综合思维使得他们有科研的问题意识以及医生的临床专业素养。

从入学到海外科研，从归国后临床训练到真正走上工作岗位，清华医学实验班的学生对医师科学家的认识不断深入。从入学时分散而模糊的理解，到毕业后逐渐形成"医师科学家首先是一个医生"的共识，对于兼顾临床和科研的挑战性也有了逐步深刻的感受。而经过国外科研训练、国内课程及临床学习后，他们还认识到了国内外不同的医疗体制、医学生教育制度使得医师科学家的职业模式也各有异处，因而他们最终对于"医师科学家"的理解是基于我国医疗系统和国情的。

第二节　理想的才干与现实的道路

从医学史上来看，自 16 世纪科学和医学革命之后，现代西方医学以自然科学为基础，经过 400 多年的发展，逐渐建立了一个包括 50 多门学科和数百个分支学科的庞大医学体系。而自医学专业化分科伊始，临床医学（医院医学）与实验医学各自走上了独立的专门化发展道路。现代临床医学是伴随着 19 世纪早期"医院医学"的出现而诞生的，[8] 在此阶段，医院不仅是看病救人的场所，也是医学教育和研究的中心。而 19 世纪中后期在医学研究职业化发展的影响下，医院的研究职能逐步被独立的实验室及研究所分担，实验医学兴起。随着医学科学的发展，最早在德语地区出现了专门从"干"科学中谋得生计的人：他们从事实验研究，参加专业学会，在专业杂志上发表论文，并用部分时间将自己和同行的科学发现传授给学生，这些人被称为"科学家"。[9] 自此，医师和科学家在职业上开始分化，并各自在专业化道路上逐步推进。

2019 年诺贝尔生理学或医学奖获得者威廉·凯林（William G. Kaelin Jr）曾结合自身经历坦言："从实践角度来看，医生需要具备一些工作知识，侧重于你所要治疗的疾病的基础科学，也侧重于你所使用的治疗方法的应用科学。然而，如果一名科学家仅仅以治疗人类疾病作为研究动机，当他们告诉别人自己研究的唯一目的就是治愈病人，那将是危险的。因为有些时候，人们对于很重要的科学发现，都是经过几年，数十年甚至更长时间，才能理解如何使这些知识成果产生对人类有价值的应用。很多诺奖成果，在开始时并未显示其有应用价值的必要性，但最终都从根本上改变了我们对世界的认知，例如在生物科学、生物化学与物理学均是如此。所以我们不应该过于绝对地认为，这些研究发现必须要很快地应用起来。我们应该给些时间，来看看这些科学实验获得的知识如何得到更好的应用。所以我强烈反对一些人说的，要把基础科研的全部资源转移到转化研究上去。"[10]

医生观察病人的症状，从个体表征出发判断疾病，按照其经验的演绎诊断病灶并进行治疗。而医学科学经历了从把疾病定位于器官、细胞到分子的阶段，医学科学家关注机理，注重疾病的常态规律。上述情况的性质和医学史共同告诉我们，医师和科学家之间有着智力方面的分工。临床和科研是两种相异的职能，也是相异的才能，同一个人兼备这两种才能并不多见。

鸟之双翼

医学实验班的优势是培养医师科学家，临床和科研就像鸟之双翼，缺一不可。医学既是一门艺术又是一门科学，临床和科研不仅是在医学生阶段需要学生平衡的问题，也是学生今后成为一名医生后需要用一生思考的问题。这一点被韦瑟罗尔（Weatherall）总结得十分精辟：

> 对于从事医学教育的工作者们来说，一个原则性的问题就是要教会我们的医生们，在未来的职业生涯中要始终如一地对疾病保持敏锐的科学思维，而且还必须清晰地意识到当科学的方法达到了它的极限时，毫无疑问地要被以往的经验主义所替代。临床工作所必备的自信，与实验室中面对问题的不确定性时所必要的自我批评，这二者之间存在着很明显的差异，对于一个医生来讲，想达到二者的平衡是非常困难的。会有人将这二者结合得天衣无缝吗？或许很难，这便是医学必须立志追求的目标！[11]

尽管医师和科学家本身所展现的是两种相异的职能，但医学事业的发展却离不开能够综合临床和科研才能的人才。一方面，在知识技能上，医学研究离不开临床医学与基础医学的结合。"医学的研究必须从临床医治开始，因为临床医治是医学确定的和定义的目标，这也是医学上的一个问题；但是临床医治虽然是医生的第一步研究工作，但它不是科学的医学基础。生理学才是科学的医学基础，因为只有生理学才能从病灶生理现象与常态生理现象的关系上解释病理。"[12] 临床是医学研究的起点，而医学研究的推动又依赖于生理学等基础医学知识谱系的建立。另一方面，从转化应用层面来看，临床和科研相辅相成、互相促进，转化医学的发展依赖于兼顾临床和科研的综合性人才。新药、新的治疗手段等科研成果最终能够惠及临床诊治工作，临床的反馈又进一步推动科研的发展，具有综合思维的医师科学家在此过程中发挥着关键作用。尤其在 20 世纪中期以来，伴随着现代科学的飞速发展，"学科的分化与新的综合已成为现代医学发展的又一明显趋势"[13]。在此背景下，国家和社会需要越来越多的兼备临床和科研才能的医师科学家。

那么在清华医学实验班学习的八年中，在"医师科学家"的培养目标之下，学生们学到了什么？他们是如何兼顾临床和科研的？怎样的基础技能能使得他们受益终身？

　　第一，长时间、系统的科研训练使得他们掌握了科研方法，也习得了基础研究的思维，这在工作中是难以有完整时间来专门学习的。这八年是接受临床和科研训练、打下扎实基础的黄金时间。不论是基础实验操作，还是实验研究方案的设计，或是临床研究，如队列研究、前瞻队列研究，都是非常有意义的——诸多临床的治疗方案都来源于前瞻队列的研究，且随机对照的证据等级是最高的。许多毕业生在工作中感恩在清华医学实验班的训练和培训，因为毕业后才发现几乎不可能在工作中接受科研方面的长时间、系统性的训练，只能利用零碎的业余时间。而在校期间心无旁骛地去接受、感受基础研究方案设计的过程，帮助他们打下了基础科研的思维基础，使他们在工作中面对病人，就可以同时从疾病的表征以及病灶的机理两个角度来思考问题，无论是进行临床诊断还是提出科研问题，这样的思维方式使得他们可以将临床和科研思路融会贯通。

　　第二，项目成果的实现往往离不开合作，合作使得临床和科研的兼顾成为可能，而在合作中引导思路和设计实验离不开他们的综合思维和视野。一位毕业生说："工作中，只要你设计好了一项实验，你可以不亲自操刀，找专职研究员合作。工作后深有感触的是，设计思路思维、视野是真正的法宝，而这些正是实验班的教育带给我们的。"无论是国内课程学习还是在海外留学时的合作课题，这些都使得清华医学实验班的学生们有了设计实验思路、完成课题计划的经验，也有了国际前沿医学问题的视野。同时，清华医学实验班作为平台也提供了优质的合作资源，所以很多毕业生走上临床岗位之后还会和学校老师或海外实验室一起展开实验。另外，沟通技能也是在合作中需要被重视的部分。一位实验班毕业生委婉地表示，清华人可能性格更耿直，事情做得比较多，感情上能体验到的就比较少，加之又锋芒毕露，所以就容易出现一些沟通上的问题。他在工作中感受到，相比"吾爱吾师但吾更爱真理"的直言不讳的科学家精神，更谦卑的合作态度和更迂回的沟通方式同样很重要，注意沟通技巧往往能使合作事半功倍。

第三，文献阅读、英语学习等基本能力是不可或缺的，这是一个医师科学家终身学习的基石。在毕业之前学习的知识是有限的，工作之后还有更多的内容需要学习，已有的临床和最新研究成果的相关知识还需要不断更新。因此，较之知识之"鱼"，获取知识之"渔"更为重要，而文献阅读、英语学习等基本能力便是获取知识的工具。包括科研思维，同样也是工具性的基础，且工具性的基本概念越早形成越好。这些工具性的基础技能和思维方式，便是毕业生们在成为医师科学家的漫长道路上披荆斩棘的法宝。

蝙蝠的寓言

《伊索寓言》中曾经讲述过一则蝙蝠的故事。在很久以前，鸟类和兽类经常爆发大规模冲突，而蝙蝠仗着自己既会哺乳又会飞的特性，有时宣称自己是飞禽，有时是走兽，结果在哪头都遭到排挤。假设不从道德的角度，而是从技能的视角来思考这则寓言，它至少说明一个人拥有多个领域的才能未必会得到社会的认可，别说是左右逢源，处理不当的话更容易陷入左支右绌的境地。即使具备了医师科学家的才能也不会自动赢得尊重，更不会自然而然地获得现有体系的发展支持。教育创新项目的所有努力会不会因为大环境而受到压抑？学生的梦想会不会在现实的职业道路上遇阻？

确实有人认为，作为一名医生，临床与科研不太可能同时做好。科研做好了，临床就分身不出，或者临床做好了，就没有时间去做科研。

也有人认为，两者并不冲突，临床是一种实践，科研是理论，从实践中检验理论，再由理论指导实践，才能使水平得到真正的提高。[14] 在个人层面，只要能够得到合适的培养，临床和科研这两种能力是完全可以兼顾的，医学实验班的学生所呈现出的能力就是最好的例子。在医疗系统层面，有专家呼吁，应该建立医师科学家培养制度，当医生临床经验积累到一定程度的时候，应该让他们有时间从事医学科学研究，这也有利于转化医学的实现。以美国为例，医院会给予医生一定的时间从事科研工作，这段时间的工作量也将纳入考核。[15] 换言之，这样的发展机会在国内并不是现成的。

为了造就人才，仅仅关注到教育过程可能还不够，为了使精心培育的卓越才能得到施展空间，需要铺设一条现实的道路，这条道路并不仅仅由个别先驱和行业领袖所标定，更需要许许多多同行者，否则就难以成为一条可行之路。而更重要的，是营造适合这条道路发展的大环境。由于医师科学家的理想在中国方兴未艾，这种模式还没有完全嵌入整个医学教育和医疗体系，正因为其革新性，传统的人才培养模式和现有的医师职业道路都尚未接纳它的先进性。下面分别分析美国与中国的医学教育与职业体系，进一步说明大环境与医师科学家理想的关系。

在美国，医学生毕业后有更多的职业选择。医院在聘用医生的时候会跟他们提前沟通意向，医学生可以自由选择纯临床、纯科研，或是兼顾临床和科研的岗位。在美国，临床职称与科研职称是两个相互平行的评价体系。从临床职称来看，医学生毕业后，经过为期三年的住院医师阶段，接受专科医师培训，之后考取对应大专科的医师资格考试。得到了对应大专科的医生执照之后，再选定一个亚专科，接受相应的培训，之后考取该亚专科的医生执照。获取大专科及亚专科的医生执照并为医院所雇用后，所得职称便为主治医师（attending doctor），这意味着他完全有资格独立行医。至于副主任、主任等称谓是行政上的划分，更高的行政职称并不等同于更好的临床业务能力，而是可能更有领导力，可以在临床本职工作之余兼顾行政工作。从科研职称来看，助理教授、副教授、正教授这些职称意味着医学毕业生在大学有任职。美国的许多医院与医学院有联合关系，如匹兹堡大学医学中心与匹兹堡大学的医学院或科研所，因而医学生毕业后可以依其喜好选择只做临床医生或是兼顾临床与科研，如果兼顾临床与科研即意味着他同时受雇于医院和大学院系（或研究所）。正是因为美国医生在临床和科研上的职称评价是分离的，所以医学生有更多的职业选择，且可以允许用一周中做临床工作之外的几天时间跟进科研任务。另外，美国的住院医政策要求住院医师在三年内有三个月的时间从事非临床相关的业务，如医学研究、医学教育、医学相关的公益活动等等；于是对科研有兴趣的一部分人便可以利用这个时间进入实验室工作。

然而，正是因为美国的医学毕业生有更多的选择，在工作上兼顾临床和科研的医师科学家因要投入更多的培养成本且回报周期长，所以选择走上医师科学家职业道路的人并不多。多数美国医学院毕业生负担着大额医学院学费的学生贷款，如果做医师科学家的话"慢工出细活，收入不高"[16]，成家立业的经济压力很大。另外，从医学生培养的宏观角度来看，医学生培养的前期投入本身就相比其他专业更大，而兼顾临床与科研的医师科学家培养所需的成本更多。正如美国科罗拉多大学基因、环境和健康中心的大卫·A.施瓦茨（David A. Schwartz）教授所言："不幸的是，由于我们的财政紧缩，医师科学家的培养费用成为控制财政支出而易被攻击的目标。"[17] 因此，无论是从个人还是国家的选择层面来看，许多研究者对美国医师科学家的培养持悲观态度。

在中国的医生评价体系中，除了临床工作经验以外，做科研、发论文也是职称晋升中需要考量的要素。由于临床和科研在医生评价体系中并未完全分离，医学生毕业后工作模式的选择没有清晰的划分，临床和科研时间有明确界定的医师科学家工作模式在中国尚不存在。清华医学实验班学生在进入临床工作后逐步认识到，医师科学家首先是一名医生。在中国的医疗制度下，医师科学家培养项目更多是一种优秀医生的培养模式而非成熟的职业道路。

在中国，一个现行评价体系中的优秀医生本身就需要兼顾临床和科研。一位复旦大学医学院毕业生在进入临床工作后感慨道："其实医师科学家是对于一个医生最高的要求了，这不是另辟蹊径，也不是一个特别的要求。主任希望他自己下面的医生，都能成为医师科学家。"从这一点来看，医师科学家在中国医疗体系中有着更大的需求。清华医学实验班学生张翠山也持这样的观点，他认为临床科学家模式其实在国内更可行，或者说需求和缺口更大。一个优秀的医生同时在临床和科研上有着良好的知识技能储备，这无论是对患者的救治还是对医学事业的发展，都是百利而无一害的。然而，这也意味着兼顾临床和科研的中国医师科学家面临着更大的挑战。中国医疗体系还未像美国一样发展出完整、成熟的专业化职业体系，非临床的科研型医生并不多见，临床和科研职能在现行医疗制度中并未有成熟的分工，医师科学家首要面临的仍是临床任务的压力，至于科研只能在工作之余兼顾。

中国医生的工作压力很大，尽管其所兼顾的科研任务大都可以通过合作来完成，但实际上这对于患者数量多、临床工作重的普通医生来说仍旧是极具挑战的，对于年轻医生尤是如此。医生是一种经验性的职业，所以医学生刚毕业进入工作的时候一定会经历一个艰苦历练、积累经验的过程，尽管有一些天赋型选手，但他们仍需要时间与经验的积累。实验班 2014 级学生叶小青指出，对于年轻医生而言，需要付出大量额外的时间去积累临床经验，所以肯定无法像顶尖医生一样，有足够的时间投入到临床之外的科研任务中去。哪怕想要挤出同等的时间兼顾临床和科研，比如第三年的住院医生可能可以兼顾临床与科研，但同时也必然需要付出更多时间与精力，这是一个极端繁忙、压力极大的状态。而对于更为年长、职称更高的医生来说，他们之所以能够在科研上获得更多的成果，与其所积累的资源、人脉等各种因素也是分不开的，他们由此可以获得更好的项目以及资金的支持——这些因素对职称更低的医生来说是一种限制。

中国的医师科学家被定义为具有临床和科研综合思维的优秀医生，他们在这样的制度背景下也面临着更大的挑战。从某种意义上说，医师科学家是优秀医生的最高职业目标。但是，正如中日友好医院副院长曹彬所言，医师科学家不是最终目标[18]，因为任何工作最重要的是"自觉期待的满足感和幸福感"以及惠及他人的社会公益感，而医生更是如此。更好地救助每一个病人，更广泛地帮助每一个病人，推动医学事业的发展，这是每一个医生的职责，而医师科学家不是目的地，而是一条通往目的地的道路。

医学生能够在学生阶段接受完整、系统的科研训练，除了医学院的培养以外，也离不开学校与医院共同搭建的更高层次的教学实践平台的支持。一方面，医学院、研究所与医院相互合作，兼顾临床培训和科研训练，这对于医学生的全面发展是非常有利的。很多医院也确实在朝这个方向努力，比如长庚医院便和清华大学有着长期的合作关系。另一方面，已受训兼顾临床和科研的年轻医生在毕业后也应当有更多的机会，这同样依赖于医院和大学、研究所共同搭建的科研平台。实验班有学生期待地说："协和医院将要建一个新的转化医学的大楼，其实就是要鼓励一些临床的医生参与基础科学研究，我相信将来这些项目是会建起来的。"在将来，随着医疗体制和医学教育的改革，医师科学家的培养或将逐渐步入正轨，而清华医学实验班的实践为之拉开了序幕。

第三节　初露锋芒：在抗击"新冠"中发挥作用

　　2020 年初突然暴发的新冠疫情给人们的生活带来了巨大冲击，也是对医学从业者兼顾临床诊疗和医学研究的一次考验。实验班毕业生、就职于协和医院的于医生说："这是一次百年难遇的公共卫生事件，实验班的学生作为生命科学的从业人员，应该主动去做一些事情。"

　　疫情期间，从实验班毕业的医生加入了一线的疫情防控。

　　在 2020 年新冠疫情最严重的前三个月，协和医院医生、实验班第一届学生汪石迎难而上，请缨医院发热门诊，与其他医护人员共同筑起一道牢固的防疫战线。协和医院医生陆词先后被调往血液透析室、呼吸与危重症病房和发热门诊工作。陆词说："希望能将战火拦在我们这道防线下，保障后方平安。"中日友好医院医生林中路坚守在发热门诊岗位，为了避免脱防护服，他一天只吃一顿饭，有时还需要连续值班 24小时。他说，比起在疫区奋战的前辈们，他只是尽一份绵薄之力，并没有多少成就感，但问心无愧。在疫情扩散、焦虑蔓延之际，一线医生是尤为艰辛的。疫情期间，所有就诊病人都必须要先经过发热门诊的筛查；面对数倍于平时的病人，每一位医生都在艰苦奋战，他们坚守着不负"生命所系、性命相托"的医学誓言。

　　除了坚守在发热门诊一线的医生们，其他医生也同样关注着疫情，发挥着重要作用。儿科于医生一直关注着儿童冠状病毒感染和相关的临床表现，常常阅读这方面的文献，从学术角度关注儿童在疫情中的一些特点，比较儿童与成年人临床表现的不同。

　　在临床病人的诊疗之外，疫情中还有太多的问题亟待解决：病毒从哪里来？患者的临床特点是怎样的？最佳的治疗方案是什么？新闻发布会上的每一个结论，诊疗方案中的每一条建议，都来自临床一线的医生和科学家夜以继日的努力。疫情的应对和防疫工作的展开，都充分体现了医疗工作者不仅要在临床一线上治病救人，还要通过临床发现问题、通过科学研究解决问题。

当面对一个未知的疾病时，医疗工作者既要做到能够用尽所学及时有效地为患者施救，同时还要不断地问自己：疾病是什么原因造成的？它背后的机理是什么？针对这个核心机理有什么治疗方式？有什么潜在药物？然而，尽管临床经验需要医学研究的推动，但医生的本职是治病救人，所有的医生都去花大精力搞科研是不符合规律的。所以需要一群有兴趣、有精力、有能力的少数临床医师去承担这个任务，这群人就是医师科学家。对于临床中的科学难题，迎难克艰，这是医师科学家的使命，也是医学实验班学生的追求。

面对新冠疫情，实验班的学生们不仅在临床上竭力为患者施救，同时还为推进相关研究贡献了突出力量。

疫情期间，许多实验班在读学生积极发挥自身长处，一同制作、翻译和校对了疫情相关的文献资料。如参与撰写《柳叶刀》（*The Lancet*）"41 例新冠肺炎"相关文章的编译科普，参与撰写发表于《医学前治》（*Frontiers of Medicine*）的英文评论文章，参与 WHO 新冠疫情培训模块的中译稿的校对。其中一些学生在带教老师的指导下，与团队成员潜心钻研，发表了多篇高影响因子的研究论文，为临床诊疗提供了较高的参考价值。虽然作为在读学生的他们不能参加前线的医疗工作，但他们通过自己所学的专业知识，在后方做了文献调研、数据整理、知识普及等工作，为疫情有效防控贡献了自己的力量。一位实验班学生说："作为清华学子，作为一名医学生，我们应肩负责任，勇于迎接挑战。当你的努力可以保护一个人、一群人的生命健康时，再多的付出都是值得的。"

协和医院医生陆词和同事根据在 2003 年 SARS 时期积累下的宝贵经验以及新冠患者的特点，快速制定了诊疗方案和大众问答，并不断根据临床实际情况进行完善，为广大前线的医疗工作者和民众提供可靠可行的方案。同时她在上级医师带领下，针对既往研究和前线临床回报的情况进行梳理，撰写了有关 SARS 和新冠病理及发病机理方面的综述，为临床治疗提供了参考。她说，在这样一个特殊的时期，尽己所能地去救治每一位患者，是他们能做的最有价值的事。她对自己所从事的医疗事业感到骄傲，也为自己能尽一份力感到荣幸。

就职于清华医学院的辛欣参与了重症新冠肺炎免疫治疗的临床试验，以及病毒感染适应性免疫应答和重症患者的免疫紊乱致病机制的研究。她与临床医生、公共卫生专家、科研同行以及各行各业默默付出的战友们一起努力，为疫情的防控建言献策，为感染患者和广大市民撑起"防疫"保护伞。疫情十万火急，需要他们在研发时简化流程、加快进度，但是并不意味着标准降低，他们仍然在坚守循证医学的底线。一方面，试验药物的选择、临床试验的设计，要权衡好风险和获益，他们要在安全有保障、质量可控制、科学说得通的前提下，本着一切为患者康复的原则，尝试探究潜在的疗效，努力让疫情得到有效防控；另一方面，他们不能忽略其他疾病的未满足需求，疫情防控的背景下，他们需要保障其他临床试验的顺利、合规开展，这是保证试验质量和受试者权益的关键，也是为试验新药能够如期惠及更多患者提供的有力保证。

面对疫情，药物临床试验和疫苗研发纷纷上马，辛欣作为掌握临床知识的科研人，冷静应对在紧急状态下药物研发的各个要素和关键节点。她说，这场战役中，临床前线的全力以赴和基础后方的奋力支持，完美地诠释了"医师科学家"的理念——将临床和基础研究有机结合。

这次疫情不仅仅是人与病毒的较量，也不仅仅是医生与病毒的较量，更是一个国家乃至全世界的卫生健康体系与病毒的较量。疫情让全人类都付出了惨重的代价，疫情大暴发也一定程度上暴露了我国在公共卫生事件应对过程中存在的一些问题，比如公共卫生医疗人才、资源的缺乏。实验班学生表示："作为未来的临床医生，自己要更加努力，提高公卫和传染防控的专业素养和意识，为防止类似疫情在我国的大规模传播贡献自己的力量。"疫情过后，政府卫生机构应该出台一系列政策和标准来进一步完善和规范现有的公共卫生体系，进一步深化医疗体制改革，从而引导新一轮的医疗以及医学人才培养的变革。一位正在医院工作的实验班毕业生说："疫情总要过去，除疫情之外仍有许多甚至是比疫情还要重要的卫生健康问题需要得到关注，如精神心理卫生、癌症、罕见病等，而这些，与我们的工作都息息相关。"

注释

1. VARKI A, HOLMES E, YAMADA T, et al. Physician-Scientists are needed now more than ever [J]. Nature 440, 740 (2006).

2. SCHWARTZ DA. Physician-scientists: the bridge between medicine and science. Am J Respir Crit Care Med. 2012; 185 (6): 595—596. doi: 10.1164/rccm. 201110-1806ED.

3. LIN, VICTOR S, LEW, THOMAS E, HANDUNNETTI, SASANKA M, BLOMBERY, PIERS, NGUYEN, TAMIA, WESTERMAN, DAVID A, KUSS, BRYONE J, et al. 2020. BTK inhibitor therapy is effective in patients with CLL resistant to venetoclax [J]. Blood 135, no. 25: 2266—2270. doi: 10.1182/blood. 2020004782.

4. UNIVERSITY OF MELBOURNE. University of melbourne researchers. [EB/OL]. [2022-06-13]. https://findanexpert. unimelb. edu. au/project/101034-translating-advances-in-molecular-oncology-into-improved-care-for-patients-with-haematological-malignancies.

5. 曹彬. 如何兼顾临床工作与科研谈 [EB/OL]. (2020-04-25) [2020-08-31]. https://mp. weixin. qq. com/s/PBF2jIVni-qTcTCn9fStzQ.

6. 又名：利托那韦（商品名：克立芝）。

7. 曹彬. 如何兼顾临床工作与科研谈 [EB/OL]. (2020-04-25) [2020-08-31]. https://mp. weixin. qq. com/s/PBF2jIVni-qTcTCn9fStzQ.

8. 张大庆. 医学史 [M]. 北京：北京大学出版社 .2003：94.

9. 张大庆. 医学史 [M]. 北京：北京大学出版社 .2003：101.

10. ［美］威廉·凯林. 从计算机转学生物，后来他拿了诺奖 [EB/OL]. (2023-07-13). https://mp. weixin. qq. com/s/Gf72mGZps-j0L07Y4Hftw.

11. WEATHERALL D J. Science and the quiet art [M]. Oxford：Oxford University Press; 1995.

12. ［法］克洛德·贝尔纳. 实验医学研究导论：珍藏本［M］. 北京：商务印书馆，2009：150—151.

13. 张大庆. 医学史［M］. 北京：北京大学出版社，2003：215.

14. 区景松. 培养医师科学家是当代医学发展所需［J］. 中国高等教育，2017（2）：48—49.

15. 区景松. 培养医师科学家是当代医学发展所需［J］. 中国高等教育，2017（2）：48—49.

16. 曹彬. 如何兼顾临床工作与科研谈［EB/OL］.（2020-04-25）［2020-08-31］. https：//mp. weixin. qq. com/s/PBF2jIVni-qTcTCn9fStzQ.

17. SCHWARTZ D A. Physician-scientists：the bridge between medicine and science［J］. Am J Respir Crit Care Med. 2012；185（6）：595—596. doi：10. 1164/rccm. 201110-1806ED.

18. 曹彬. 如何兼顾临床工作与科研谈.［EB/OL］.（2020-04-25）［2020-08-31］. https：//mp. weixin. qq. com/s/PBF2jIVni-qTcTCn9fStzQ.

第八章

医师科学家共同体

医学院的功能即在于传播和发扬医学文化。其目的是，把学生塑造成为合格的医务工作者，传授给他们有用的知识和技能，以及为他们提供职业身份，从而使他们在思维、行动和感觉上像是一名医生。当学生离开由学校所提供的价值形成的环境之后，仍能长期使他们符合职业角色的期望和要求，这也是医学院的事情。[1]

——罗伯特·K. 默顿

医生作为一种高度专业化的专门职业，专门职业者的专业知识和特权地位赋予其自治性、权力和声望。[2] 医学专业知识塑造了医生的社会角色[3]，也塑造了医生的职业共同体，使得医学行业成为一个强有力的职业领域。基于此，医学行业以专业化原则为核心，权威化是行业的突出特点，且其权威有着"专家权威"的特征。[4] 行业内按照专门知识和专业能力标准确定等级，行业中具备最高医学专门知识和能力的成员自然成为医学职业领域的核心。[5] 在这样的等级秩序中，尽管更高等级的医生可能有更大的权力（甚至特权），但医学行业也有着"位高责任重"的规则。[6] 在有着一定自治性的医学职业领域中，一系列行业制度及伦理标准逐渐建立起来，医学行业逐渐成为一个"小社会"。

当医学生走出医学院，走进医学行业的小社会，他需要面对医院制度、晋升标准、上级领导、科室医护同事、同行竞争等诸多问题。除此以外，他还需要学会处理其与医生职业团体以外的公众（患者）的关系。诚如《医事：关于医的隐情与智慧》中所言："如果说医学本身是一门并不完美的科学，那么从事医学的医生，就是选择了一份背着人道主义的重担、过程却冷暖自知的职业。他承担着来自病人类似上帝的期待，却脱不了一个凡人的身份和琐碎现实。"[7]

习得医学知识技能、伦理价值，适应医院制度，形成职业性的自我，这可称之为医学生的"职业社会化"过程。所谓"职业社会化"，是指学生内化或接受新的知识、技能、态度、行为、价值观和道德标准，并在此过程中从实践的角度理解共同体，使之成为其职业认同的一部分。[8] 在此过程中，医学生在不同阶段遭遇不同的挑战，他们逐渐从更低水平的平衡阶段走向更高水平的平衡。[9] 该过程可能持续终生，但在医学院的学生时期奠定基础。[10]

在医学生的职业社会化过程中，处于医学制度复杂体中心地位的医学院和实习医院，承担了主要的责任。[11] 一方面，医学院从医学行业结构与社会功能实现的角度出发，在医学知识、专业技能、职业伦理等方面对学生进行了必要的训练，引导学生掌握专业技能、内化职业规范，希望他们能够在医学行业里找到自己的位置并发挥作用。[12] 与此同时，这种长时间、专门化的培训也使得这种高度专业化的群体形成了自己的职业文化，塑造了医生职业群体的边界。这种职业文化具有一定封闭性、保守性，避免了从业者过度涌入。

另一方面，在医学院中，医学生的职业社会化"主要通过与那些重要的相关人物的互动而形成"，这类互动主要是与教师和医师的互动，但也包括与同学、助理人员（如护士等）以及和患者的互动。[13] 在上述群体中，医学生逐渐找到他们的"参照群体"和"重要他人"，将他们视为自己希望在现阶段和将来归属的人群，进行"预期社会化"[14]。

通过不断比照，他们会感到一种"相对挫折"，正是在这样的"对比-感受差距-模仿"的过程中，他们逐渐成为"参照群体"的一员。与此同时，也在形成和传递着区别于现有职业定型观念的非正式准则、选择规则、利益和共同的语言，这些非正式准则可能来源于对行业发展方向的洞察，蕴含着变革的力量，并实际上将那些不符合它的人排除在外。[15]

自人类基因组计划和蛋白质工程发展以来，医学发展模式的科学基础逐渐从细胞水平深入到分子的水平。实验室和临床医学的研究已有了稳步进展，这改变了医学知识的性质，在某种程度上，也改变了医疗行业的性质。于是，我们越来越需要兼备基础研究能力与临床实践能力的医学精英人才。

"我们现在内卷越来越严重。每个医学生都想更早进实验室、发文章更快数量更多，非常焦虑，所以目前大家都比较喜欢做生物信息学方面的实验，因为科研周期短，发文章比较快。可是实际上，学校对发文章的要求并没有明文规定，我们不知道标准在哪，只能跟着别人一直往前跑。有的同学已经发了十几篇文章了，不努力不行。但说真的，每个医生有必要花很大精力搞科研吗？我们医学生在赶进度发文章的过程中到底学到了什么呢？我不知道。"某医学院 2015 级临床八年制学生在医院见习的时候如是说。她现在正在做生物信息学方面的研究，白天在医院实习，晚上回宿舍在线上做科研项目。

就职业道路较为明确的医学生而言，其教育模式往往有着相同的培养目标和单一的评价体系，容易构成同质化竞争。他们常常一边抱怨其身处的竞争氛围，一边感叹自己努力付出但鲜有成效的压力状态。然而，清华医学实验班却表现出了截然不同的集体氛围。

2017 级的邓平平说："我觉得我们班相对来讲是比较快乐的，大家很融洽，如果有什么事情，大家肯定都会互相帮助、互相学习；我觉得我们班是一个很团结的班级。"

2017 级的杨彭说："和这样一群充满凝聚力的伙伴并肩而行，是一件很温暖的事情。"

2009 级的辛欣说："大家都铆着一股劲，这股劲就使我们能够一起努力，没有人抱怨。老师们希望把这个班办得更好，同学们希望能够齐心协力团结起来，我们都拧成一股绳，希望把这个班办下去。"

有研究对中国大学的拔尖创新人才培养模式进行了理论化归纳，提炼出以"选拔性强、培养封闭、资源集中、教育力强"和"选拔性弱、培养开放、资源分散、学生自主空间大"为两极的培养模式制度特征维度[16]。就前者而言，"这种模式的基本特征是，教育者在培养开始之前要基于确切的培养目标精心选才"，但如果入围学生的学术志趣高度一致；那么，划一的高强度培养方案可能很有效，但又难免发生同一条道路上的激烈竞争。[17]

就培养模式的特征而言，我们发现清华大学医学实验班与强选拔的封闭性教育特区的理论描述几乎一致：注重优秀的生源选拔，师资优质且配备导师，班级规模小而精；在培养方案上对其学生的要求比一般临床八年制医学生在质与量上都有所加强，全班有机会出国进行系统科研训练，对学生有着更高更严的要求；其学生有着相似的从医志向与职业发展道路。

然而，就同辈关系而言，其学生对于竞争氛围的感受与其他一流医学院八年制的学生却显著不同。根据我们面向八所中国一流医学院的调查研究（加权后样本总量为 1360 份），在"同学间令人倍感压力的恶性竞争"一项中，清华大学医学实验班所报告的数据显著低于其余各对照组。在本研究所开展的质性访谈中，"集体""一群人""共同体"等语词被实验班的师生反复提及。

那么，清华医学实验班的学生之间究竟有着怎样的氛围？为什么他们能够形成弱竞争的共同体，而不是在同一条路上激烈竞争的局面？

第一节　集体氛围

同一专业领域的同龄人之间一般有着"竞争"与"合作"两种基本互动方式。在个体相似度较高的集体中，哪种互动方式占主导，每种互动中个体产生了什么感受，个体间又形成了怎样的关系等等直接影响着集体氛围的调性。

"竞争"本身有着激活个人潜力，促发集体活力的功能。然而，过热乃至恶性竞争会诱导个体建起自我隔离的屏障，催生孤独感与不适感。这种消极情绪的堆积与互相传递会进一步影响个体对集体的认知，并改变集体氛围。在我们的调研中，对"同学间是否有着令人倍感压力的恶性竞争"的询问可以反映个体对其所在群体的直接认识和感受，但单凭这一项，我们无法得知个体对此种体会作何种反应，分析仍停留在个人层面，无法度量集体的竞争氛围。通过与"我和同学在学习上暗自较劲"一题的交叉分析，个人对整体的作用力得到反映，一套相对完整的"刺激-认知-反应"的循环过程得以揭示，"淡漠疏离型""良性竞争型""裹挟挣扎型""你争我抢型"四类竞争状态被识别出来，而各类状态的占比则反映出整个集体的竞争氛围。按照上述分析逻辑，"竞争不适感强度"[18] 这一体现集体竞争氛围的指标得以构建（见图8-1）。对比分析国内八所医学院可知，清华医学实验班的竞争不适感强度比其余医学院明显更低，竞争引起的压抑感和对抗感较轻，氛围更为轻松明快。

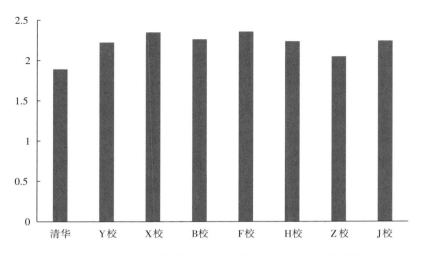

图 8-1　国内八所医学院临床八年制项目学生竞争不适感程度

　　"合作"并不局限于单个项目的分工配合，对于需要朝夕相处八年的临床八年制医学生来说，互帮互助就是一种最为基本而长久的合作，且此类合作纯粹自发而非强制，因而一来一往之间，在塑造集体氛围的同时，还沉淀出友爱与情谊。通过同时分析"我在学业上帮助有困难的同学"[19] 和"我从同学那里获得帮助"两个问题，可以得到"朋辈友爱程度"[20]。数据显示，清华医学实验班和 J 医学院的朋辈更为友爱，有来有往、互帮互助的合作氛围更重，且与其他几个医学院拉开了不小的差距（见图 8-2）。

　　在上述对比中，清华医学实验班的集体氛围展现出了独特性，弱竞争的共同体氛围得到了初步的佐证。聚焦于清华医学实验班本身，通过比较其"竞争不适感程度"与"朋辈友爱程度"两项指标，可以进一步发现实验班以友爱的合作氛围为主，以温和的竞争氛围为辅的集体特点（见图 8-1，图 8-2）。那么，这样的氛围是一开始就形成的吗？在八年的时间里，集体氛围是否出现过变化？竞争和合作氛围是如何波动的？在挥手告别之际，他们又在怎样的集体氛围中走向人生的下一站？

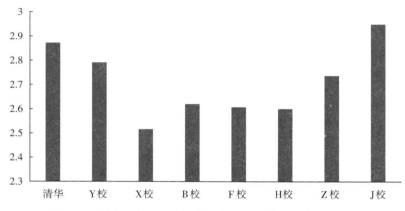

图 8-2　国内八所医学院临床八年制项目学生朋辈友爱程度

　　图 8-3 给了我们一些答案。清华医学实验班的学生大一建立集体时就形成了友爱互助、淡化竞争的氛围，在出国进行科研训练前夕，竞争感提高，但合作仍是主基调。海外两年，没有固定的时空将班级聚在一起，竞争和合作的指标线首次出现同步的变化，集体感变弱。回到国内

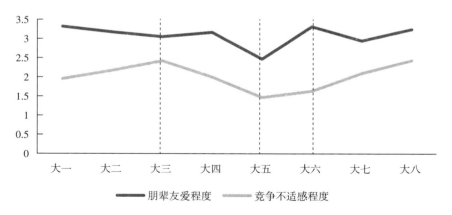

图 8-3　清华医学实验班各年级朋辈友爱与竞争不适感程度

后，友爱值迅速回升，且这一时期（大六），合作氛围比任一时刻都更显主导。在逐渐面对就业压力的大七、大八两年，竞争氛围逐渐变重，但值得注意的是，大七到大八这一年，两条指标线再次同步变化，竞争感并没有削弱清华医学实验班学生的合作互助，在临别的岔路前，他们选择携手奔赴，汲取着共同体的力量。

"竞争不适感程度"与"朋辈友爱程度"似乎揭开了清华医学实验班集体氛围的一角，那么，在数据背后，清华医学实验班学生们究竟如何看待彼此？他们之间有着怎样的故事？共同体的氛围是如何形成的呢？

"要想走得快一个人走，要想走得远一群人走。"作为实验班授课老师兼班主任的谢兰每次谈论起清华医学实验班的集体氛围都十分欣慰："没有特别的恶性竞争，同学间会互助，集体凝聚力很强，大概他们都知道自己在这个集体要一起走八年。"在清华医学实验班，大家既是一起上课、学习的同学，也是共食同宿、齐赴海外的生活伙伴。在共同学习生活的过程中，同学们相互学习，相互帮助，逐渐形成亲密的学习共同体。另外，由于清华医学实验班在总量上人数并不多，所以其学生前后届的关系也非常紧密。同学们常常有机会跟着师兄师姐们一起做科研项目，聆听学长们的学业、科研、职业经验。

无论是同级同学还是往届下级，每个人就像一个个结点融入清华医学实验班的网络之中，他们又同时作为塑造关系的力量继续影响着这个共同的关系网络，逐渐形成联系紧密、稳固的共同体。新成员的加入为这个共同体注入新活力，毕业生们离开也仍旧保持着联系，清华医学实验班就像一棵逐渐开枝散叶的大树，成为充满力量的有机整体。

同伴

在严格的招生制度下，一群优秀的青年来到了清华医学实验班，他们共同学习，相互影响，一起成长。2017 级学生史蕾说："我们班的同学有着各种各样的优秀，这能够激励自己，能够学到更多东西，能够不断进步——我觉得这个是我进入实验班最大的收获。"她认为实验班的同学个个都是精英，她能够从他们身上学到很多东西。

一群优秀的青年在清华医学实验班的土壤里一起学习、共同成长，这正是英国教育家纽曼在其《大学的理念》中所指出的大学理想蓝图的真实写照："当一大批具有青年人所有的敏锐、心胸开阔、富有同情心、善于观察等特点的年轻人相聚在一起，自由地互相融合，毫无疑问，即使没有教师教他们，他们也肯定会互相取长补短、共同进步。"[21]

在这里，同学们在学术上相互交流，酣畅淋漓。2017 级学生林闻非常享受与朋友的学术问题探讨，他们常常因灵光一现便讨论到凌晨。他在实验班里有一个关系比较好的朋友，朋友的学习很好。很多时候，这位朋友有学习上的问题便会发微信问林闻，他们常常半夜一两点还在讨论。而当一些同学遇到学习上的困难时，他们也能互帮互助，携手共进。2014 级的孙则耀是一位来自中国香港的学生，他在大一学习基础课时倍感吃力，一方面是因为语言障碍，另一方面是因为内地的理工基础课更难——正在这个时候，他的室友（亦是同学）给他带来了极大的帮助。他回忆说，那个时候他的压力非常大，不仅上课听不懂，作业也几乎不会做。当时每一道题都是他舍友教他的，舍友会从基本的知识点开始讲，一直讲到他弄明白为止。林闻的困难时刻便是这样渡过的。林闻说："大家很融洽，如果有什么事情，大家肯定都会互相帮助、互相学习，我们班是一个很团结的集体。"

在班级里，同学们受到同辈榜样的影响。2017 级的史蕾常为室友对医学事业的热爱感慨万分，潜移默化中她也受到了同辈榜样的影响。她说："我非常清楚我舍友每天的作息和学习安排。她每天白天上课或者在医院实习，晚上和周末在实验室做科研项目，每天回到宿舍都在看书，我能感受到她是真正热爱医学的。"

在班级里，他们是生活中的伙伴，共食同宿、齐赴海外。在史蕾看来，国外的学习生活增进了同学们的情谊。她说，她们同学二十余人一起来到美国开启新阶段的生活，大家一起做饭，一起生活。同学之间感情也都很好，这样的情谊很吸引人。李双双是实验班第一届学生，由于她是从化学系转过来的，所以她一直跟化学系的同学住在一个宿舍。她说，自己一直跟高中同学关系比较好，大学同学都是君子之交淡如水，没有那种特别亲近的朋友。在她看来，没有和实验班同学住在一起是关系较为淡薄的关键原因。后来，李双双准备去美国发展，需要更独立的学习环境，大学的最后几年就搬出宿舍租房子住了。直到现在，李双双都在校外住。在结婚以后，她与大学同学的联系就更少了。她说，当然一些交流都还是有的，只不过是没有那么密切了。

另外，由于清华医学实验班的学生也常常与协和同学一起上课，有时也会住在同一间宿舍，因此医学实验班的同学与协和同学也有着比较亲密的关系。岳成鹿便是一个例子，他刚入学的室友里有协和的同学。尽管他后来转到了化工，但是他与协和的同学仍旧保持着联系。

总而言之，在清华医学实验班，同学们一起学习、克服困难、共同生活，最终"通过这种过程，整个群体被放在一起塑造，形成统一的气质、统一的性格"[22]。2013级的学生王翔在毕业之际谈道，她们在毕业时求职准备的时候做了迈尔斯-布里格斯类型指标（MBTI）测试，测试结果显示几乎全班的同学都是 INFJ（提倡者）。迈尔斯-布里格斯类型指标是基于荣格心理学理论的一种性格测试量表，它用"内向-外向（Introversion-Extraversion）"、"感应-直觉（Sensing-Intuition）"、"思考-感觉（Thinking-Feeling）"、"判断-感知（Judging-Perceiving）"四个指标构建出了十六种人格类型[23]。其中，INFJ 类型被译

为"提倡者"人格,迈尔斯-布里格斯基金会经营的心理类型应用中心是这样描述这种人格的:

> 他们把帮助他人作为生活的意义,虽然你会在营救活动和慈善工作中发现他们的身影,但他们的真正理想是从根本上解决问题,让人们一开始就不会陷入困境。[24]

这时,我们惊讶地发现,这样的描述与我们对医师科学家特质的想象不谋而合。王翔说:"不知道是我们因为相同的特质而聚在一起,还是大家在共同的学习中逐渐形成了这样的性格特质;总之,我们当时一群人做出这样相同的测试结果,大家都感到非常神奇。"总而言之,清华医学实验班的同学们一同学习生活,这或许就是纽曼所言,一群优秀青年在大学的共同学习生活中逐渐形成统一的气质与性格的具体映照,他们相互影响,逐步形成了联系紧密的共同体。

榜样与探路者

在清华医学实验班中,不仅同辈学生形成了有机整体,其上下级的学生之间也有着紧密的联系。对于后辈同学来说,学长学姐既是榜样也是共同事业的先行探索者,他们可以通过前辈们了解不同职业选择的不同生活状态。学长学姐们如同探路者,为后来者描绘了前方路途的光景。

在疫情期间,实验班2013级的吴兆跟着学长汪石一起做了一个课题,汪石是"黄埔一期"的学员。疫情期间的各种研究和治疗方案不断推陈出新,于是汪石计划对诸多繁杂的研究文献做一个治疗学的定量系统性评价。然而,他们投稿之后等了一个月才收到了审稿意见,而这个时候新的文献已经爆发式增长,数据的工作量翻了一倍。也正是在这个时候，他们发现有一个医学数据库请了一批专家做了一个官方版本的治疗学评价项目，每天更新，而这批专家用的研究方法与他们原先的设计不谋而合。

尽管这个课题最终因此流产，但吴兆十分佩服学长敏锐的学术洞察力，他也从中学习到了许多经验。他说："我们刚开始做的时候这个领域还是空白，但是当我们被拒稿后发现还有更专业、成熟的团队也做了这个研究——师兄的眼光真的很强。"

在 2014 级的叶小青看来，清华医学实验班兼顾科研和临床训练是最吸引她的地方，这意味着"人生并非只剩下医生这一种可能"。在接受我们访谈时，她正在协和医院实习并将于 2022 年毕业。她说，她现在已经对医生的工作生活有了一定的认识，但是还没想清楚以后到底要做什么，她之后还想更多了解做纯科研的职业道路。有一位 2009 级的学姐毕业后留在医学院的临床实验中心工作，叶小青想接下来跟着这位学姐做一些项目。对于叶小青来说，学姐的职业经验对她能有直接的帮助。于是，她在进行未来规划的时候，会很自然地想到与学姐联络沟通。

总而言之，由于医学实验班的学生们大多有着相同的职业发展道路，他们有着共同的事业；于是，许多医学实验班的学长、学姐们哪怕毕业后仍然与在读的学弟、学妹们有着密切的联系。学长、学姐们作为探路者，为低年级同学提供了宝贵的经验；他们犹如星火，为后来者照亮了前路。一届又一届的学长学姐毕业、工作，探照前路；一级又一级的学弟学妹入学、成长，活水溯源。期待星火燎原，群星璀璨。

第二节　离开与留下

至此，我们对于清华医学实验班的同伴氛围与前后辈关系已经有了整体的认识，学生逐渐形成一个有机整体，这个有机整体又潜移默化影响着其内部的每一个成员。接下来，我们将从实验班集体氛围中的个人体验着手，通过两个截然不同的故事来进一步了解并把握实验班共同体形成的情况及原因。

在医学实验班中，几乎每一级都有主动转系的学生，也有一些萌生退意但最终留下的学生。离开的人为何离开？留下的人因何留下？展现这些学生的故事有助于我们更真实地了解医学实验班，了解实验班成为一个紧密而稳固的共同体的内生力量。

转专业

岳成鹿是一位来自河北衡水中学的考生，他通过自主招生"领军计划"进入了清华医学实验班。他说，高二高三时对选专业一无所知，他走上了学医的道路完全是因为爸妈和亲戚们都觉得当医生是一个不错的选择。然而，岳成鹿从大一第二学期便开始萌生了转专业的想法，最后他在大二下学期下定决心转到了化工系。

其实刚进医学实验班的第一学期，岳成鹿并未感到任何不适应的地方。他说，第一学期主要是一些生物和数学的课程，还没有接触医学课程，对医学还没有什么特别的认识。同时，他对生命学院开设的普通生物学课程也比较感兴趣，没有学业不适的感受。但随着学习生活的展开，岳成鹿觉得自己对于偏工科的课程比较感兴趣也比较擅长，于是他在第一学年末的时候了解了其他院系的培养方案和基本情况。在清华大学，几乎每个学生在大一学年第二学期的时候都有转专业机会。然而，尽管岳成鹿发觉电子系、化工系等课程内容对他更有吸引力，但他此时还并未产生想要退出医学实验班的强烈情绪。直到大一暑假的小学期，岳成鹿修读了医学专业课之后，他逐渐感受到了自己并不适合学医。

在大一暑假的小学期中，岳成鹿上了神经解剖学。他说："从神经解剖学开始，不那么抽象了，有大量的知识点需要背。还有后来的组织学、胚胎学，包括生物化学二等等，我感到自己不太适合学习这些内容，我更擅长处理逻辑性的、抽象性的学问。"其实岳成鹿并非在大一暑假、大二才开始接触医学类课程，早在在大一时便修读了生物化学一和系统解剖学两门课程。尽管岳成鹿认为这两门课偏向化学和生物基础，相对更有逻辑性，但知识点上没有学透彻，最后付出了很大的精力才勉强通过了这两门课的期末考试。于是，当大二开始系统学习医学课程之时，岳成鹿感受到了巨大的压力。岳成鹿抱怨道，解剖学中的命名毫无逻辑规律，他只是靠死记硬背弥补了一部分，这对他来说仍然是一个巨大的挑战。此外，写作也是一个难题，写作慢且效率低。在这样消极的学习状态下，他的绩点从大一时中游的水平一落千丈，医学专业课全班倒数的成绩给他带来了前所未有的心理压力。

除了课程上的学习困难以外，岳成鹿感到班级浓厚的学习氛围也给他带来了难以忍受的同辈压力。相比之下，他更喜欢按自己的节奏一个人学习，而不喜欢小组学习。

他说："所有人的学习劲头都异常高，我完全不清楚他们怎么能做到，就是凌晨 2 点睡，然后第二天能充满活力地起床学习，见缝插针还能在课间打打游戏，最后课也不落下。大部分人每一天都是这样，即使我是衡水毕业的，我也没有见过这样的高效。当你看到每个人，你的室友、你的同学每天那么精神饱满，就像一个完美的清华大学学生一样走来走去，你就会感受到那种压力。虽然我也知道自己不必有这样的压力，但仍感觉喘不过气儿。另外，我不知道什么原因，许多医学院的课程要求小组学习，我对此并不擅长，各种原因之下，我对医学院课程的兴趣逐渐变弱了。"

除此以外，岳成鹿在日常学习生活中与其他同学的交流也并不多，上课打过招呼之后，生活中基本上不再主动有交流，彼此没有太多共同语言。岳成鹿为什么会感觉自己和其他同学没有共同语言呢？在他看来，同学之间的联系要么是因为参加了相同的社工或体育活动，要么是专业志向上的共同话题，比如进实验室的情况。可是，他没有参加社工活动，体育也不好，加之专业课成绩较弱且没有很明确的医生职业志向。他觉得自己和班级的同学格格不入，他说："医学实验班里很神奇的是，我可能是班里唯一没有医学背景的人吧。"

尽管那段日子遇到了许多困难，但岳成鹿真切感受到了实验班老师的积极帮助。那时候，他的神经解剖学成绩很不好，辅导员和谢兰老师都找他谈过这个问题。老师们了解他的状态，都会很积极地帮助他。于是，实验班老师拟定了一些具体的措施，比如谢兰老师提议在班级中增加学习小组，但均收效甚微。岳成鹿说，"肯定是有一些作用，但是对于我来说压力更大了，然后更加不能够高效学习。"除了学业方面，岳成鹿也感受到了老师对他的心理情绪方面的疏导和陪伴，比如谢兰老师曾在他心情非常低落的时候陪他在河边散心。但如此种种，岳成鹿的学习和生活状态仍旧未见好转。他说："如果心里低落到一个程度，可能别人的开导也没有什么用，哪怕开导到半夜，最后起到的效果也很微小。"

最后，岳成鹿在大二下学期的时候转到了化工系。化工专业的课程比医学实验班更少，这自然而然便给了他一个减压的空间。除此以外，化工课程学习、化工系班级氛围都让岳成鹿感觉更加适应，他明显地感受到了自己焦虑的缓解。转专业之后，医学实验班的老师们仍然十分关心他的状态，这让他受益良多。最后，化工系辅导员和医学实验班的老师一起引导他渡过了这个艰难的时期。随着转专业之后学习生活的全面展开，岳成鹿更加确认了自己更喜欢学习化工知识而并不想做医生。他说："就我个人来说，转专业是一个明智的选择。"

渡过难关，融入集体

孙则耀是一位来自中国香港的学生，他从小便有着学医的理想，但他在大一时一度想要转系离开医学实验班。那时，语言适应问题严重困扰着他。他说："刚开始的时候，上课听不懂，我说话别人也听不懂。"除此以外，前两年的理工科基础课对孙则耀来说也是巨大的挑战。其原因有二，前面提到的语言问题是理工科基础课成为拦路虎的原因之一。以化学为例，香港基础教育中的化学术语是采用英文教学的，所以孙则耀大一时见到课本中的化学名词几乎是一头雾水。他说："这些化学词汇的汉字我都从来没有见过，更不知道怎么写。"其二，当时医学实验班的理工基础课是跟工程系的同学一起上的，数理要求较高；且班里的其他同学在内地上高中，数理基础普遍极好。那个时候，他感受到了较大的学业压力，不仅上课听不懂，作业也几乎不会做。在大一期末的时候，孙则耀修读的微积分挂科了，这使得他的学习焦虑达到了顶峰，他感到非常崩溃。于是，在巨大的学习压力之下，孙则耀考虑了转系到经管专业，也想过转到港大读医学。他回忆说："真的什么道路都有想过，那个时候挺怀疑人生的。"

然而，当他在大二学习医学专业课程之后，一切开始峰回路转。从第二年下学期到第三年，他慢慢觉得自己像个医学生了。他逐渐确认自己喜欢这些医学课程，确定自己还是想当医生，是适合做医生的。最后，在室友的帮助下，孙则耀在大二重修并通过了微积分的期末考核，他也逐渐适应医学实验班的学习生活了，他感到自己整个人开始慢慢变成熟。

孙则耀多次提及班级同学们的帮助使他渡过难关。当他听不懂老师上课的时候，其他同学会课后热心分享笔记；当他作业不会写的时候，同为实验班学生的室友会逐题向他耐心讲解。在那段时间，同伴给了他力量与信心。

除此以外，班主任的悉心开导也让他受益良多。班主任曾经对他说，上大学初期学习相对不是很顺利，这并不意味着之后的学习阶段也会如此。后来，孙则耀逐渐有了更多信心。在与班主任进行多次谈心之后，孙则耀的焦虑得以轻微缓解，他逐渐将更多的精力投入到了医学专业课的学习之中。学习医学课程之后，孙则耀觉得他与其他同学基本不再有差距，且语言也不再是拦路虎了。

最终，他感到自己是适合学医的，并且为自己留在医学实验班的选择感到庆幸。他说："现在觉得我的选择没有错，这个班很好，我学到了很多东西。"在孙则耀看来，医学实验班的医学培养方案很好，尤其是在匹兹堡的科研训练使得他受益匪浅；同学们互相帮助、共同进步的学习氛围十分积极，同学之间的关系融洽、亲密，老师认真负责，师生联系紧密。总而言之，他渡过了焦虑又自我怀疑的日子，融入了集体，最终更加坚定地在成为一名优秀医生的成长道路上步步前行。

凝聚力：一致的远方

现在，我们似乎可以从上面两个走向截然不同的故事中捕捉到清华医学实验班共同体内部学生的典型特质：热爱医学，一般早在大学前便萌生了做医生的志向。如若拥有这种志趣，哪怕陷入一时的低谷也能凭借着热爱与付出坚持下来，因与共同体其他成员志同道合而能保持亲密的关系，最终逐渐渡过难关。反之，志不在此则难以投入高强度的医学专业学习中，与同学也逐渐不再有共同话题，最终与共同体渐行渐远。

而在对医学生进行人生愿景的调查中，我们再次感受到了清华医学实验班远高于其他临床八年制医学院学生的志同道合程度[25]（见图8-4）。在可供选择的八项生涯愿景中，清华医学实验班学生的选择最为集中，大家有着相似的人生目标，朝着一致的远方风雨兼程。

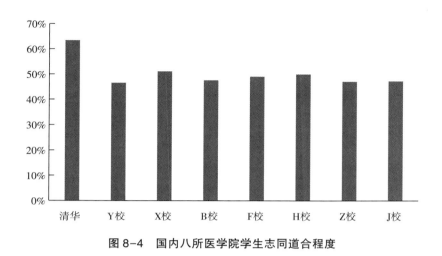

图8-4 国内八所医学院学生志同道合程度

此外，在人生愿景的偏好上，清华医学实验班的学生也呈现出与其他医学院临床八年制项目学生不同的选择，关于这一部分，将在附录调查报告中具体说明。

第三节　向心力

我们可以从前面的故事群中模糊地感受到清华医学实验班学生的诸多共同特质，下面我们通过捕捉他们的典型画像让这些特质更加清晰地浮现出来。他们热爱医学，以医为业；兼顾课程、科研和临床，课业压力大但乐在其中；沉浸于与老师、同学讨论各种问题，乐于帮助同学。这些拥有相似特质的年轻人聚在一起，同住宿舍、共赴海外，彼此相互影响，共同组成了清华医学实验班。经过医学实验班八年的培养之后，实验班的毕业生们朝着成为医师科学家的大目标更进一步，他们成为医生，或者坚持在纯粹的科研岗位上，甚至可能成为实验班的未来教师。

逐渐，毕业生们和老师们一起形成一个更大的共同体——医师科学家共同体。

何谓"共同体"？"共同体"这一术语首先由19世纪下半叶德国著名社会学家滕尼斯在其著作《共同体与社会》中提出，他将共同体定义为基于"一切亲密的、秘密的、单纯的"[26]共同生活及有约束力的共同理解（consensus）的一种关系结合。之后，20世纪英国思想家齐格蒙特·鲍曼在《共同体》中重新梳理了"共同体"这一概念的内涵，阐明"共同体"意味着一种"自然而然的""不言而喻的"共同理解。鲍曼将"共有的理解"（understanding）与"共识"（consensus）相区分，他指出"共识只是指由思想见解根本不同的人们达成的一致，它是艰难的谈判和妥协的产物，是经历多次争吵、许多次反对和偶尔对抗后的结果"[27]。也就是说，共同体的形成基于其内部成员无须协商便自然达成的共同理解，其基础在于"广泛的协定和一致：明确的或默示的，通过判断的共识性的同意，或通过一致的行动表达出来"[28]。

在清华医学实验班，对"医师科学家"的理解以及成为医师科学家的理想便是共同体内部"自然而然的""不言而喻的"并通过一致的行动表达出来的共同理解。上一章已指出，从入学到海外科研，从归国后临床训练到真正走上工作岗位，清华医学实验班的学生对于医师科学家的认识不断深入并逐渐达成共识。那么，除了形成"医师科学家"的共同理解以外，医学实验班的教育实践中有何值得关注的要素？实验班的共同体是如何形成的？

共有知识与共享资源

滕尼斯把共同体分为具有自然性和封闭性的三个类别：血缘共同体、地缘共同体、思想共同体。然而，血缘、地域等共同体的简单约束条件逐渐随信息技术的发展而被取消，多层次的思想共同体成为当代语境下"共同体"术语的核心议题。

知识是这一语境下共同体的内核。科学技术的发展使得知识逐步成为生产力发展的重要因素和当代社会构建共同体的核心要素。20世纪上半叶，波兰裔美籍社会学家兹纳涅茨基在其著作《知识人的社会角色》中提出，共同体的构建离不开三个重要因素：专业知识、制度规范，以及内部成员的沟通交流。[29] 在兹纳涅茨基看来，共同体由具有相同特质和功能的社会角色构成，社会角色模式包含在共同体的风俗习惯中，通过教育和模仿由长辈传递给年轻人。

共同的专业知识塑造着共同体。兹纳涅茨基指出，共同体（社会圈子）由相同的社会角色所构成，而"每一位执行某项社会角色的个体，都被他的社会圈子认为具有或者他自信具有正常的角色执行所必不可少的知识"[30]。前文通过离开与留下的学生的两个故事指出了共同体的核心在于其成员以从医为业，这一方面意味着共同目标是一群人能够走得更远的前提条件，另一方面也表现了专业知识对共同体的塑造作用——孙则耀初入低谷但凭借着对医学的热爱及与医学知识的契合最终渡过难关，岳成鹿并不适应医学专业的知识学习而最终离开了共同体。

可见，相同的专业知识凝聚了这一群医学生，以医为业是他们共同的志趣。然而，本章在开头指出，如果学生的志趣高度一致，那么相同的高强度培养方案可能很有效但也极有可能导致学生间激烈的竞争。那么，医学实验班为何没有因学生志趣的同质化而引发激烈竞争呢？"医师科学家"在知识体系上兼顾临床和科研的开放性或许是一个关键的原因。

清华医学实验班以培养"医师科学家"为目标，被其共同的医学专业知识所塑造，他们同时受到系统的科研训练与临床培训，他们的专业知识不同于其他接受传统培训的医学生。从这层意义上看，兼顾临床和科研的专业知识，意味着其社会角色相对于传统医生是相对多元的，也就是说，其专业知识的二重性为医生职业道路提供了一种退出机制——可以转向科研工作。有实验班学生说："在清华医学实验班，国外的两年科研训练和国内的临床训练，使我们能够有更多的选择，这也是我选择来这里的原因之一。"

除了专业知识以外，实验班内一整套共享的资源对于共同体的形成与维持也发挥了重要作用。这些共享的资源包括：惯例、用语、工具、做事的方式、故事、手势、符号、样式、行动或者概念[31]，美国加利福尼亚大学伯克利分校的让·莱夫（Jean Lave）教授和爱丁纳·温格（Etienne Wenger）将其总结为"共享的技艺库"[32]。

无论是硬件设备还是语言、习惯等符号系统共同影响着共同体的塑造。一方面，如实验室设备等硬件设施方面的资源，清华医学实验班的同学在毕业后仍旧可以使用医学院的实验室及研究设备等共享资源。这意味着他们在毕业后，作为共同体成员的身份仍旧存续，他们不需要依靠竞争来获得享用资源的资格，共同体内资源的共享权仅与成员身份挂钩——这有利于更为紧密、长久的共同体关系的建立。另一方面，实验班乃至医学行业的用语、惯例、概念等同样塑造着这个共同体，如"医师科学家"便是共同体中的核心概念。总而言之，这些符号及资源都在共同体存在的过程中产生或采用，是共同体实践的重要部分，有利于促进共同体一致性的达成。

组织与制度的作用

良好的外部制度规范系统是促进共同体生长的土壤。在医学实验班规范制度的引导下，内部成员逐步形成身份认同和集体意识，实验班由此逐渐成为一个其成员彼此有着"实验班"身份认同的团体，一同立志于投身医学事业。反之，缺乏对制度的认可乃至缺乏身份认同的成员逐渐与共同体渐行渐远，这些学生有着自愿离开的机会，他们可以进入其他院系选择新的方向。

除了第一届 2009 级学生是进入清华后二次招生进入实验班，之后的招生都是直接的高考招生（包括自主招生降分录取政策）。其高考分数要求很高，与国内顶尖医学院——协和医学院的高考录取线几乎持平。清华医学实验班每年仅招生 30 名左右。学生进入医学实验班后，前三年先学习数理化生、通识及医学的基础知识，中间两年在国外进行系统的沉浸式科研训练，在习得科研思维和具备一定的科研技能的基础上进入最后三年的临床学习与实习——这就是清华医学实验班独特的"3+2+3"八年制医学教育制度。

前三年基础课程的学习，实验班的同学和协和医学院的同学一同在清华大学上课，且实验班的学生多数在大二的时候便进入了实验室。中间两年的出国交流学习的机会是面向实验班全体学生的，只要达到托福95 分以上并通过面试即可公费出国学习，进入匹兹堡大学或墨尔本大学的实验室进行科研训练；这意味着清华医学实验班采取"达标"的考核模式，而非通过限定培养名额来促使学生内部竞争。最后两年的临床训练阶段，清华大学医学实验班的学生进入协和医院与协和医学院的同学一起轮转学习，但其可选择的科室导师有所限制，只能选择协和医院中有清华大学聘任关系的科室导师。

另外，根据清华大学的转专业制度，学生可以在大二申请转系、转专业，即实验班学生可以通过转系考核转入清华大学其他非医学类专业，自愿离开医学实验班。除了跨专业转系以外，医学实验班的学生与同样是八年制的协和医学院学生均可互转，但低年制的医学生（包括其他专业学生）不可以转入八年制培养计划。至于最终的毕业去向，实验班对于学生的引导是开放的，在制度上并非定向培养，学生可以做医生也可以进入其他行业，可以出国也可以留在国内，学生的最终去向是完全自由的。

实验班的制度安排对于其共同体的塑造有以下几个特点。

第一，根据招生和转专业制度的要求，进入清华医学实验班的生源质量优异，这为医师科学家共同体的塑造打下了坚实的基础。无论是第一届的二次招生还是之后的高考招生，医学实验班的生源质量全国顶尖，哪怕是通过自主招生降分录取政策进入实验班的学生同样在高中学业表现上有着突出的成绩。另外，进入清华大学之后，转专业进入医学实验班的门槛很高，政策改革后仅有同样为八年学制的协和医学院学生可申请转入实验班——尽管如此严格的转专业制度的必要性仍有讨论的余地，但其把守住了实验班的小班精英化教学的生源质量。

第二，重达标轻竞争的制度模式有利于营造共同学习的氛围，促进共同体的形成。清华医学实验班采取"达标"的考核模式，学生达到英语成绩及专业成绩标准后即可全部出国学习，而非鼓励内部竞争有限的名额。实验班在与海外学校洽谈合作项目之时，海外学校能够接受全班学生进行交流学习正是其要求的一个基本合作条件。于是在这样的制度条件下，实验班学生有着较好的互帮互助的学习氛围，比如将托福材料整理成班级共享的云资料库、建立学习小组，等等。

第三，实验班的学生和老师都对制度和理念有着强烈的认同感。首先，制度为进入医学实验班的学生设立了离开的渠道，且离开实验班并转入其他专业并不意味着是一种妥协，离开的同学同样可以进入清华大学其他优秀的院系专业进行学习。离开实验班并非不光彩，离开的学生也不意味着"失败"，"转出去"仅仅是发现自我并进行道路选择的一次新机遇。转入化工系的岳成鹿说，化工系是一个非常神奇的地方。在他看来，化工系有很多很优秀的同学，学习氛围也很积极、友爱，他也确实更喜欢学习化工知识而并不想做医生。他说，就其个人而言，转专业是一个明智的选择。其次，对于学生来说，无论是离开还是留下，学生都可以自愿选择——留下的学生也是出于自由意志的，他们的自愿性及自由兴趣也意味着其对实验班的医师科学家道路培养及制度的认同已然内化于心。许多医学实验班的学生都表示自己对这个项目制度是非常认同的，如果回到高考毕业前，他们也仍旧会选择进入这个实验班。

除此以外，老师对于实验班的制度理念也有着强烈的认同感。对于老师来说，他们着手参与了清华医学实验班的建立。正如吴宁老师所言："我入职后才知道'3+2+3'培养计划，我非常认同这个制度和理念。"一方面，老师的态度会影响学生。另一方面，正因为清华医学实验班是中国医学教育实践中的新事物，无论是学生还是老师，他们对于清华医学实验班的制度和理念不仅有着强烈认同感，同时也有着参与建设发展的责任意识。清华医学实验班的师生们有着共同的、有约束力的思想信念，制度的约束以及他们对于制度的建构性作用同时对于这个共同体的塑造发挥着形成性的影响力量。

第四，制度的开放性塑造了共同体的开放性特征。首先，医学实验班接触的医疗行业职业群体是开放的，在"医师科学家"的培养目标下，兼顾科研和临床的培养制度使得学生同时与科研人员和医生两类群体有所接触，且"医师科学家"身份本身具有兼顾临床和科研的双重张力，医师科学家共同体成为既有排他的身份认同也兼具开放性的特殊群体。其次，培养制度要求实验班学生与协和医学院同学一起学习交流，这也使得其共同体的开放性特质得以延续。最后，制度对于实验班学生未来去向的要求是开放的，无论是做医生还是从事纯粹医学研究，无论他们从事何种职业，他们都有着共同的对"医师科学家"身份的理解和追求——医师科学家共同体是具有凝聚力且开放、充满活力的。

成员关系

20世纪末，美国加利福尼亚大学伯克利分校的让·莱夫和爱丁纳·温格弱化了外部规定（制度）对共同体塑造的作用，他们指出共同体成员是通过实践而聚集成为共同体的，由此提出了"实践共同体"[33] 的概念。在此之后，温格从实践方面总结了建构共同体的三个关键特征：相互的介入（mutual engagement）、共同的事业（joint enterprise）和共享的技艺库（shared repertoire）[34]。其中，"相互的介入"即共同体中的成员关系，"这种成员关系界定了共同体"[35]。

清华医学实验班的成员关系受到制度、成员个体特质、共同体规模等多方面因素的影响。

第一，在"达标"的制度考核模式下，实验班学生有着较好的互帮互助的学习氛围。哪怕是学习有困难的学生，也能得到同学的热情帮助。孙则耀说："一开始我因为语言的问题不太能跟上大一的课程，作业是我的舍友一题一题教我的。"他非常感谢他的同伴帮助他渡过了因为学习适应性问题而一度想要转专业的艰难时期。

第二，一些共同体成员的背景具有较大的同质性[36]，共同体成员的个体特征与共同体特征相匹配有利于共同体的建构及内部成员的良性关系；本节开头我们所总结的实验班学生的典型肖像恰好验证了这一点。

相反，当共同体内部的异质性因素凸显之后，共同体可能会遇到一些危机。例如，实验班的老师在 2010 级招生时没有把控生源背景特质，一些同学出现了很大的学习适应性问题，有教师甚至表达担忧："就怕折在这一届了"。实验班王老师说："招生的时候没有把关，好多是偏远山区的学生，和 2009 级的招生资源不太一样。有的学生高中才学英文，招生的时候没有对英语成绩进行控制，2010 级学生很多不太能跟上，学生之间的交流也没有那么积极活泼。"当然，同质性并不是内部成员相互介入的必要要素，但"对异质性的因素注意得不够，或视而不见"是危险的[37]，清华大学医学实验班在之后的教育实践中逐渐重视了这一问题，比如在招生中注重英语成绩等必要的控制条件。

第三，共同体的规模对于其成员关系也有一定影响，小共同体往往意味着其内部成员的交流是"全面的、经常的"[38]。清华医学实验班人数少、规模小，师生联系和同学关系都十分紧密，但扩招的 2019 级学生的感受则不尽相同。实验班 2019 级学生说："老师总是拿我们跟之前几届的学长学姐比，觉得我们和老师、同学之间的交流都不如之前紧密，但我们并不觉得这是什么问题。"从这一点来看，精英教育与学院扩招之间的矛盾始终是一个突出的问题。

内部文化与共同事业愿景

无论是实验班自身的建设，还是医师科学家的伟大追求，都是清华医学实验班内部成员的共同事业。共同事业的协商是共同体一致性的重要来源之一，该事业是由实践参与者在追求它的过程中予以确认的。"事业的'共同性'并不是每个人都信奉同一件事，或者在每一件事上达成一致，而是体现在该事业是经过共同协商。"[39]

清华医学实验班作为一个小规模的新生事物，教师和学生都参与了针对其发展的协商活动，且协商越深入、越广泛，塑造共同体的力量就越强。比如清华医学实验班教学委员每年会结合教授与学生意见针对课程有一些调整，随着课程体系的改革发展，学生对于专业知识的学习更为集中，师生对于实验班的认可度更高，共同体的向心力更强。以原本作为专业必修课的"神经生物学基础"为例，由于课程内容跟医学的知识相关较弱，更偏向教授医学相关的研究思路和方法，而一些学生对神经生物学感兴趣但另一些学生的研究方向与此并不相关，于是在师生的共同努力与协商下，这门课最终在培养方案中变成了一门选修课。实验班吴宁老师说："这节课改成选修了，这都是学生自己决定的。"

随着内部成员共同协商促进共同体逐步发展，协商进一步内化为共同体内部的共同追求。医学实验班的老师和学生总提到这样一句话：

"一个人或许可以走得更快，但是一群人可以走得更远。" 这不仅指出了实验班团体内部的相互帮助、共同进步，其背后意味着共同体成员有着不言而喻的共同目标——只有一群人有着共同的目标，他们的进步才能称得上"走得更远"。成为兼顾临床和科研的优秀人才是实验班学生的共同目标，不想做医生的同学在前进道路上选择主动离开，剩下的同学们朝着共同的目标前行。于是，每一个学生都在为共同的事业添砖加瓦，这与相互竞争、为相同事业争夺一席之地的价值取向是极为不同的。

除了实验班共同体的内部力量，还有一些共同体的外部因素同样对共同事业的发展产生了重要影响，民间资本对于实验班的建设作用便是一个例子。1989 届清华大学生物系毕业生柯伟是施一公的同班同学，他作为校友为医学实验班项目捐款了 1000 万元，与实验班签了 10 年的资助协议。他非常认可实验班的培养目标。他说："当初一公打动我的也正是他的医师科学家定位，我觉得这个理念在中国比较新，但是未来肯定是一个很好的发展方向。"在柯伟看来，一个既有丰富临床经验又有科研事业的医生往往更具前瞻性和创造力，而中国缺乏这样的医生，他希望自己能够为中国的医学事业尽绵薄之力。他说，如果能给中国的医生带来很好的科研素养，这极具意义。基于此，柯伟非常关注医学实验班的日常情况，与实验班学生也有一定的交流，尤其是第一届清华医学实验班的学生，他们会一起探讨如何在医生工作中兼顾科研和临床，探讨医生面临的一些实际问题。柯伟感慨道："总体来说我觉得还是很有意义，能够看到他们的成长。"

作为实验班共同体的外部支持者，柯伟对于实验班的学生有着积极的期待，他相信这些学生将来会成为中国医学体系中的引领者。他说，现在一个班就二十余人，一届学生、几届学生或许还成不了气候，但是如果十届、二十届之后，他相信中国医学界的中坚力量一定会在他们中产生。

在各方面的支持下，实验班同学在共同前行的过程中逐渐融入更大的共同体——医师科学家共同体。一方面，医学实验班共同体是一个动态发展的过程，教师与学生构成了一个更大的共同体，现在的学生也是实验班未来的师资。另一方面，清华医学实验班的小共同体作为一股构建中国医师科学家共同体的力量不断发展壮大。实验班吴老师对此充满期待，她说："未来十年，学生们当上副教授，他们的科研思维使得他们不会忘记自己是有科研能力的、是想做医师科学家的。"学者芬克与雷斯尼克等人用"嵌套性"（nestedness）来表述共同体与更大的"集合"（constellations）之间的这种相互关系，个体和他们所融入的共同体，也有可能是更大的集合中的一部分。[40]而清华医学实验班共同体与中国医师科学家共同体便有此嵌套性，作为更大的集合中的一部分，医学实验班致力于推动中国医疗制度发展的更为远大的共同目标。

同样值得一提的是，民间资助人柯伟在此过程中也发挥了重要作用。他计划组织一个医学毕业生的俱乐部，定期举办专业论坛、年会活动等等。他说："我相信他们的人脉资源特别重要，我希望将来不仅同一届学生或同一个医院学生之间能够多多交流，不同医院之间的交流也很有必要。"

第四节　从学校到社会

我们在第七章"临床见习与实习"的结尾处已指出，从医之路有着共同目的地但入口各不相同，无论是清华医学实验班的学生还是协和医学院的学生，他们作为中国的优秀医学人才有着共同的事业，在不同学校经历了不同培养方案的培养，又最终汇聚到一起。

然而，在这些学生即将毕业或已经毕业，逐渐离开原来的共同体时，他们发现自己不得不面临并逐渐适应现实的医学社会生态。正如滕尼斯在《共同体与社会》中所指出的："社会的理论构想出一个人的群体，他们像在共同体里一样，以和平的方式相互共处地生活和居住在一起，但是，基本上不是结合在一起，而是基本上分离的。"在滕尼斯看来，社会中人们活动和权力的领域相互之间有着严格的界限，"任何人都抗拒着他人的触动和进入，触动和进入立即被视为敌意"[41]。医学行业的现实生态恰恰有着滕尼斯所言之"社会"的诸多特点。一方面，实验班毕业生们在就业时便感受到了医院的派系林立、相互分离。另一方面，毕业生进入医院后，年轻医生的巨大压力扑面而来——晋升之路道阻且长，医生们活动和权力领域之间的严格界限心照不宣。就这样，随着毕业，他们一脚跨入了医院的江湖。

医院江湖

"在共同体里，尽管有种种的分离，仍然保持着结合；在社会里，尽管有种种的结合，仍然保持着分离。"实验班毕业生们在各大医院找工作时便对这种心照不宣的分离感受深刻。

北京医院系统的三足鼎立——协和医院系统、北医系统和首医系统。以招聘座谈会为例，不同医院在正式招聘前会面对其系统下的医学院学生在内部开展招聘宣讲座谈会，这种座谈会一般是科室主任与前来应聘的学生面谈，如果该学生表现得好有直接的录用机会。但这种招聘座谈会一般不对该医院系统外的学校学生开放。"比如北医系统的医院就不会来协和、清华医学院开宣讲会，反过来也是这样。"2013 级的肖潇同学在午餐时接受了我们的访谈，她在当天下午便要去参加长庚医院皮肤科的招聘座谈会。她化着精致的淡妆，有一点儿紧张。

2020 年初，北医三院公布了最新的招聘要求：

（1）相关专业博士毕业生，获得博士学位不超过 2 年，年龄不超过 35 周岁；

（2）具有较强的临床、科研、创新及团队协作能力，以第一作者在 SCI 收录的杂志上发表或被正式接收论著 1 篇；

（3）临床博士后，要求为临床医学专业，且具有本专业一年以上的规培经历（不包括科硕、科博期间的轮转经历）。

正在准备找工作的林雨标注了这个招聘启事的最后一条："临床博士后，要求为临床医学专业，且具有本专业一年以上的规培经历（不包括科硕、科博期间的轮转经历）。"她发了一条朋友圈说："就摆明不要北医以外的八年制呗。"在北京，只有北京大学医学院的临床医学专业博士生在毕业时有规培证，但北医的规培证只在北医内部被承认，去别的医院会减规培证的时间。她的同班同学郜北津在这条朋友圈下加了一个无奈的表情并评论说："北医系是最排外的。"

不仅北京医院系统存在派系分离现象，其他地区也是如此，且整个中国还有着更大的医院派系之分——南方医院和北方医院。2014 级的叶白是江苏人，当被问及是否考虑过回到离家近的医院工作时，她感叹说："上海有很多很好的医院，但我们很难在那里找工作。复旦的医院为啥不要他自己复旦的学生而要我们呢？北方的医学生很难在南方的好医院找到工作，反过来也一样。"在这样的情况下，医学生比较难在毕业后进行地方性的流动，除非是回到家乡次一级的医院，否则很难在其他地区的医院系统就业。

医院派系林立的现状或许与医学专业本身的特性有关，医学是一门注重经验和专业性的学问，"在外界看来，医学专业一直是保守的、故步自封的"[42]，经验性和保守性使得医院及医学院的派系内部认同会更加突出，各派系之间互相分离的趋势随着时间推移愈演愈烈。尽管本文仅仅是揭示现象而不对其多作评论，但还是需要指出，不同医院的分离状态给医院的日常工作也带来了一些问题。比如，2013 级吴兆在协和医院实习的时候发现不同医院的影像学片子的拍摄及标注标准各有不同，病历系统也相互不兼容。如果能够统一标准，那么患者可以更加节约医疗费用，医生工作也更加便捷。

年轻医生

前一节指出了毕业生所面临的各大医院派系分离的现实局面，而当进入医院正式工作之后，他们发现年轻医生的生活才刚刚打开序幕。一方面，他们面对着一条职称晋升的漫漫长路；另一方面，患者对年轻医生的不信任、巨大的工作量、收入的劣势等种种问题扑面而来。年轻医生所面临的现实局面是复杂的，过去共同体时代的美妙时光似乎一去不复返，日常工作中的各种事务使得他们应接不暇。

关于年轻医生漫长的晋升之路，曾担任过妇产科医生的英国作家亚当·凯在其根据自己从医日记改编的小说中诙谐地描述了这种状态：

> 只要能坚持读完医学院，你很有可能会成为一名实习医生，接着是住院医生，再往上是主治医生、副主任医生，到了这个时候，你距离主任医生的职位就不远了。其实压根儿没必要分成这么多级别，我怀疑他们设计这样的等级，只是为了勾引年轻医生们不断坚持下去，总让我们觉得还差一步就能更上一层楼了。就像在大街上追一张 50 英镑的钞票，总是在手指触碰到的那一微秒，它就又被一阵风吹跑了。[43]

住院医生晋升住院总，然后是主治医师、副主任医师、主任医师，各个国家的医生职称晋升过程大同小异。年轻医生的升职竞争压力正在逐步变大，2013 级吴兆同学便持此观点。2020 年协和医院扩招，从原来的 60 人扩招至 100 人。吴兆说，但是住院医升住院总的名额并没有变化，这意味着他们进医院之后晋升压力更大了。住院医生是医学毕业生的起步职称，工作事务繁多且工资待遇低。实验班的资助人之一柯伟说："做住院医的话收入也不高，而且工作压力很大，像协和这种医院的考核压力也会很大。实际上中国医生的就业环境确实是压力大，就是说我们中国的医生的收入和他们的工作量还是不成正比的。"尽管随着职称的晋升，医生的收入待遇会逐步提高，但做医生确实是前面坐冷板凳熬出来的，从低年资到高年资需要时间来积累。

医学行业作为一个更加注重专业化原则的组织，权威化是这个行业的突出特点。"这一类组织更加注重专业化能力和对环境的专门需求的满足，这种组织的权威主要是按照专业能力标准确立，组织中具备最高的专门知识和能力的成员就会自然成为组织的核心。"[44] 在医学行业中，高年资的医生自然能够管控更多的资源，在临床诊断中也有更大的话语权。一方面，大专家掌握着一定的科研资源，而一个年轻的医生往往不可能有这个条件。另一方面，权威医学专家成为组织的核心，当这些医学权威在现场时，年轻医生可能无法非常直白地表达出自己的想法。

总而言之，年轻医生在毕业后所面临的行业现实状况是复杂的，他们需要适应新的规则和习惯。尽管原来学院式的小共同体成员之间仍旧保持着长久的联系，但他们已然真正踏入了医学行业，迎来了人生的新阶段。

最后，以北京朝阳医院眼科主任医师陶勇之言作结，他在 2020 年的暴力伤医事件后出版了一本关于医生成长感悟的沉思录。书中指出：

　　做医生是非常辛苦的，尤其是刚从业的年轻医生，技术和能力还没有那么成熟，面对复杂的病症会感到焦虑和害怕；再者，年轻医生往往不被患者信任；门诊量大，还要值夜班、查病房，常年无休，在这样的重压下，收入却很微薄，和从事其他工作的同学相比，内心的冲击和落差可想而知。所以很多年轻医生往往在这个时候选择了放弃，我们现在的社会环境对年轻医生是苛刻的。[45]

2022年9月，来自美国、英国及中国香港七个临床科研机构的科学家共同在 *eLife* 撰文，为如何鼓励更多"有抱负"的医生发展到"医师科学家"指路。[46]

注释

1. ［美］罗伯特·K. 默顿. 社会研究与社会政策［M］. 林聚任，等译. 北京：生活·读书·新知三联书店，2001：160.
2. ［美］罗伯特·K. 默顿. 社会研究与社会政策［M］. 林聚任，等译. 北京：生活·读书·新知三联书店，2001：134.
3. ［波兰］弗·兹纳涅茨基. 知识人的社会角色［M］. 郏斌祥，译. 南京：译林出版社，2000：14—17.
4. ［美］齐格蒙特·鲍曼. 共同体［M］. 欧阳景根，译. 南京：江苏人民出版社，2007.
5. 刘圣中. 现代科层制：中国语境下的理论与实践研究［M］. 上海：上海人民出版社，2012：21.
6. ［美］罗伯特·K. 默顿. 社会研究与社会政策［M］. 林聚任，等译. 北京：生活·读书·新知三联书店，2001：134
7. 讴歌. 医事：关于医的隐情与智慧［M］. 北京：北京出版社，2006：124
8. BARRETTI M. What do we know about the professional socialization of our students［J］. Journal of Social Work Education，2004，40（2）：255—283.
9. 邓赐平. 皮亚杰文集 第3卷 心理发生及儿童思维与智慧的发展（下）［M］. 开封：河南大学出版社，2020：1179.
10. EVERETT C HUGHES. Men and their work［M］. Quid Pro, LLC，2016.
11. ［美］罗伯特·K. 默顿. 社会研究与社会政策［M］. 林聚任，等译. 北京：生活·读书·新知三联书店，2001：216.
12. ［美］帕森斯. 现代社会的结构与过程［M］. 梁向阳，译. 北京：光明日报出版社，1988.

13. ［美］罗伯特·K. 默顿. 社会研究与社会政策［M］. 林聚任，等译. 北京：生活·读书·新知三联书店，2001：216.

14. ［美］罗伯特·K. 默顿. 社会研究与社会政策［M］. 林聚任，等译. 北京：生活·读书·新知三联书店，2001：216.

15. EVERETT C HUGHES. Men and their work［M］. Quid Pro, LLC, 2016.

16. 陆一，史静寰，何雪冰. 封闭与开放之间：中国特色大学拔尖创新人才培养模式分类体系与特征研究［J］. 教育研究，2018（3）：48—56.

17. 陆一，史静寰，何雪冰. 封闭与开放之间：中国特色大学拔尖创新人才培养模式分类体系与特征研究［J］. 教育研究，2018（3）：48—56.

18. 该指标依据"同学间有着令人倍感压力的恶性竞争"以及"和同学在学习上暗自较劲"两题交叉分析得出。按照对这两题"是"或"否"的回答，学生被分为四类："淡漠疏离型"（既不感到恶性竞争也不暗自较劲），"良性竞争型"（不感到恶性竞争但会暗自较劲），"裹挟挣扎型"（感到恶性竞争但不暗自较劲）和"你争我抢型"（感到恶性竞争且暗自较劲）。依据对竞争不适感的程度的贡献，将上述四个选项依次以1—4赋值，即将"淡漠疏离型"的样本赋予权重为1，将"你争我抢型"的样本赋予权重为4，将各学院每类人数的占比与权重的乘积相加，即可得该学院的"竞争不适感程度"。

19. 根据统计检验可知各学院学习能力结构（绩点分布）并无显著差异，排除了样本"有心无力"的抽样误差。

20. 该指数源自以下分析：在交叉分析"我在学业上帮助有困难的同学"和"我从同学那里获得帮助"两个问题后，可将所有调查对象按照对上述问题回答的"是"或"否"的情况分成四类，即"没受到帮助也不帮助他人"，"受到帮助但不帮助他人"，"没受到帮助但帮助他人"，"既受到帮助也帮助他人"。根据对集体友爱氛围的贡献，将上述四个选项依次以1—4赋值，即将选择"没受到帮助也不帮助他人"的样本赋予权重为1，将选择"既受到帮助也帮助他人"的样本赋予权重为4，将各学院每类人数的占比与权重的乘积相加，即可算得该学院的"朋辈友爱程度"。

21. ［英］约翰·亨利·纽曼. 大学的理想.［M］. 徐辉，等译. 杭州：浙江教育出版社. 2001：66.

22. ［英］约翰·亨利·纽曼. 大学的理想.［M］. 徐辉，等译. 杭州：浙江教育出版社. 2001：66.

23. 迈尔斯-布里格斯类型指标［EB/OL］.［2022-07-13］. https：//en. wikipedia. org/wiki/Myers%E2%80%93Briggs_Type_Indicator.

24. 16型人格. 提倡者人格［EB/OL］.［2022-07-13］. https：//www. 16personalities. com/ch/infj-%E4%BA%BA%E6%A0%BC.

25. 八项人生选择："探索未知、创造新知""影响社会价值观""成立家庭""经济方面非常富有""用专业技能帮助他人""成功地创建自己的企业""形成对自己而言有意义的人生哲学/价值观""提升自己对不同国家和文化的理解"。另外，针对调研列举的八项人生选择，受访者可选择"不重要"、"比较重要"、"很重要"和"至关重要"。在后续分析中，前两者被合并为"相对不重要",后两者被合并为"相对重要"。将各医学院学生的人生愿景按"相对重要"的选择数降次排序,取前三者作为该医学院较为公认的人生目标。将前三大目标的"相对重要"选择数之和比上所有"相对重要"的选择数,即可得到这个集体人生愿景的集中程度,集中程度越高,该集体就越为志同道合。

26. [德] 斐迪南·滕尼斯. 共同体与社会 [M]. 林荣远, 译. 北京: 商务印书馆, 1999: 52.

27. [美] 齐格蒙特·鲍曼. 共同体 [M]. 欧阳景根, 译. 南京: 江苏人民出版社, 2007: 4—5.

28. [美] 齐格蒙特·鲍曼. 共同体 [M]. 欧阳景根, 译. 南京: 江苏人民出版社, 2007: 74.

29. [波兰] 弗·兹纳涅茨基. 知识人的社会角色 [M]. 郏斌祥, 译. 南京: 译林出版社, 2000: 14.

30. [波兰] 弗·兹纳涅茨基. 知识人的社会角色 [M]. 郏斌祥, 译. 南京: 译林出版社, 2000: 17.

31. COOK, S D N & BROWN J S. Bridging epistemologies: the generative dance between organizational knowledge and organizational knowing [J]. *Organizational Science*, 1999, 10 (4): 381—400.

32. WENGER E. Community of practice: learning, meaning, and identity [M]. Cambridge: Cambridge University Press, 1998: 72—73.

33. [美] J. 莱夫, E. 温格. 情景学习: 合法的边缘性参与 [M]. 王文静, 译, 上海: 华东师范大学出版社, 2004.

34. WENGER E. Community of practice: learning, meaning, and identity [M]. Cambridge: Cambridge University Press, 1998: 72—73.

35. 高文. 学习共同体: 关于学习的社会文化分析 [M]. 上海: 华东师范大学出版社, 2006: 81.

36. 高文. 学习共同体: 关于学习的社会文化分析 [M]. 上海: 华东师范大学出版社, 2006: 77.

37. 高文. 学习共同体: 关于学习的社会文化分析 [M]. 上海: 华东师范大学出版社, 2006: 81.

38. [美] 齐格蒙特·鲍曼. 共同体 [M]. 欧阳景根, 译. 南京: 江苏人民出版社, 2007: 7.

39. 高文. 学习共同体: 关于学习的社会文化分析 [M]. 上海: 华东师范大学出版社, 2006: 82.

40. FINK E & RESNICK L B. Developing principals as instructional leader [J], Phi Delta Kappan, 2001, 82, N. 8: 598—606.

41. [德] 斐迪南·滕尼斯. 共同体与社会 [M]. 林荣远, 译. 北京: 商务印书馆, 1999: 95.

42. [英] 肯尼斯·卡尔曼. 卡尔曼医学教育史: 昨日、今日和明日·学识传承 [M]. 管远志, 潘慧, 主译. 北京: 中国协和医科大学出版社, 2014: 366.

43. ［英］亚当·凯. 绝对笑喷之弃业医生日志 ［M］. 胡逍扬，译. 北京：北京时代华文书局，2019：202.

44. 刘圣中. 现代科层制：中国语境下的理论与实践研究 ［M］. 上海：上海人民出版社，2012：21.

45. 陶勇. 目光 ［M］. 南昌：百花洲文艺出版社，2020：58—59.

46. WILLIAMS C S, RATHMELL W K, CARETHERS J M, HARPER D M, LO YMD, RATCLIFFE P J, ZAIDI M. A global view of the Aspiring Physician-Scientist. Elife. 2022 Sep. 13；11：e79738. doi：10. 7554/eLife. 79738. PMID：36098684；PMCID：PMC9470153.

第九章

筚路蓝缕，以启山林

在 2009 年清华大学医学院提出并推行"医学实验班"的教学改革之前，"医师科学家"的教育理念从未在中国临床医学教育的学生培养方案中出现过。[1] 在医师科学家这条别开生面的道路上，学生和老师都是摸着石头过河的"创业者"。前两届由于没有任何参照，充满无数未知，老师和学生在漫长的八年过程中都有诸多忐忑。"白手起家"的医学实验班在开始时需要去其他医学院借课，国外的科研训练的学校和经费的落地也甚为不易，甚至第一届学生准备回国时临床实习的医院还没有着落。起初的八年每走一步都颇为艰难，但是在清华各方老师和实验班同学们见招拆招的坚持和努力下，这个项目最终由设想变成了现实。2017 年 6 月清华大学医学院为首届 13 位毕业生授予了临床医学博士学位，这也标志着中国开启了自主培养"医师科学家"的道路。披荆斩棘的头两届学生彼此之间形成了深厚的情谊和强大的凝聚力，同时他们还为后面的学弟学妹分享自己的成长经验和心路历程。有了前两届的铺垫后，医学实验班各项工作也逐渐步入了正轨，现在师资设备等硬件条件已经能够满足实验班的日常教学和科研需求，管理制度和培养方案等设计也日臻完善。

清华大学临床八年一贯制项目运行到 2022 年已完成 14 届学生的招生入学，已有 6 届共 121 名学生顺利毕业。随着毕业的学生逐渐进入工作岗位，医学实验班的学生正在临床和科研方面初显才华。虽然他们现在还不能称为医师科学家，但医师科学家的理想信念已经根植在他们心中。当我们评价一个教育项目时，我们不应该只关注它的教育制度设计和资源投入，更重要的是关注学生获得了怎样的成长。学生的成长才是评价一个教育项目时所应关注的重心。

第一节　医学生的科研成果

国内对于八年制临床医学生授予的是医学博士 M. D.（Doctor of Medicine）学位，和侧重基础研究的 Ph. D.（Doctor of Philosophy）相比，前者对于学生基础研究的能力并没有那么重视。然而致力于医师科学家的实验班非常注重培养学生基础研究的能力，并为此安排了两年沉浸式海外科研训练，截至 2022 年 9 月已经有 7 批学生赴美、澳完成了两年系统的科研训练。得益于系统、扎实的科研训练，有不少同学发表了基础科研的论文，2017 年至 2022 年，累计发表了 220 人次的 SCI 科研论文或综述文章，参与比例高达 87%，其中以第一作者身份发表论文 87 篇，最高一篇影响因子达到 22.682。学生参加国际级学术交流会议 212 次并进行海报展示，口头报告 76 次。

在这些发表的文章中，有不少都是基础性的文章，不乏学生在《自然通讯》（Nature Communications）等高影响力期刊上发表科研论文（医学实验班代表性文章详见表 9-1）。[2] 能够做高质量的基础研究是医学实验班具有独特优势的原因之一，也是启发学生们今后能够将基础和临床研究进行结合、进行转化医学研究的重要的能力积淀。

表9-1 医学实验班代表性文章[3]

作者	是否为第一作者	论文标题	发表期刊	期刊收录情况
孙鹿希	是（共同一作）	Targeted DNA Damage at Individual Telomeres Disrupts Their Integrity and Triggers Cell Death	*Nucleic Acids Research*	SCI
何天骅	是	Prevention of Hepatitis C by Screening and Treatment in U. S. Prisons	*Annals of Internal Medicine*	SCI
杨璐	是	Tankyrase1-mediated poly（ADP-ribosyl）ation of TRF1 Maintains Cell Survival After Telomeric DNA Damage	*Nucleic Acids Res*	SCI
高颖	是	FACT Cooperates with PARP and XRCC1 Facilitating Single Strand Breaks Repair Through Chromatin Priming	*Cancer Research*	SCI
李佳桐	是（共同一作）	Dual Role of Mitochondria in Producing Melatonin and Driving GPCR Signaling to Block Cytochrome C Release	*PNAS*	SCI
滕雅群	是	ROS-Induced R Loops Trigger A Transcription-Coupled But BRCA1/2-Independent Homologous Recombination Pathway Through CSB	*Nature Communications*	SCI
焦禹豪	是	Recipient BCL2 Inhibition and NK Cell Ablation Form Part of A Reduced Intensity Conditioning Regime That Improves Allo-Bone Marrow Transplantation Outcomes.	*Cell Death & Differentiation*	SCI
杨丽冰	是	Alterations in Oral Microbiota in HIV are Related to Decreased Pulmonary Function	*Am J Respir Crit Care Med*	SCI

作者	是否为第一作者	论文标题	发表期刊	期刊收录情况
焦濒萱	是（共同一作）	Chemoptogenetic Ablation of Neuronal Mitochondria in Vivo With Spatiotemporal Precision and Controllable Severity	*eLife*	SCI
石清雅	是	Mechanisms of Action of Autophagy Modulators Dissected by Quantitative Systems Pharmacology Analysis	*Int J Mol Sci*	SCI

能够在《自然通讯》等期刊上发文章，得到领域内专家的认可，说明实验班一些学生做出了生命科学领域内前沿、有深度的科研成果。在短短两年的时间里，实验班有一批批学生在这些高水平的杂志上发表文章，充分体现了实验班学生较高的科研能力和科研素养。医学实验班程老师指出，在这类高水平杂志上发表文章是一个全球竞争的结果，包括美国、中国、欧洲各国，科学家们争先恐后，都希望能在这些杂志上发表文章。在国内的八年制临床医学生中，很少有像实验班这样能够普遍发文章的。国内能够在这些杂志上发表文章的都是一些博士后或者年轻的科研人员，比如主治医师或者助理研究员等。实验班教师补充说，一般是在基础研究实验室有原创研究或者是能够在大型医院重点科室拿到临床样本的人才有可能在这些杂志上发表文章。从科研成果来看，实验班学生经过两年的科研训练，其科研能力已经基本达到了清华纯粹做基础科研的博士生水平。

科研成果是医学生能力的重要评价指标之一，文章发表情况对于毕业生的职业发展有着明显的影响。第一，发表文章对于学生就业有较好的促进作用。从医院科室招聘的角度来看，科室肯定希望招一个科研能力强的毕业生，这有利于团队中科研项目的推进。大家对一个人的评判是逐级的，能够发表文章说明这个学生的科研成果已经获得了领域内专家的认可，那在招聘的时候当然更容易被接纳，成为其找工作的优势。第二，文章的发表对医生的职业生涯也有着深远的影响。一方面，在未来的从医生涯中，他们继续做科研势必需要申请科研基金，但是基金的申请往往需要已发表论文的成果才能够增加通过的概率。实验班老师表示，实际上，如果一个人没有文章来证明自己的研究能力，基金委是很难把钱批下来的。另一方面，文章的发表对于他们未来的晋升也有一定的影响。实验班常老师说："医院提职称的时候会在一定程度上考虑个人的科研能力，你如果没有文章，怎么表现自己科研能力强呢？"当然，这并不意味着没有文章的同学在职业发展上一定有所限制，他们仍旧可以通过其他方面的努力来弥补这一劣势。

虽然有很多实验班学生发表了文章，但也有一部分学生因各种原因没有文章，这并不意味着不成功。实验班常老师表示，一个学生发表了文章，另一个学生没有发文章，他不会因此认定这两个学生之间有差距。科研是一个探索的过程，就像是派出1000只小船去发现新大陆，可能最后有10只小船发现了新大陆，但是这并不能否定其他小船存在的意义。同样，我们也不能通过学生阶段性的成就去定学生的优劣。当然，能够发表文章的学生也确实有他的过人之处，在他们的导师看来：他们在选题上不会仅仅遵循老师的话语，会有自己的预先判断和思路；他们的动手能力都比较强；他们都比较乐于和老师沟通交流；他们遇到困难依然能够坚持不懈；他们都非常努力；他们对于科研都有比较浓厚的兴趣；他们都比较善于归纳总结。没有发表文章的同学有可能是运气不太好，有可能在这些方面有待加强。科研是一个长跑的过程，只要学生有做科研的志向，并且不懈努力，那么在未来他们肯定能在科研方面有所成就。实验班老师欣慰地说："实验班学生都是出类拔萃的，我们祝贺成功发表了文章的同学，那些没有发表文章的同学，我相信他们只要不断努力，一定能够取得成就。"

比起已发表论文数，教育者更关心学生是否具有一颗好奇心和不断追求更好的愿望，能够快速全面地进行知识的更新与储备。医师科学家需要不断利用新的科学发现造福于病人，同时还要不断地突破各种疑难杂症的诊断和治疗。这需要医师科学家有一颗人文心和一个科学脑，时刻保持求知欲和对新观点的开放态度，孜孜不倦地探索人的自然本性，与时俱进地更新自己的知识体系。实验班第一年的通识教育以及前三年的清华综合性大学的培育有利于塑造学生成为"整全的人"，能够提升学生对人类生活境况的整体感知力和知识视野。让学生在日后作为一个"整全的人"而不仅是一个专家，认真投入到探索真理的事业中去。实验班的教育不是在把水桶灌满而是在把火点燃，在教学中使用的以问题为基础的课程模式与案例教学等启发式教学方式能够培育学生内在的学习动机和创造能力，同时能够教会学生日后如何获取和评估信息。实验班的学习和课程安排非常紧凑，对学生英语和课业成绩都有着很高标准，这种持续不断的压力会激发学生想要证明自己能力的欲望，并期望达到思想和技巧的最高境界。

当然，教育者也期待学生具有团队协作的意识和能力。在医师科学家的培养理念中合作非常重要，特别是在实现临床与科研转换时经常需要医师科学家成为其中的桥梁。通过前面医师科学家一章的叙述，我们可以知道学生清楚地意识到大多数时候一个人的能力是有限的，他们非常明白合作对医师科学家的重要性。有些时候医师科学家更像一个融合临床和科研项目的"领导者"，在这个项目中，既懂临床又懂基础科研的人自然就成为凝聚整个项目的核心，而获得临床和科研能力培养的实验班学生具有了成为这个核心的可能。在前面也讲到清华实验班逐渐形成了一个医师科学家共同体，这在一定程度上也为医师科学家的内部合作提供了可能。无论是在学校的学习还是未来的工作中，他们都不是在孤军作战，而是既能够内部互相沟通以及互相成就，又能够连接科研和临床各方共同致力于人类医学事业的向前发展。

实验班的毕业生大部分将成为医生，但他们不是普通的医生，而是掌握现代生物科学技术、具备强大的科学研究能力的医学领军人物。过硬的临床训练和扎实的科研基础能让他们在工作中驾轻就熟地去应对患者的要求和来自国际同行的竞争，他们将成长为在精湛医术和扎实科研盛名之下集探索性与创造性于一身，能够从探索疾病机理延续到研发创新治疗手段，并可治病救人的医师科学家。

第二节　志趣与归属感

医学实验班的培养目标是医师科学家，学生选择走"医师科学家"的成长之路意味着更多的付出、更广的视野、更高的目标；意味着要承担医师的责任与科学家的担当。在临床一线，他们要掌握过硬的临床专业知识和专业技能，对每一位病人提供负责的诊疗意见，为医学经验的传承提供负责的医学知识，为医院和祖国医学事业的发展提供负责的专业态度。在科研上，他们要不断地解决临床和医学难题并将新成果运用于实践。要实现上述目标，在复合能力之外，医师科学家式人才还要有一套鲜明而统一的做事风格——他们注重批判性思维，倾向于审辨、反思、多角度地看待问题，从而发现和提出新的问题；在此基础上，他们乐于向他人推介自己的想法并力争获得认可；但到此为止并不能使他们满足，他们还会力争所需资源以实现自己的科研构想，促成想法的落地。就这一角度而言，清华医学实验班的"医师科学家型"人才密度确实比其他几所临床八年制医学院更高（见图9-1）。

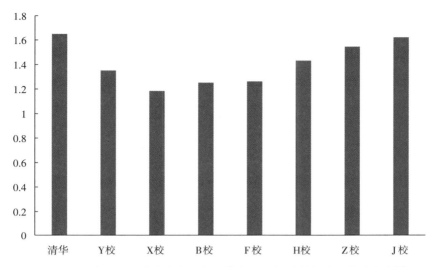

图9-1　国内八所医学院临床八年制学生"医师科学家型"人才密度[4]

实验班希望培养一批把医师科学家当作终身事业去努力的顶尖医学人才，对于这样的人才，能力是基础，风格是要素，但有着成为医师科学家的志趣才是首要前提。只有学生有做医师科学家的志趣，医学实验班的教育和目标才能够真正见效。为此实验班在选拔的时候对学生的学医动机非常重视，在学生进入医学实验班后也非常注重学生志趣的培养。比如实验班在本科的时候注重文理基础，注重各阶段导师对学生的培育，注重形成医师科学家共同体，采取非竞争性的出国选拔方式，海外科研要求学生掌握基本的科学技术和思维而不是强制性地发文章等。这些都是有意识地在引导和熏陶学生的志趣，让学生不拘泥于一时的得失，把自己的志趣真正地立在医师科学家这条道路上。

我们首先关注学生是否具有强烈的从医欲望和成为医师科学家的理想信念。医师科学家的成长之路是充满探索和发现的旅程，有时候可能会举步维艰，但这绝不是一个重复、乏味的旅途，坚定的信念和目标会鼓舞着他们前进。这个信念会为他们的职业之旅指明方向，让他们迷茫时有所依靠。一方面，这种信念来自学生们主动学医的选择，实验班的很多同学都有着不错的高考和竞赛成绩，他们当中不乏高考状元和竞赛金牌获得者，但在众多的升学选择中，他们毅然选择了学医，这体现了他们对医学的热情和期待。另一方面这种信念也来自实验班八年的熏陶和培育，大多数学生入学时对于医师科学家的培养理念都是一知半解，但经过课程学习、科研训练和临床实习，以及见到众多医师科学家的榜样以后，学生们不仅认同和理解了"医师科学家"的培养理念，而且把医师科学家内化成了自己的职业追求和理想目标。不必讳言的是，在这八年的过程中，一些学习有困难或者学医信念不坚定的人会退出实验班，转到清华其他专业继续完成学业，这条开放的路反而使得留下的都是更适合和更愿意学医的人，这在实验班的毕业去向中也可以得到印证。已经毕业的前四届所有学生都选择了继续留在医学领域深耕，绝大多数人选择了成为一名医生。虽然实验班学生不是施行严格意义上的淘汰制，但这些优秀的个体进入实验班后，不会自鸣得意和满足现状，通过实验班的塑造和启发后，他们树立了想要成为"医师科学家"的远大志向（见图9-2）。

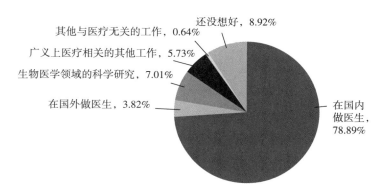

还没想好，8.92%
其他与医疗无关的工作，0.64%
广义上医疗相关的其他工作，5.73%
生物医学领域的科学研究，7.01%
在国外做医生，3.82%
在国内做医生，78.89%

图9-2　医学实验班学生眼中未来的理想职业

在比较了国内八所医学院临床八年制学生最注重的前三项生涯愿景后，我们发现，无论是哪一所医学院，学生们普遍把"形成对自己而言有意义的人生哲学/价值观"和"用专业技能帮助他人"作为前两大目标，但在排序第三的目标上，唯有清华医学实验班学生显著地选择了"探索未知、创造新知"，其余七所医学院临床八年制项目学生都集中选择了"经济方面非常富有"。将对未知的探索和知识的创造排在众多目标之前，使清华医学实验班的学生呈现出了更接近医师科学家的志趣（见图9-3）。

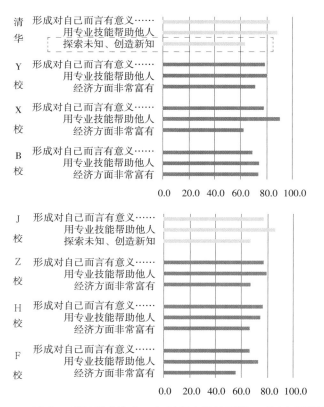

图9-3　国内八所医学院临床八年制学生最认同的三项生涯愿景[5]

创办实验班是为我国医学发展尽责、为人类疾苦解忧的体现。医学不仅是强国健民之根本，也是救死扶伤之善举，医学实验班正在培养的是敢于承担时代重任、矢志不渝的热血青年。正是在这种强烈价值感和使命感的号召下，有越来越多的优秀学子选择走上了医师科学家的道路，并坚定地在这条道路上奉献着自己的青春，在医学这个领域里竭尽所能地探索钻研。实验班有学生分享说，他觉得医学是一门有趣的、包容性极强的学科，他每天都为自己将成为一个医生而感到骄傲，他的家人亦然。医学实验班有很好的医学生培养模式，大家共同的成长目标是"医师科学家"——一名杰出的医生，一名能够找到临床问题并用科学的方法解决问题的医生。在这个过程中，他能感到许多乐趣，会获得巨大的满足感。对于实验班学生来说，学医是他们心之所向，进入实验班是他们无悔的选择，成为医师科学家是他们毕生的追求。因此他们的整体就读经历满意度比其他医学院学生明显更好，即使再次选择，他们也比其他医学院的学生更愿意进入本校临床八年制医学专业就读。

第三节　毕业去向

胡平目前正在协和医院实习，虽然她还没有正式毕业成为一名医生，但是在经历了基础科研训练和临床学习后，她深感做不了医生就不能成为一名真正的医师科学家，所以她坚定地选择毕业后做一名医生。她说，首先她想成为一名医生，她想要接触病人；其次她不希望自己做一个只会看病的医生，她想成为一座桥梁，连接基础科研和临床实践需求。对于如何成为临床和科研中间的桥梁，胡平也有着自己的规划。一方面她想要从临床实践中获得源源不断的临床问题，并从基础的角度深入研究和解决临床问题，另一方面她也希望自己在基础研究中的收获能够通过临床实践得以运用，造福于病人。她说："我会提出一些特别有意义和有价值的临床问题，然后尝试用一些基础的研究去解决，我觉得这样才能把转化医学这个思路给打通了。"

辛欣是清华大学医学院 2009 级校友，目前就职于清华大学医学院临床试验中心，主要在做临床研究方面的工作。由于家庭的因素，辛欣在毕业后没有选择去医院做临床医生，但是她的发展方向却并不违背实验班医师科学家的培养理念。因为辛欣致力于做一个临床研究中的研究型医生，在临床实验中扮演医生的角色。她可能不会出门诊，但是她会参与临床试验的设计、病人的招募和整个实验的完成。整个实验做完以后她再从专业医生的角度，用临床实验和统计学的知识来评估研究的质量，确保药物的安全性和有效性。虽然在实验班中选择做研究型医生的很少，但是这个职业在国外非常流行。她说，在国外有很多临床研究的医院会专门招募研究性医生，这些医院的医学生是不用出门诊的，他们是专门做临床实验的。临床实验是介于基础科研和临床科研间的一个转化过程，从实验室发现的药物到惠及所有患者，这中间需要通过临床实验来进行风险和获益的权衡。辛欣说："这个过程让我们更清晰地认识药物的作用机制，更好地把握药的用量。"

作为医学实验班出来的学生，"3+2+3"模式下对基础知识、基础科研和临床学习与研究的培养为辛欣临床试验工作的开展奠定了深厚的基础。基础研究的训练让辛欣学习到严谨科学的思维方式，遇到任何情况都能够不忘初心地寻找本真；临床方面的见实习让她更加深入地了解疾病。虽然她没有当医生，但这可以帮助她更好地理解人体，理解疾病与药物之间的关系。做临床试验中的研究型医生在临床实践上的经验虽然不如临床医生丰富，但是在辛欣看来，只要对医学领域保持持续的研究和学习热情就能不断地获取新知识，就能掌握整个领域的发展动向。她说："医生的治疗指南可能一年才会更新一次，所以要跟上节奏不是靠临床经验积累的，而是靠不断地阅读论文和不断研究获取新知识。"当然一些专业的知识不只停留在书本上，确实需要临床实践经验的补充，这个时候她作为临床研究者可以和其他医生进行合作。她表示，在临床实验中最重要的就是保证病人的安全，这个过程中有一些药物的不良反应需要医生来进行一个整体的评估。

医学实验班学生王思翔为了能够去美国行医休学了一年，因为美国要求住院医必须要有在美临床经验，一般不接受不了解美国医疗体系的人。为此，在休学的一年时间里她去了美国的医院做了临床实习，同时还准备了"美国执业医师资格考试"。非美国本土的临床医学毕业生想要在美获得执业资格，首先需要完成"美国执业医师资格考试"的第一、二阶段，通过之后会获得"外国医学毕业生教育委员会"（ECFMG）颁发的证书，持有这个证书才有资格进入"全美住院医生配对项目"（NRMP），合格的考生将配对到相应的住院医师培训项目，完成住院医师培训，这些环节是合格医师的必经之路。目前王思翔已经完成了三分之二的考试，她的美国行医道路仍然还有很多未知。她说："进入全美住院医生配对项目后会给候选人排序，然后通过电脑计算选出最合适的人，很难说一定能去哪个地方。"虽然面临着很多挑战和背井离乡的困苦，但是王思翔对于赴美行医的想法非常坚定。这并不是因为去美国做医生能够有更高的薪水，而是因为美国有更好的医疗环境和发展空间。她表示，最后还是希望能回到国内，希望能够带一些新鲜的东西回来。她的规划是通过美国三年内科医生和三年血液肿瘤专科的培训后，先在美国做血液病的专科大夫，等到在血液病这个专业领域有所成就后，再把这个领域的先进成果带回国内。除了从事临床工作，她也希望能够有机会兼顾科研。在她的规划中，去美国谋得一个医生的位置并非她的志向，她希望能够接触到美国医疗系统中的前沿成果并最终把它带回到国内，促进国内医疗事业的发展。

以上三个例子说明，医师科学家不是一种特定的职业轨道，而是兼有医生和科学家特质的自我构建，有的道路已经成形，有的还没有先行者的示范，需要勇敢者去闯出来。至2022年，医学实验班发展进入第十三个年头，一直坚持小班模式、精英化教学。截至2022年9月，医学实验班共招收了14届学生，已有6届毕业生顺利毕业并获得"临床医学博士学位"，其中大部分人选择进入一线城市的大型综合性临床医院，为成为一名治病救人的"医师科学家"而更加努力。有一些毕业生对科研饱含热情，赴海外或留在清华继续从事医学相关的博士后研究。前6届毕业学生共计123人，就业率100%。从学生就业去向情况来看，基本上有四种：

一是进入医学博士后项目，毕业生主要选择协和医院或者清华长庚医院。在医学博士后项目中，他们可以获得规培证，将来也有留院的机会。在123人中，近一半（45.5%）的人选择进入博后项目（见图9-4）。在选择博后项目的毕业生中，大多数（78.6%）选择了协和医院，其余的学生（21.4%）选择了清华长庚医院。

二是直接进入医院工作。34.1%的毕业生选择进入医院工作，其就职医院主要为国内三甲医院（见图9-5）。

三是出国留学或进入美国临床工作。10.6%的毕业生选择了出国深造，去国外学习先进的医学知识。

四是高校或科研机构。只有少数学生最后选择进入高校或跟医学相关的综合科研机构工作。

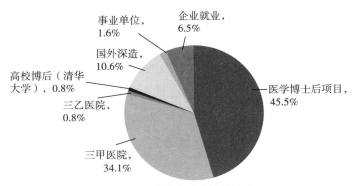

图 9-4 医学实验班毕业去向

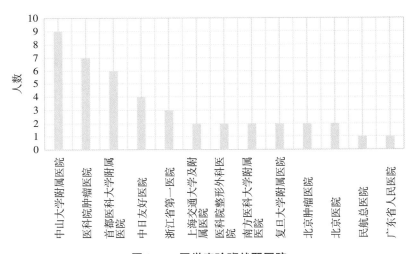

图 9-5 医学实验班就职医院

　　根据医学实验班在 2020 年 6 月公布的毕业去向数据，在进入临床医院工作的实验班毕业生中，有 27.4% 的学生选择进入外科系统的科室工作，其次有 14.5% 的毕业生选择了内科，8% 的毕业生选择了皮肤科，选择放疗科和眼科的同学比例为 12.9%，其他科室也有一定毕业生选择（见图 9-6）。[6]

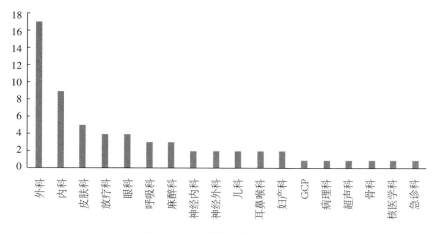

图 9-6　医学实验班就职科室

医学实验班毕业生们兼具高水平科研素质和扎实的临床技能，赢得了用人单位的青睐，在毕业求职的队伍中脱颖而出。

另外，得益于医学实验班的国际视野和科研、临床的双重训练，政府职能部门、国际卫生组织、大型制药企业、医疗投资行业也可以作为同学们的就业去向。

为了能够实现医师科学家的理想目标，学生们当然都想去综合实力或专科实力顶尖的医院，想拥有更好的临床和科研环境。然而学生真正在选择职业的时候却会面临很多现实的考量，和大多数普通毕业生一样，他们也会考虑地域和家庭的因素，会因为房价而苦恼。即将面临找工作的吴兆说道："协和的待遇是好，但对我来说并不一定是最好的选择，北京东城区的压力大，包括但不限于房价的压力。相比之下位于北京昌平的长庚医院生活压力就要小一些。"可见，学生在找工作的过渡阶段会被现实困扰，学生需要分散精力去处理和平衡，但这种阶段性的困扰并不会轻易地压倒学生，他们仍然在仰望星空。一名实验班毕业生说："目前希望能够快点敲定工作，回到临床踏踏实实地干起来。"当然如果实验班能够在现有基础上，对学生的职业选择给予更加充分的指导，那么学生应该能够更加平稳地度过这个阶段。

第四节　院外评价

在清华之前开办八年制医学教育的都是历史悠久的老牌医学院，无论是首开八年制先例的协和医学院，还是其后开办八年制的浙大、湘雅、上交等医学院都有着上百年的医学教育经验。而在 2001 年才建立的清华大学医学院，2009 年便创办了医学实验班。这使得清华大学医学实验班一出现就吸引了医学界的目光，尽管一些人持观望态度，但大部分人对兼顾临床和科研的"医师科学家"培养理念颇感兴趣。一位实验班老师说："我们第一届的学生有些专业课需要去北京大学医学院借读，有一个老师说实在佩服我们清华大学的校长，竟然敢办需要强大师资和深厚底蕴的医学院。"可喜的是，这个被寄予厚望的项目得到了教育部和留学基金委的认可，该项目在 2012 年入选为教育部–卫生部第一批卓越医生教育培养计划，成为 26 个拔尖创新医学人才培养模式改革试点项目之一。与此同时，清华大学医学院被国际医学教育名录（IMED）收录。2011 年医学院率先启动了国际化教学改革"清华–匹兹堡"大学学生联合培养项目，接收医学实验班学生进行为期两年的科研训练；2013 年"清华–墨尔本"学生联合培养意向在两校间达成共识。留学基金委对于这两个联合培养项目给予了资金支持。2018 年，"清华医学实验班：'科学家'人才培养之国际化教学改革与实践"获得北京市高等教育教学成果奖一等奖。

各界人士对实验班也给予了肯定和鼓励。2015 年第六轮中美人文高层磋商期间，在美国访问的国务院副总理刘延东莅临匹兹堡大学看望了实验班的同学，并向大家深情寄语："希望你们能珍惜这一宝贵机会，不辜负祖国和人民的期望，为祖国和人类的健康事业做出贡献。"2017年，在第一届学生的毕业典礼上，留学基金委秘书长刘京辉出席典礼并表示八年制实验班试点项目能够创造性地发挥中美联合医学人才培养模式的优势，旨在培养具有国际视野的医师药学科学家，是国际化高层次人才培养模式的大胆尝试和创新。中日友好医院院长、中国工程院院士王辰在毕业典礼演讲中指出，清华的医药实验班代表着中国临床医学教育的新探索，医生是知识分子中的"人尖"，清华大学毕业生在"才"上已显优秀，在今后的事业人生中，更要在做人处世上秉持内心高贵的价值观，同时又能够以乐观积极的态度适应、融入并改造社会，以现实作为改善不尽如人意的医疗境况。时任清华大学党委常务副书记、副校长的姜胜耀也在毕业典礼演讲中肯定了医学实验班对清华大学学科发展的重要意义。[7]

实验班从成立以来一直坚持着小班模式、精英化教学，即使十几年过去了，整个医学实验班的招生人数也没超过 300 人，这使得实验班很难在短时间内形成规模性的影响力。在医师科学家小有成效的推进过程中，实验班也感受到了一些扩招的压力。但是赞助人柯伟认为医生是一个需要厚积薄发的职业，实验班只毕业了四届学生还没成气候，现在谈成就还为时过早，但只要方向对，就不怕路远。小而精反而是一条独特的培养体系，没有必要一下子招几百个学生复制传统的模式而失去自己的特色，真正出类拔萃的人才在初期都是小众的，谈影响力是二三十年后的事情。实验班老师表示："我们是在做米其林三星，不是做麦当劳，我们打造的是一个精品项目。在小而精、小而美的基础上再去谈影响力，现在是一个很小的探索，需要一步一步走好。"的确，培养高水平的医师科学家是不能急于求成的，现在实验班每年的毕业生只有二三十人，但小而精并不代表没有影响力。为中国医学做出传奇贡献的协和医学院，其第一届本科学员在开学之初共有 9 人，毕业时只剩 3 人，第二届学生同样寥寥无几，毕业比例也比较低。但正是协和所造就的这些届指可数的人才，如林巧稚、张孝骞、邓家栋、吴阶平等，引领了中国在过去一个世纪的医学发展道路。中国科学院院士吴英恺在 2004 年出版的《老协和》序言中提到：协和的特点是——小而精，理论联系实际，打好基础，保证人才和事业的持续发展。他说："过去如此，今后也应如此。"[8]

虽然现在医学实验班的力量还比较微弱，但柯伟对医学实验班的未来充满信心，他畅想在二三十年后，当实验班学生在医学行业积累到几百人，这批学生通过努力能够在全球华人医学界形成一股清华的力量，在全球医学界做出独特的贡献。随着医师科学家项目的不断优化，医学院在 2019 年启动了"3+3+3"的"M. D. +Ph. D."项目。在柯伟看来这个项目依然是一个非常有意义的探索，既能融入中国国情，又能融合中外教育资源，接轨国际顶尖的培养模式，他非常愿意继续为这个项目提供各方面力所能及的支持。他认为，"M. D. +Ph. D."这种探索无论是其个人在力所能及的层面，还是学校层面、国家层面，都应该合力把它推出来、做下去。在未来，他仍然会继续长期坚定地支持医师科学家项目的推进，他期待医学界清华力量的形成，这对他来说比商业上的成功更有成就感。他说："这是对整个人类很有利的事情，我相信这条路是对的，我会一直做下去。"

2021 年，教育部教育质量评估中心（原高等教育教学评估中心）会同教育部临床医学专业认证工作委员会，组织对清华大学开展了临床医学专业认证工作。经过专业自评、专家组现场考察、专家组结论建议、工作委员会审议认证结论、认证结论公示等程序认定，2022 年 7 月 1 日，教育部教育质量评估中心网站发布《关于公布 2021 年度清华大学等 4 所高等学校临床医学专业认证结论的通知》，公布清华大学的临床医学专业顺利通过认证，并获得最高认证 8 年。这一成绩是对清华临床医学专业发展的肯定与激励，意义重大。

由校长陈吉宁和院长施一公在清华大学医学院引领创办"医学实验班"之前，"医师科学家"这一概念在中国临床医学教育中尚属空白。当初构想的大背景是，由于21世纪初人类基因组计划和蛋白质工程的取得关键进展，使我们对人类遗传多样性的认识大大加深。科学家们能够更深入地理解基因与疾病之间的关系，为精准医学的发展奠定了基础，为未来治疗疾病提供了新的可能性。这一基础科学的重大进展预示着医学的科学基础将发生革命性转变——从细胞层面进入分子层面。全球顶尖医学院都意识到了这一重要趋势，纷纷更新培养方案，致力于将生命科学的前沿发现更加直接地转化为改善医疗实践、推动医学进步的创新力量。

经过十多年的耕耘，大力培养"医师科学家"已经成为国内医学教育领导者不约而同的主张。在上海交通大学医学院主办的"卓越医师培养论坛"上，中国科学院院士、十三届全国人大常委会副委员长、中国红十字会会长陈竺指出：医学院校必须从加快新时代复合型医学人才培养、拓展卓越医师国际化路径和推进未来医师科学家培养等方面推动医学教育创新发展，提高医学人才培养质量，为推进健康中国建设，保障人民健康提供强有力的人才保障。北京大学医学院推出了"临床科学家培养计划"，北京市卫健委启动了"医师科学家培养计划"，复旦大学聚焦卓越医师科学家培养目标，通过系统的科研训练，提升和带动医学科研的创新能力和实践水平。西湖大学医学院全面继承和发扬清华医学实验班的丰厚经验，设立了"青年医师科学家培育计划"，为青年医生提供科研资助和扶持条件，重点资助传染病、自身免疫性疾病、肿瘤等医学研究领域，长周期支持中国医学创新的领军力量。

注释

1. 潘颖. 中国的"医师科学家"培养任重道远 ［EB/OL］. （2020-03-11）［2021-06-25］. https：//user. guancha. cn/main/content? id=259447.

2. 清华大学医学院官网：http：//www. med. tsinghua. edu. cn/SingleMenuServlet? menuClass = 1121.

3. 清华大学医学实验班官方资料。

4. "医师科学家型"人才密度基于①"不断提升批判性思维：审辨、反思、多角度地看待问题的能力"、②"我会向他人推介自己的想法并力争获得认可"和③"我会力争所需资源以实现自己的科研构想"三题计算获得。上述三题将学生划分成三个层次，符合①者赋1分，同时符合①和②者赋2分，同时符合上述三题者赋3分，各学院医学生各层次人数占比与赋值乘积之和即为该医学院临床八年制学生"医师科学家型"人才密度，取值为【0，3】。

5. 针对调研列举的8项人生愿景，受访者可选择"不重要"、"比较重要"、"很重要"和"至关重要"。在后续分析中，前两者被合并为"相对不重要"，后两者被合并为"相对重要"。将各医学院学生的人生愿景按"相对重要"的选择数降次排序，取前三者作为该医学院较为公认的人生目标。将前三大目标的"相对重要"选择数比上所有"相对重要"的选择数，即可得到这个集体对这项人生愿景的认同程度。

6. 医学实验班微信公众号. 医学实验班毕业生就业去向 ［EB/OL］. （2020-06-08）［2021-03-18］. https：//mp. weixin. qq. com/s/lZtuF12pCzr5xZpALYUnlw.

7. 中国首届国际化"医师科学家"毕业，新型临床医学人才即将"上岗" ［EB/OL］. （2017-06-26）［2021-04-14］. https：//www. sohu. com/a/152220363_699506.

8. 董炳琨. 老协和 ［M］. 保定：河北大学出版社，2004：1.

附　录

全国八年制医学生问卷调查与统计分析

调查设计

这项调查旨在全面了解全国八年制医学生的在校学习状态，尤其是比较采取不同学制的八年制项目之间学生的学习行为与学习意志是否存在显著差异。从中试图揭示清华医学实验班学生是否因其开创性的教育改革而具有明显不同的面貌。

调查采用了国际主流的大学生学情调查模式的问卷，根据适用于全周期观测大学教育的"输入–过程–输出"理论框架，并针对八年制医学生在学制特征与专业内容特征上做了适用性调整。调整后的内容包括：入学前特征、当前学习状态、同辈关系、教育资源感知与利用、对科研与临床的态度、自我报告的学习收获等方面。第一方面属于"输入"，最后两方面属于"输出"，其余为"过程"。大部分题项均采用李克特量表，在报告结果时均转化为百分制，个别负面表述的题项在呈现结果时做了统一逆向处理，使所有结果报告均为正向含义。

本研究于 2020 年 8 月至 2021 年 1 月、2021 年 4 月两个时间段内实施了针对临床医学八年制学生的匿名问卷调查，发放问卷 1365 份。剔除无效问卷与含有缺失值的问卷 9 份，共回收有效问卷 1356 份，问卷回收率为99.3%。其中，清华医学实验班157人、北京协和医学院369人、复旦大学医学院151人、北京大学医学部79人、上海交通大学医学院163人、四川大学华西医学院115人、中南大学湘雅医学院186人、浙江大学医学院136人。调查样本涵盖了当前中国最顶尖大学医学院被高度倾注教育资源及培养期望的临床医学八年制学生群体，具有较好的代表性。

本研究按照各一流医学院的培养方案在科研训练设置上的不同，将研究对象分为五组：T组（清华医学实验班）、X组、Y组、Z组、无科研组；基本覆盖了中国一流医学院的八年制培养计划。其中，（一）清华医学实验班实行"3+2+3"的培养模式，中间两年为独立的海外科研训练；（二）X组在八年制的最后一学年设置了为期八个月的科研训练时间；（三）Y组将其为期两年的科研训练阶段安排在八年制的最末，其中部分同学可赴海外；（四）Z组采取"4+4"的培养模式，要求本科阶段有一定的科研成果；（五）无科研组的学校未针对专门的科研训练做具体安排。各组培养方式存在较大差异，具体如下：

八年制医学生问卷调查样本情况

组别	学制	科研培养安排	临床见实习时长	各年级学生数（约）	科研训练参与比例（％）	海外交流覆盖率（％）（约）
T	"3+2+3"[1]	中间两年海外科研	3 年	30	100	100
X	人文理工基础课（2.5年）+医学基础课（1.5年）+医院临床（4年）	最后8个月	3 年 4个月	90	100	部分参与，无确切数据

组别	学制	科研培养安排	临床见实习时长	各年级学生数（约）	科研训练参与比例（%）	海外交流覆盖率（%）（约）
Y	通识课（2年）+医学基础课（2年）+临床/科研（4年）	最后2年	2—4年	100	50—70	10.4
Z	"4+4"[2]	要求前四年有一定科研成果[3]	2年	90	100	31.9
N	普通临床八年制（无科研设置）	无	2年（组内均约数）	130（组内均约数）	0	13.7

　　因各个学校之间的样本年级分布存在差异，在大学生学情调查中，年级往往是重要的影响因素。为了确保组间可比性，本研究在进行组间比较时对样本数量进行了加权，使不同组样本的年级分布趋于一致；加权后的样本总数为1360份，各组加权后的分布如下：

各组加权后的样本量

组别	加权后样本量
T	160
X	152
Y	368

组别	加权后样本量
Z	184
N	496

在校生进入大学前的特质比较

上大学前的学业特征包括"中学就对科学很感兴趣""奥林匹克竞赛特长""高中学习不费力""文理各科成绩均衡""我中学/高中期间就想做医生"。对比进入大学前的入学表现，T组学生在"文理各科成绩均衡"与"奥林匹克竞赛特长"两方面具有优势[4]；在中学科学兴趣方面，各组并不存在显著差异；Y组学生在"高中学习不费力"方面与其他组存在一定差距。以上各个方面，T组学生在高中阶段存在一定优势。

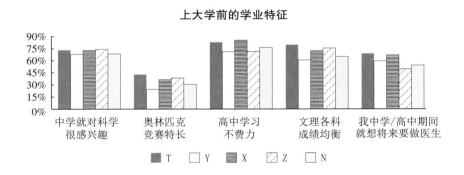

上大学前的学业特征

从学生在高中接受的教育来看，T组学生在上大学前去过国外方面略有优势[5]。N组学生在中学阶段做过科创项目显著高于T组学生。[6]相较而言，在其他方面，T组学生均不占优势。

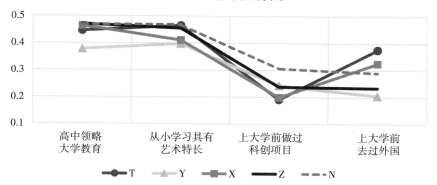

上大学前获得的教育资源

学习状态：学习行为、学习动力、学术志趣

从学生报告的学习时间分配情况能明显关联到不同的培养模式。T组学生在课后学习方面用时较其他组学生明显较长，[7] 在科研时间分配中，T组学生主要用于基础科研，而在临床科研和成果转化的用时中明显短于其他组学生[8]。在医学实习与见习方面，T组学生尽管显著低于Z组和N组，但与专门设置科研训练的X组及Y组并无显著差异。而在课业学习与科研时间分配上的差异，或许来源于各校培养方案关注度的不同。从时间上看，学生休息时间与上课时间无显著差异。

课业学习与科研时间

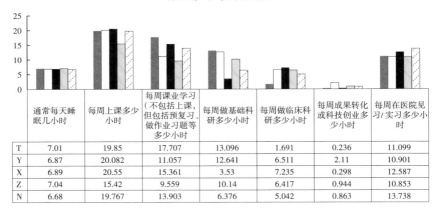

	通常每天睡眠几小时	每周上课多少小时	每周课业学习（不包括上课，但包括预复习、做作业习题等多少小时	每周做基础科研多少小时	每周做临床科研多少小时	每周成果转化或科技创业多少小时	每周在医院见习/实习多少小时
T	7.01	19.85	17.707	13.096	1.691	0.236	11.099
Y	6.87	20.082	11.057	12.641	6.511	2.11	10.901
X	6.89	20.55	15.361	3.53	7.235	0.298	12.587
Z	7.04	15.42	9.559	10.14	6.417	0.944	10.853
N	6.68	19.767	13.903	6.376	5.042	0.863	13.738

■ T　　Y　　□　　■ X　　Z　　N

从学习以外的时间分布来看，T 组学生整体花费在主修学业之外的时间较少，或许是源于学生精力更集中于课业与科研安排中。Y 组学生在健身体育锻炼上花费的时间较多于 T 组学生，而花费在打游戏、看视频、上网随意浏览上的时间，Z 组显著低于其他组。除此之外，在其他方面，T 组学生与其他组无显著差异。

主修学业之外（小时/周）

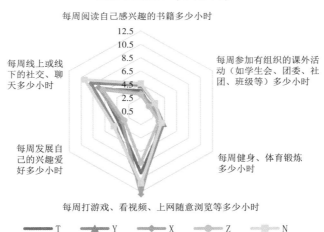

在自我学习评估方面，我们将学生的学习特质区分为四种，它们分别是"坚毅克难""专心致志""自律、时间管理""身体素质"等思想。我们发现，在四种特质的表现中，T组学生均高于其他组，具有明显优势。

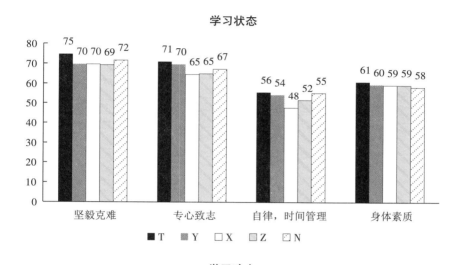

学习状态

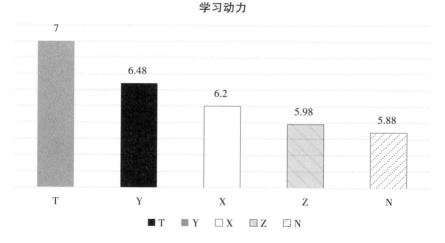

学习动力

从学习动力的角度来看，T组、Y组与X组分别名列第一、第二和第三名。T组的学习动力远高于其他各组，呈现显著差异[9]。但从学习动力的构成上面来看，各组有较大区别。T组学生在探索事物/知识的兴趣方面远高于其他组，[10] 同时承担国家和社会的使命感上也是对T组学生较大的一种激励。而对Z组学生来说，他们的学习动力也表现在挑战和提升自我。这体现了不同学校校风和培养方式的差异。

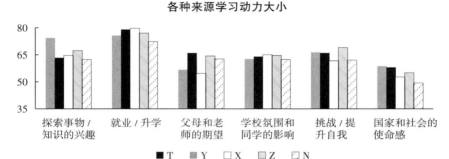

各种来源学习动力大小

从自信和自我认知角度看，各组学生在自我专业优势学习上的优势性无显著差异，而X组与T组学生上大学以来自信增长较少，但X组学生最不会怀疑自己不够优秀。Z组学生上大学以来自信增长显著最

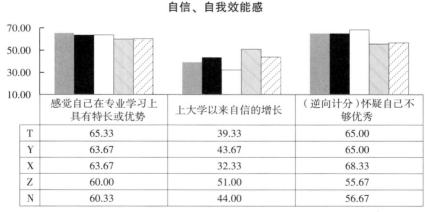

自信、自我效能感

	感觉自己在专业学习上具有特长或优势	上大学以来自信的增长	（逆向计分）怀疑自己不够优秀
T	65.33	39.33	65.00
Y	63.67	43.67	65.00
X	63.67	32.33	68.33
Z	60.00	51.00	55.67
N	60.33	44.00	56.67

多，[11] 可能是通过非医学本科的跨学科培养，能增加与跨专业的人才交流机会，他们的自信得到提高。而 X 组采取专业班的培养方式，可能会强化学生专业能力的竞争关系。

　　T 组学生在学术志趣的整体表现上优于其他组。具体来看，N 组学生"想在医学行业成就一番事业的雄心壮志"认同度最高，T 组排名第二，数据相差不大。而 T 组学生在医学专业方向上更为确定，表现在对医学的专业兴趣以及"目前还不能说我已经找到了自己真正想做的事"的不认同。从逆向学习的意义感上来看，T 组学生对"很多时候我不知道所学的东西对我而言到底有什么意义"，显著低于其他组，[12] 表明 T 组学生学习意义感远高于其他组。而"在医学界，我有非常向往、敬佩的榜样"各组无显著差异。这意味着，T 组学生既具有强劲的学习动力，也具有与之匹配的专业兴趣以及持续性的学习意义感，这可能会使其在学术道路上走得更远。

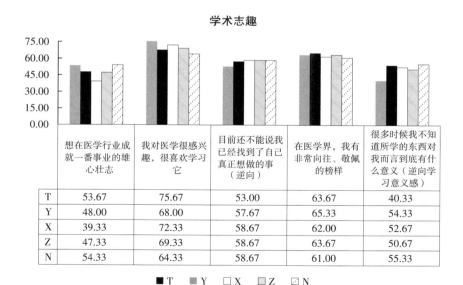

学术志趣

	想在医学行业成就一番事业的雄心壮志	我对医学很感兴趣，很喜欢学习它	目前还不能说我已经找到了自己真正想做的事（逆向）	在医学界，我有非常向往、敬佩的榜样	很多时候我不知道所学的东西对我而言到底有什么意义（逆向学习意义感）
T	53.67	75.67	53.00	63.67	40.33
Y	48.00	68.00	57.67	65.33	54.33
X	39.33	72.33	58.67	62.00	52.67
Z	47.33	69.33	58.67	63.67	50.67
N	54.33	64.33	58.67	61.00	55.33

■ T　■ Y　□ X　▨ Z　▨ N

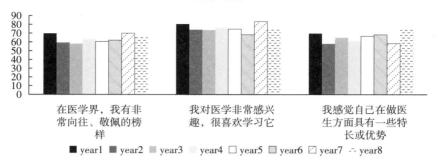

医学志趣

■ year1　■ year2　▨ year3　□ year4　□ year5　▨ year6　▨ year7 ⁃ year8

在医学界，我有非常向往、敬佩的榜样　　我对医学非常感兴趣，很喜欢学习它　　我感觉自己在做医生方面具有一些特长或优势

再观察 T 组各年级的比较，医学志趣呈现出 U 型曲线，差异不太显著。可以看出，T 组学生入学时心气较高，过程中经历挫折和挑战，在最后两年又有升高。通过 8 年的求学之路形成了较为成熟稳健的医学志趣。

同辈关系与群体特性的比较

相较而言，T 组和 X 组学生同辈关系更好，在与各类老师的相处上，T 组学生与老师更亲近，尤其是与班主任和辅导员的交流探讨显著多于其他各组[13]，X 组学生与老师的相处频率则在各组中最低。纵观五组学生的反馈，同学、好友、家人以及师兄师姐是学生经常求助的对象，其中，值得注意的是，就医学生群体而言，家人往往也从事着医生或其他医学工作，因此和家人交流，对很多学生来说也是在和同行前辈交流；专业导师、任课老师和辅导员/班主任在同学遇到困难时则"存在感"相对较低。

遇到困难时经常求助于谁

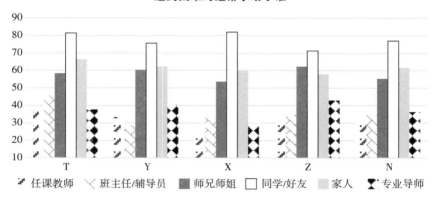

从同辈好友的来历看，Z组学生的好友来源更为多元，来自其他专业的好友更多，这与Z组培养方案中将前四年设置为非医学本科教育有关。除Z组外，各组的好友来源没有特别明显的差异。

大学里的好友来源

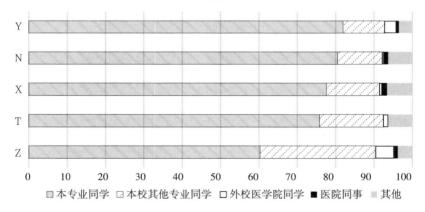

T组在同辈互助的三个维度都有最高的评分，尤其在"我和三五好友一起畅快淋漓地探讨科学话题"这项上显著高于其他各组，[14] 体现出较好的朋辈学习氛围。比起帮助他人，五组学生均在获得他人帮助这

项上评分更高，且在这两项上各组自身的评分差距都比较大，或许是因为要在学业上帮助他人，除了热心之外还需要能力，而组内学生的学业能力没有那么均衡，而这也会在一定程度上阻碍一起探讨医学话题的氛围形成。为了确保并非出于采样偏差，比如 T 组恰好采样了较多学业能力较强的学生，导致结果有偏，此处就总成绩的采样情况进行了检验，发现各组并无明显差异，因此，可以认为主要是热心因素决定了是否帮助他人。相比其余两题，"我在学业上帮助有困难的同学"一题答题者更易作准确判断，对于朋辈氛围来说更有说明性，在这一题中，X 组显著低于其他各组，一定程度上与 X 组是医院直接开设的学院有关，相比其他附属在大学的医学院，医院的职场氛围更易传达到 X 组，较早渗透了竞争意识。

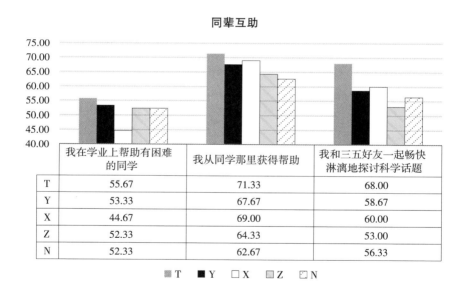

同辈互助

	我在学业上帮助有困难的同学	我从同学那里获得帮助	我和三五好友一起畅快淋漓地探讨科学话题
T	55.67	71.33	68.00
Y	53.33	67.67	58.67
X	44.67	69.00	60.00
Z	52.33	64.33	53.00
N	52.33	62.67	56.33

■ T ■ Y □ X ▨ Z ▨ N

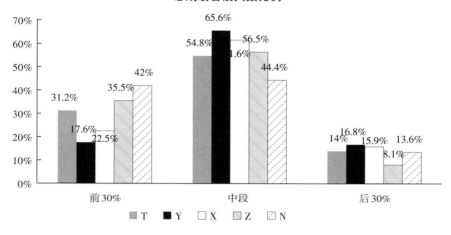

总成绩各段人数比例

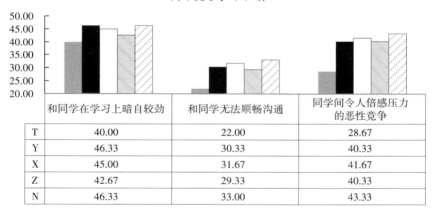

同辈竞争、不和谐

	和同学在学习上暗自较劲	和同学无法顺畅沟通	同学间令人倍感压力的恶性竞争
T	40.00	22.00	28.67
Y	46.33	30.33	40.33
X	45.00	31.67	41.67
Z	42.67	29.33	40.33
N	46.33	33.00	43.33

　　T组学生相较于其他组的同辈竞争激烈程度与不和谐感较低，尤其在"和同学无法顺畅沟通"一项上较为鲜明地表达了不认同，和其余各组差别显著；在"无法顺畅沟通"和"感受到恶性竞争"这两项上，各组的认可程度排名一致，均为N组、Z组、X组、Y组和T组，这与上文中T组相较其他组有更好的同辈互助氛围的结论是相呼应的。

教育资源配置与利用效率的比较

就导学关系而言，T 组学生和导师关系更好，对导师认可度高。T 组学生对自己的导师在"关心我的情况，与我比较亲近""能激发我科研的兴趣和动力""能专门为我寻找合适的研究方向"以及"在为人处世方面对我产生了积极的影响"四个方面都有着最高的认可程度。N 组学生虽然高度认可导师的科研水平和国际声誉，但在上述四个侧重导学互动的方面评价不高。这或许与学校对科研的强调程度有关，对于培养方案中没有专门设计科研时间的 N 组来说，学生花在科研上的时间更少，对科研的理解可能更偏抽象，并且一定程度上减少了与导师的主要沟通话题，对老师不够熟悉，容易产生和导师的心理距离感。

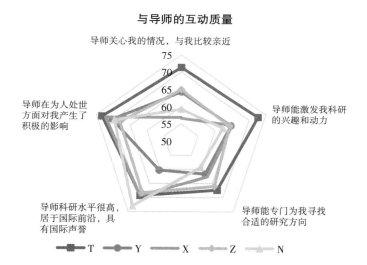

与导师的互动质量

在院校学术前沿感和院校学业支持感的各个维度上，T 组学生的赞同程度与其他组拉开了明显的差距[15]，T 组的软硬件条件展现出极大的优势。

院校学业支持感

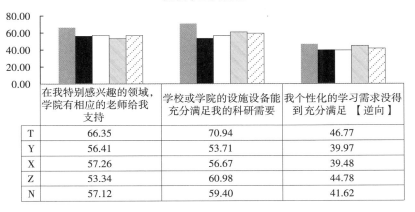

	在我特别感兴趣的领域,学院有相应的老师给我支持	学校或学院的设施设备能充分满足我的科研需要	我个性化的学习需求没得到充分满足 【逆向】
T	66.35	70.94	46.77
Y	56.41	53.71	39.97
X	57.26	56.67	39.48
Z	53.34	60.98	44.78
N	57.12	59.40	41.62

■ T　■ Y　□ X　◨ Z　◨ N

院校学术前沿感

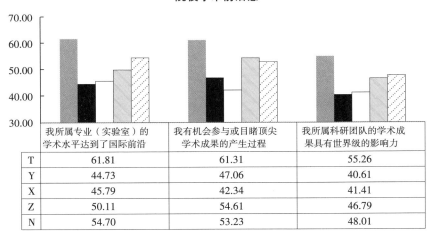

	我所属专业(实验室)的学术水平达到了国际前沿	我有机会参与或目睹顶尖学术成果的产生过程	我所属科研团队的学术成果具有世界级的影响力
T	61.81	61.31	55.26
Y	44.73	47.06	40.61
X	45.79	42.34	41.41
Z	50.11	54.61	46.79
N	54.70	53.23	48.01

■ T　■ Y　□ X　◨ Z　◨ N

从对大学的认同度来看,T组明显高于其他各组[16],在对专业和计划的认同程度方面,T组也大幅领先[17]。X组学生在"如果可以重新选择,还会就读本校八年制临床专业"一项上评分较高,但在作为项目成员的自豪感和对大学整体就读经历的评价方面与 T 组学生有一定的差距。值得注意的是，自豪感中包含着自信心，作为项目成员的自豪感则与就读后提升的自信程度有关，从这个意义上来说，X 组的表现与前文自信心的提升程度在五组中垫底的结果有所呼应。

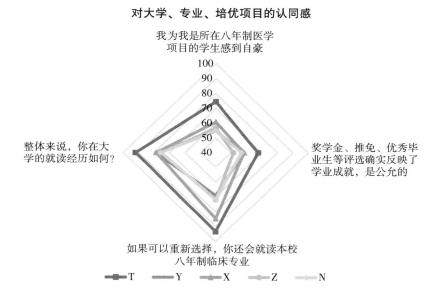

对大学、专业、培优项目的认同感

科研与临床的倾向

基线–上大学前

对比入学前科研项目参与及对医生的认知感受，T 组在中学期间就想要做医生方面具有显著优势[18]，但在高考前是否参与科创项目上显著低于 N 组。以上两个方面，T 组学生在高中学业阶段对科研及医学的认知并不具有显著优势。

基线–上大学前

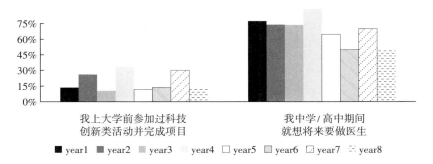

从时间分配来看，在每周做基础科研的时间上，T 组学生用时较长，且具有显著优势[19]。而每周用在临床科研上的时间，T 组学生显著低于其他所有组别[20]。在医院见习/实习的时间用时上，T 组相较于 X 组、N 组具有显著劣势，但显著高于 Y 组与 Z 组。总的来说，T 组、Y 组及 Z 组学生的科研时间主要用于基础科研，临床科研占比少于基础科研，但 N 组在基础与临床科研时间上的分配较为平均。而在医院实习见习的时间上，五组学生用时没有明显区别。时间分配上的差异可能与培养方案中科研与临床的设置密切相关。

时间分配

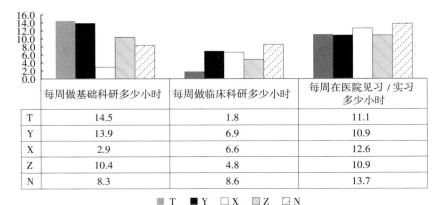

	每周做基础科研多少小时	每周做临床科研多少小时	每周在医院见习/实习多少小时
T	14.5	1.8	11.1
Y	13.9	6.9	10.9
X	2.9	6.6	12.6
Z	10.4	4.8	10.9
N	8.3	8.6	13.7

投入行为及状态

在 T 组各年级的时间分配中，三、四、五年级学生时间主要花费在基础科研上[21]；这意味着第五年回国后学生自主延续了科研活动，比如投稿发论文、改进实验等。七、八年级的学生时间主要花费在医院实习见习中[22]，较少时间花费在临床科研中[23]。可见，各年级的时间分配也符合培养方案的预期设置。

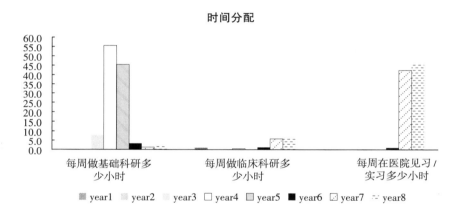

在实际参与的科研项目个数中，T 组学生与其他组别无明显区别[24]，但在科研成果表现中 T 组学生与 Z 组、X 组及 Y 组具有显著差异[25]。这可能与学校不同的毕业要求有关。在发明专利方面，T 组除了与 N 组有显著差异外，与其他组并无明显差异。

科研成果

	目前正在参与的科研项目个数 科研个数	已发表或即将发表的论文有几篇 科研成果
T	0.96	0.73
Y	1.16	1.16
X	0.97	1.17
Z	1.14	1.32
N	0.92	1.16

■ T ■ Y □ X ▨ Z ▨ N

在 T 组各年级的比较中,针对参与科研项目个数,以高年级学生参与较多为主,低年级学生(一、二、三年级)显著低于其他年级学生;在科研成果中,获得时间集中于高年级学生。

科研成果

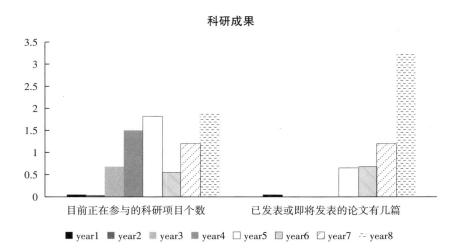

■ year1 ■ year2 ▨ year3 ▨ year4 □ year5 ▨ year6 ▨ year7 ⋯ year8

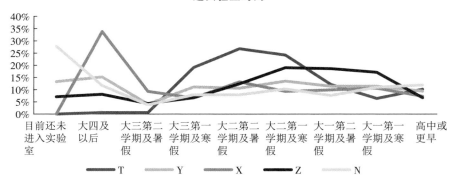

进实验室时间

进入实验室的时间，五组学校学生的时间各不相同。T 组学生在大四前基本都已进入实验室，时间集中在大一下学期、大二上下学期及大三上学期。Y 组与 Z 组则是分散于大四前每个学期，而 X 组与 N 组则还有相当部分的学生在大四及以后进入实验室或处于还未进入实验室的阶段。这或许说明各校的培养方案要求一定程度上影响了学生的科研选择。

关于学习科研满意度，T 组学生总体上对自己目前取得的学业和科研成绩满意度相较于其他组具有显著优势[26]。

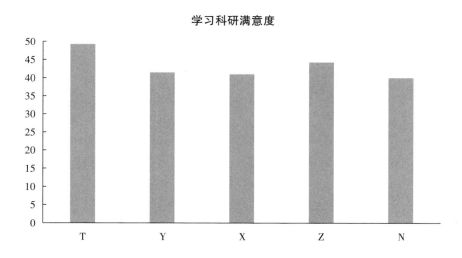

学习科研满意度

在 T 组各年级的比较中，各年级显示并无显著差异。

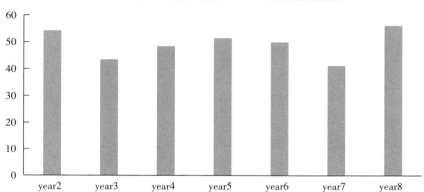

总体上对自己目前取得的学业和科研成绩满意度

取得成果与未来职业规划

科研能力素养中，在学术写作能力提升方面，以及在做科研的经验、心得和技巧方面，T 组学生具有突出优势[27]。在对一项科研工作水平所具有的判读力与评判力方面，T 组学生也具有明显优势[28]。总的来说，T 组学生在科研能力素养方面的自我评价实现了确切的进步。

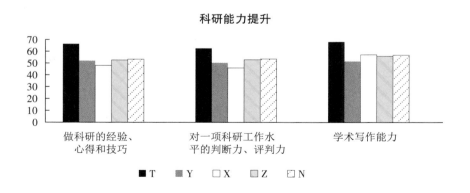

科研能力提升

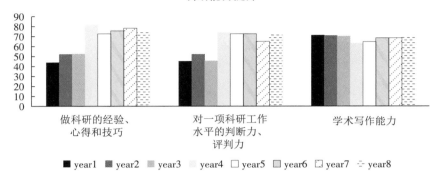

科研能力提升

■ year1 ■ year2 ■ year3 ■ year4 □ year5 ■ year6 □ year7 ⊹ year8

在 T 组各年级的比较中，科研能力及素养的整体表现显示各年级并无显著差异。但在做科研的经验、心得和技巧方面，四、七年级学生显著高于一年级学生[29]，可能是由于大四阶段开始正式接触基础科研，大七阶段开始接触临床科研，因此相较于大一时期具有明显提升，进而说明在"3+2+3"学制中，学生一旦进入科研与临床学习的新阶段，能力会显著提升。

临床能力素养中，在自动带着医学伦理的观念思考问题方面，在临床医学工作的胜任力方面，以及在医学工作的特点、发展前景、行业问题的理解和思考方面，T 组学生都具有明显优势[30]。而对于想在医学行业成就一番事业的远大志向方面，T 组学生也属于最高的一类[31]。总体来看，T 组临床能力及素养的整体表现显示具有明确的自我效能感。

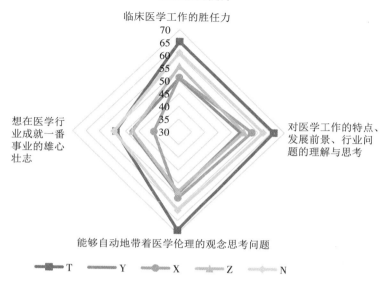

临床能力提升

在 T 组各年级的比较中，临床能力及素养的整体表现显示各年级并无显著差异。但在临床医学的胜任力的自评表现上，七年级的学生显著高于一、二、三与五年级的学生[32]。这或许与七年级全身心进入临床实习/见习有密切关系。

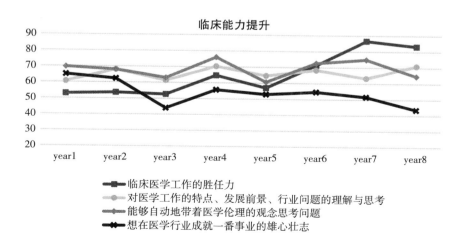

临床能力提升

关于科研时间在未来理想职业生活中的占比，T 组学生大约为 31%，显著低于 Y 组，与其他组无显著差异。

未来，在你理想的职业生活中，用于科研的时间将占据所有工作时间的十分之几

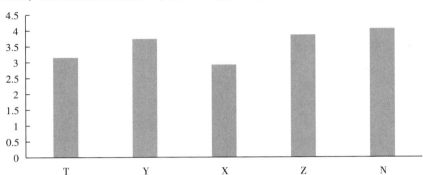

在 T 组各年级的比较中，关于科研时间在未来理想职业生活中的占比情况如下图，各年级无显著差异。

未来，在你理想的职业生活中，用于科研的时间将占据所有工作时间的十分之几

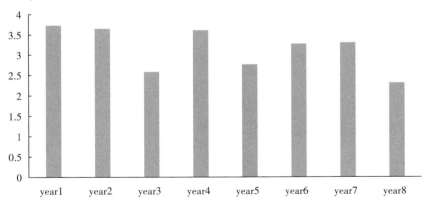

理想职业的选择中，各组学生均主要倾向于国内做医生。其中，值得关注的是 T 组学生在"还没想好"未来的职业选择方面比例不小[33]。

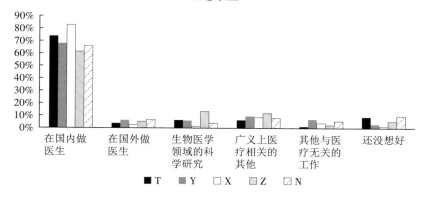

理想职业

在 T 组各年级的比较中，关于理想职业的选择各年级无显著差异。

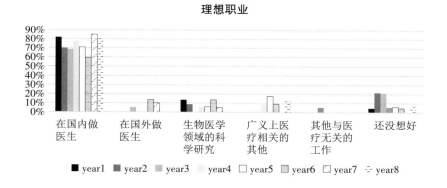

理想职业

学习收获与成长比较

为了更好地度量学生从高等教育中获得的收获，我们以量表的形式请学生自我报告了他们在大学生活中获得的能力增值，我们将一系列问题分为思考力、行动力、科研能力及素养、临床能力及素养四个方面：

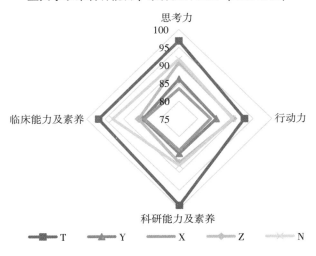

上大学以来各种能力、素养提升程度（培养增值）

综合来看，T 组自我评估的提升程度明显领先其余各组，在科研能力及素养一项上更是给出了接近满分的提升程度评价，表现出 T 组学生对自己在科研等方面的提升有很强的感受，这和 T 组的培养方案的目标是一致的。X 组各方面自我报告的提升程度较低，一方面，这与 X 组学生入校前本身已具备很高的相关素质有关，另一方面，也反映了他们在这四方面的成长感较弱。

能力、素养说明

临床能力及素养	对医学工作的特点、发展前景、行业问题的理解与思考 能够自动地带着医学伦理的观念思考问题 临床医学工作的胜任力 想在医学行业成就一番事业的雄心壮志
科研能力及素养	对一项科研工作水平的判断力、评判力 做科研的经验、心得和技巧 学术写作能力

思考力	克服流俗意见和偏见，开展独立思考 批判性思维：审辨、反思、多角度地看待问题的能力 理性地审视、选择和自我校正个人生活 对现代社会政治、经济、文化等面临的诸多现实问题的理解与把握 对不同国家文明、文化的认识与理解
行动力	把想法付诸行动的执行力 有效地与他人协作共事 口头表达能力 自我心理调节能力 组织领导能力

　　在创新潜质方面，各组差别不明显，X 组在产生新想法、推介自己想法并获得认可以及力争资源实现自身构想方面均位于末尾，这或许与学校风格有关，X 组有着优秀的传统，重视权威，保守性较强，与其他医学院相比，改革的步子迈得更慢更小，氛围更淡，学生接收到的创新相关的讯息较少。

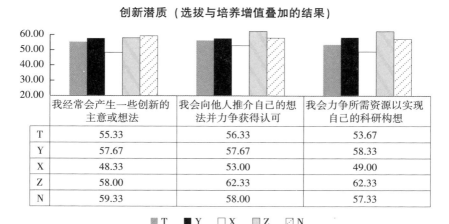

创新潜质（选拔与培养增值叠加的结果）

	我经常会产生一些创新的 主意或想法	我会向他人推介自己的想 法并力争获得认可	我会力争所需资源以实现 自己的科研构想
T	55.33	56.33	53.67
Y	57.67	57.67	58.33
X	48.33	53.00	49.00
Z	58.00	62.33	62.33
N	59.33	58.00	57.33

■ T　　■ Y　　□ X　　▨ Z　　▨ N

在"探索未知、创造新知"、"影响社会价值观"和"成立家庭"的这三个人生目标上，各组学生给出的重要程度评分较为均衡，且组间差异不大。各组学生普遍认为"用专业技能帮助他人"在列出的五个目标中最为重要，医者仁心可见一斑。在"经济方面非常富有"这一目标上，T组显著低于其他各组，体现出T组学生在物质追求方面的较低欲望。

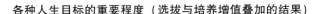

各种人生目标的重要程度（选拔与培养增值叠加的结果）

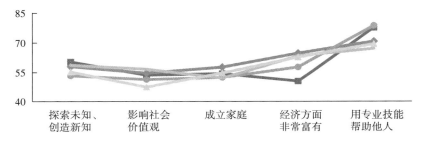

通识兴趣与拓展学习愿望方面，调查提问："如果大学提供条件，专业领域之外你还希望拓展学习下列哪些内容?"对这一多选题，T组和X组人均选择了4.1项，Y组人均选择了3.3项，Z组人均选择了3.2项，N组人均选择了3.7项，可见总体上T组和X组学生的拓展学习欲望更强。为使数据具有可比性，以T组人数为基准，将其他各组人数除以T组人数得到的数值作为权重系数，图中各科各组选择人数为实际选择人数除以权重系数所得。

考察具体感兴趣的内容，五组学生整体对心理学、计算机、英语兴趣浓厚，究其原因，心理学与医学关系密切，而计算机和英语的学习对科研大有裨益，因此这三门学科有较强的职业辅助性质；下图左列其他学科则以涵养人文提高、素养为主，T组综合来看相对其余组的学生对这几门学科更有兴趣；右边所列主要为应用型偏强的科目，由于医学已经具有较高的实用性，各组对右列科目的兴趣普遍没有左列高。

通识兴趣与拓展学习愿望

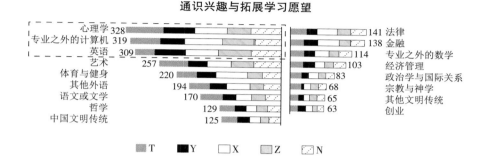

小结：清华医学实验班学生画像

　　通过全国八年制医学生问卷调查的横向比较，从侧面印证了基于访谈与观察对清华医学实验班学生（T组）学习状态的描述与判断。本数据报告虽然是一种来自问卷调查的主观自评，但问卷本身无关填答者的利害，并且我们控制了在不同院校的发放方式尽可能一致，所以比较数据仍能够说明一定的实情。

　　清华医学实验班学生在上大学前文理科学业比较均衡，且多有竞赛经历，可以说不怎么费力地完成了高中学业，许多同学上大学前已经迈出过国门，具备了开阔的视野，也因此对自身日后进一步的深造有明确的期待。其中一部分学生早年立下了从事医学工作的志向，另一部分学生对学医有好感。相对而言，有足够资格（分数）选择清华医实的学生如果将来要当医生的愿望过于具体、坚决甚至"老道"，更有可能选择老牌传统医科院校，而视野开阔、能力全面、更愿意挑战自我探索自身发展可能性，又偏好学医的学生会倾向于选择这个创新的实验班。

　　进入大学后，他们表现出比其他八年制医学生相对更好的学习状态、更强的学习动力，在学习上投入大量时间，特别是用于自习自学和基础科研的时间显著更长。他们总体上学习动力更强劲，其动力的来源，在探索求知方面比其他对照组学生显著高出一大截，提升自我和国家社会使命感方面也略高，而为了升学就业、父母和老师的期望等动机则显著偏低。在"坚毅克难""专心致志""自律、时间管理""身体素质"等方面的自我评价都明显更优。经过高度学业选拔，来到了大学这个更加优秀的班级群体后，他们的自信心、自我效能感没有特别受挫，在各组比较中属于较好的一类。在学术志趣的整体表现上优于其他组，更多地表达了喜欢学医、想在医学行业成就一番事业的雄心壮志。

在人际交往方面，他们会更多与任课教师、班主任交流，他们的交流对象既具有专家的特性，又具有教育工作者的经验和关怀，这种交流既非埋头扎进专业工作，也不是完全私人生活化的。他们的好友来源大部分是本专业同学，但也不限于此，在各组比较中显得比较多元化。他们同学间有显著更多的同伴互助特性，显著更少的恶性竞争。他们感受到来自导师和院校的支持都显著更佳，特别是与导师的关系，推测这与其海外科研经历直接有关。

在科研与临床倾向方面，清华医学实验班学生也体现出了特色，包括较高的学医愿望，较大的基础科研投入，目前在数量上尚不明显的科研成果产出，以及对科研成长、临床胜任力与学业收获很自信的自我评价。预想未来，他们最多学生选择在国内做医生，理想的职业生活中科研时间占比约三分之一，并不高于其他组，体现出以临床医生为主的稳健判断。

此外，对于各种人生目标重要程度的判断中，清华医学实验班学生追求经济富有的程度显著最轻，而对探求真知、用专业技能帮助他人方面更为看重。在专业之外，全国八年制医学生总体上都对心理学、计算机和英语感兴趣、想要学习，而清华医学实验班学生对艺术、人文方面的兴趣显著高于其他组别，这一点也很有特色。或许与他们较长时间的海外生活、学习、科研经历带来的文化体验有关。

注释

1. T：3 年基础课+2 年海外科研训练+3 年临床见实习。

2. Z：4 年非医学本科教育+4 年医学教育（2 年基础临床理论教育+2 年临床见实习）。

3. 所参与科研项目可能并非为医学领域项目。

4. 在"文理各科成绩均衡"和"奥林匹克竞赛特长"两方面，T 组均值至少显著高于其他两个组别（$P<0.05$）。

5. 在"上大学前去过国外"一题中，T 组均值至少显著高于其他两个组别（$P<0.05$）。

6. 在"上大学前做过科创项目"一题中，T 组均值显著低于 N 组（$P<0.05$）。

7. 在"每周课业学习（不包括上课，但包括预习、做作业习题等多少小时）"一题中，T 组均值至少显著高于 3 个其他组别（$P<0.05$）。

8. 在"每周做临床科研多少小时"和"每周成果转化或科技创业多少小时"两方面，T 组均值至少显著低于 3 个其他组别（$P<0.05$）。

9. 在"学习动力"一题中，T 组均值显著高于其他所有组（$P<0.05$）。

10. 在"探索事物/知识的兴趣"方面，T 组均值至少显著高于 1 个其他组别（$P<0.05$）。

11. 在"上大学以来自信的增长"一题中，Z 组均值至少显著高于 2 个其他组别（$P<0.05$）。

12. 在"很多时候我不知道所学的东西对我而言到底有什么意义"一题中，T 组均值至少显著低于其他所有组（$P<0.05$）。

13. 在"你通常会和班主任/辅导员交流探讨吗"一题中，T 组均值显著高于其他所有组（$P<0.05$）。

14. 显著水平为 $P<0.05$。

15. 在"我有机会参与或目睹顶尖学术成果的产生过程"、"我所属科研团队的学术成果具有世界级的影响力"和"学校或学院的设施设备能充分满足我的科研需要"三个方面，T 组均值显著高于其他所有组（$P<0.05$）；在其余方面，T 组均值至少显著高于 2 个其他组别（$P<0.05$）。

16. 在"整体来说，你在大学的就读经历如何？"一题中，T 组均值显著高于其他所有组（$P<0.05$）。

17. 在其他三题中，T 组均值显著高于除 X 组外其他所有组（$P<0.05$）。

18. 在"我中学/高中期间就想将来要做医生"一题中，T 组均值至少显著高于 2 个其他组别（$P<0.05$）。

19. 在"每周做基础科研多少小时"一题中，T 组均值至少显著高于 2 个其他组别（$P<0.05$）。

20. 在"每周做临床科研多少小时"一题中，T 组均值显著低于其他所有组别（$P<0.05$）。

21. 在"每周做基础科研多少小时"一题中，T 组在三、四、五年级的均值显著高于其他组别

（$P < 0.05$）。

22. 在"每周在医院见习/实习多少小时"一题中，T组在七、八年级的均值显著高于其他组别（$P < 0.05$）。

23. 在"每周做临床科研多少小时"一题中，T组在七、八年级的均值显著高于其他组别（$P < 0.05$）。

24. 在"科研个数"一题中，T组均值与其他组别均无显著差异。

25. 在"科研成果"一题中，T组均值至少显著低于3个其他组别（$P < 0.05$）。

26. 在"总体上对自己目前取得的学业和科研成绩满意度"一题中，T组均值至少显著高于2个其他组别（$P < 0.05$）。

27. T组均值显著高于其他所有组别（$P < 0.05$）。

28. 在"对一项科研工作水平的判读力、评判力"一题中，T组均值显著高于3个其他组别（$P < 0.05$）。

29. 在"做科研的经验、心得和技巧"一题中，T组四年级均值显著高于一年级学生（$P < 0.05$）；T组七年级均值显著高于一年级学生（$0.05 < P < 0.1$）。

30. T组均值至少显著高于3个其他组别（$P < 0.05$）。

31. 在"想在医学行业成就一番事业的雄心壮志"一题中，T组均值至少显著高于2个其他组别（$P < 0.05$）。

32. 在"临床医学工作的胜任力"一题中，T组七年级均值显著高于3个其他年级组别（$P < 0.05$），对五年级学生是呈现边缘显著（$0.05 < P < 0.1$）。

33. 在"还没想好"选项中，T组均值显著高于至少2个其他组别（$P < 0.05$）。